360 度家庭自疗全方案丛书

肾病

SHEN BING

主编 梁庆伟

中国医药科技出版社

内容提要

本书包括七个方面：基础知识、检查与诊断、西医治疗、中医治疗、综合治疗、自然疗法、日常预防等，详细地介绍了目前治疗肾脏病的最新进展、特殊的治疗方法及一些特效药物的合理使用。本书言简意赅，通俗易懂，内容全面，方法简便，实用性强，可供基层医务人员学习参考。

图书在版编目（CIP）数据

肾病 / 梁庆伟主编 . —北京 : 中国医药科技出版社 , 2015. 7
（360 度家庭自疗全方案丛书）
ISBN 978-7-5067-7571-7

Ⅰ . ①肾… Ⅱ . ①梁… Ⅲ . ①肾疾病 - 诊疗
Ⅳ . ① R692

中国版本图书馆 CIP 数据核字（2015）第 108906 号

美术编辑 陈君杞
版式设计 郭小平

出版 中国医药科技出版社
地址 北京市海淀区文慧园北路甲 22 号
邮编 100082
电话 发行 : 010-62227427 邮购 : 010-62236938
网址 www.cmstp.com
规格 710 × 1000mm $^{1}/_{16}$
印张 19
字数 307 千字
版次 2015 年 7 月第 1 版
印次 2017 年 5 月第 2 次印刷
印刷 北京九天众诚印刷有限公司
经销 全国各地新华书店
书号 ISBN 978-7-5067-7571-7
定价 39.00 元

丛书编委会

本书编委会

主　编　梁庆伟

编　委　施玉清　刘　俊　范建春

孙三宝　刘　莹　刘国辉

林自勇　和月英

前 言

肾脏病是临床上的常见病和多发病，多见于儿童和青壮年。由于肾脏病的发展与恶化，患病率呈逐年递增趋势，对人们的身体健康危害很大，因此，积极开展对肾脏病的防治工作显得尤为重要。

在多年的临床工作中，作者借鉴历代名医之精华，发掘中西医学之瑰宝，总结了自己的一套临床经验，编写了本书。本书力求通俗易懂，贴近临床，内容全面，资料丰富，服务大众，疗效肯定。可供广大医生、患者阅读参考。

另外，本书分七个方面：基础知识、检查与诊断、西医治疗、中医治疗、综合治疗、自然疗法、日常预防等，详细地介绍了目前治疗肾脏病的最新进展、特殊的治疗方法及一些特效药物的合理使用。为肾脏病患者提供了有效的治疗方法，也增强了患者治愈肾脏病的信心。

本书在编写过程中，参阅了不少专家和学者撰写的书籍和资料，在此特表感谢。因水平有限，难免有些不当之处，敬请批评指正。

编　者

2015 年 3 月

目 录

基础知识

检查与诊断

西医治疗

中医治疗

综合治疗

自然疗法

日常预防

01 基础知识

肾脏的生理功能

（1）排泄功能：人体在新陈代谢过程中会产生许多废物，几乎都由肾脏排出体外。肌酐、尿素氮、肌酸等为主要的含氮代谢产物，要从肾小球滤出。肌酐通常滤出后不被肾小管重吸收，是肾功能检查的最为敏感的主要项目之一；尿素则有部分被肾小管重吸收。在人体代谢中还可产生一些有机离子，主要从肾小管分泌后从肾脏排出。当肾衰竭时，可引起代谢产物的潴留，产生尿毒症。人体在新陈代谢过程中所产生的废物都是通过尿液排出体外的。

（2）调节功能：人体内环境必须稳定，然后细胞和组织才能正常代谢，器官才能正常运转。所谓内环境主要是指体液内的电解质浓度、酸碱度和渗透压在正常的范围。肾脏在维持内环境稳定中起着重要作用，肾脏能够对体液酸碱平衡进行调节；对细胞外液量和电解质、细胞外液渗透压及机体血压进行调节。

（3）内分泌功能：肾脏能够分泌某些激素，如红细胞生成素、肾素、前列腺素、活性维生素D、激肽等，这些激素影响着全身或肾脏本身的代谢和功能，如慢性肾病时的肾性贫血、肾性高血压和低钙血症等均由肾脏的内分泌功能异常所形成。肾脏又是人体某些内分泌激素的降解场所，如胰岛素、多种胃肠道激素均在肾脏降解，在肾衰竭时，这些激素半衰期明显延长，从而引起代谢失调。肾脏还是肾外激素的靶器官，如抗利尿激素、甲状旁腺素、降钙素、胰高血糖素等，均通过肾脏而起作用。

中医学认为，“肾为先天之本、五脏六腑之根”。肾与人体的生殖、生长发育、衰老、水液代谢等有密切关系。中医对肾的生理功能概括为肾藏精；肾主水、司开阖，开窍于二阴；肾主命门之火等。肾脏病不仅有自身的生理功能，而且还影响到五脏六腑的功能，可见肾脏的重要性了。一旦肾小球发生损伤，可发生水和代谢产物的排泄异常，使肾脏的生理功能失衡，机体内环境失稳，最终可导致肾小球疾病的发生。

什么是肾小球、肾单位和肾小体

（1）肾小球：肾小球是一团毛细血管网，属于有孔型的毛细血管，又称血管球。肾小球分成4~8个毛细血管小叶，与输入、输出小动脉相连于血管端。在毛细血管小叶与毛细血管之间存在着球内血管系膜区，在血管附近端，此区更为明显。肾小球毛细血管壁仅有一层内皮细胞，它是一种对物质的分子大小有一定选择性的滤过器，当血液流经肾小球毛细血管时，血浆中的成分便可有选择的滤过，而形成原尿。

（2）肾单位：肾单位是肾脏结构与功能的基本单位，是由1个肾小体和相连的1条肾小管组成。人的两个肾脏有200万~300万个肾单位，负责机体血液的滤过，生成尿液，将机体代谢所产生的废物排出体外。

（3）肾小体：肾小体分布在肾皮质，是由肾小球和肾小囊组成的球状结构，具有形成原尿和滤过作用，同时也是发生肾小球肾炎的主要病变部位。

肾小管的组成

肾小管是肾小球连接于集合管的一条管道，有近端小管、细管（细段）和远端小管组成，为一条细长的单层上皮管道。近端小管是肾小管各段中起重要吸收作用的主要部位，在肾小管各段中最粗最长。细管为肾小管的第二部分，连于近端小管和远端小管之间，细管短，管径细、管壁薄。远端小管为肾小管的第三部分，由直部、致密斑、曲部3部分组成。它经髓质向皮质返回肾小球附近，纡曲蛇形而成远曲小管，最后连于集合管。远曲小管直部的上皮细胞能主动转运钠离子，调节酸碱平衡，使小管液从低渗变为等渗，由等渗再转变为高渗。

肾脏疾病的临床表现

1. 水肿

由肾脏疾病引起的水肿，称肾性水肿。水肿是肾脏疾病最常见的表现。水肿轻者仅体重增加，看不到水肿的样子，称为隐性水肿；重者体重可增加十数公斤，甚至伴有胸、腹腔积液。肾性水肿常依据水肿发生机制不同分为以下两种：①肾炎性水肿：见于各种肾小球肾炎。水肿为全身普遍性症状，以眼睑、头皮等疏松组织处最为显著。②肾病性水肿：水肿部位的轻重与体位有关，机体下垂部位水肿明显，以手指按压水肿部位，凹陷不起，也称为凹陷性水肿。

2. 高血压

肾脏疾病引起的高血压称为肾性高血压，占成人高血压的5%~10%。在继发性高血压中，肾性高血性占首位，根据其发生机制不同可进一步分为容量依赖型和肾素依赖型两类。

3. 肾区钝痛与肾绞痛

某些肾脏病可使肾包膜受牵拉引起肾区钝痛，例如急性和急进性肾炎、肾盂肾炎、肾结核、多囊肾等。肾区钝痛病人大多能忍受。肾绞痛是突然发作的腰腹部剧烈疼痛，并向外阴部、大腿内侧放射，疼痛使病人辗转不安，难以忍受。肾绞痛主要见于肾、输尿管结石嵌顿，或血块坏死组织堵塞输尿管等。

4. 尿路刺激征

主要表现为尿急（憋不住尿）、尿频（每天十几次或更多）、尿痛或尿不尽感，常伴小腹坠痛，主要见于尿路感染、尿路结石、肿瘤及前列腺炎等。

5. 排尿异常

包括尿量及尿化验异常。

早期肾脏病的症状

肾脏病是一种缠人的顽症，一般的方法治疗起来是很困难的。因此，必须早发现、早治疗，免得最后病入膏肓，悔之晚矣。尿液的分析化验是发现肾病最重要的措施。它是肾脏或尿路疾病的第一个监测指标，当出现下列情况时，有必要做尿液分析。

（1）尿液中出现泡沫。

（2）偶然发现血压升高。

（3）肉眼可以发现血尿、尿色转深。

（4）发现浮肿，如眼睑、颜面或下肢出现浮肿。

（5）出现头晕、头痛、失眠、健忘、腰疼、体倦乏力、口干、手足心热、怕冷和足跟胫痛等症状。

（6）出现尿频、尿急、尿痛和腰疼症状。

（7）身上发现出血点或过敏性紫癜。

（8）患糖尿病5年以上，尿泡沫多，视力不好。

（9）有肾炎病史。

肾脏血液循环的特点

肾脏的血液供应很丰富，血液的供应远远超过其本身代谢的需要，因此肾循环中动脉、静脉血液的氧差很小，耗氧量相对来说比较大。在肾循环的血压变化方面，肾小球毛细血管血压只有平均动脉压的60%，说明40%左右的肾血管阻力来自肾小球前血管，出球小动脉的阻力比较大，因此通过出球小动脉时，血压下降也比较多。在肾脏的血液分配方面，90%以上的血液供应肾皮质，不到10%的血液供应肾髓质。髓质内的血流量很少，占1%~2%，即使发生很大变化，亦不致影响全肾血流量。

肾素的作用

肾素为肾小球旁细胞所分泌，其分泌量受肾小动脉压及流经致密斑原尿中的钠量等因素所影响。肾素作用于血浆内的血管紧张素原，产生无活性的血管紧张素Ⅰ，血管紧张素Ⅰ在血管紧张素转换酶的作用下水解为有活性的血管紧张素Ⅱ。血管紧张素Ⅱ可引起小动脉血管收缩，促进肾上腺皮质合成和分泌醛固酮。

醛固酮分泌增加，促进了肾小管对钠的主动吸收和对水的被动吸收，可增加血容量，使血压升高。因此，体内肾素-血管紧张素系统的活性主要取决于肾素的活性。肾素-血管紧张素-醛固酮的相互关系，构成了一个调节血压和体液的生理系统，称为肾素-血管紧张素-醛固酮系统。在生理情况下，该系统通过缩血管效应直接对动脉血压进行调节，以及通过影响醛固酮分泌使钠和体液量保持平衡，使血压处于相对稳定。也就是说，当血压增高时，肾素-血管紧张素活性受抑制；当机体血压降低时，肾素-血管紧张素活性增强。

肾脏病的分类

肾脏病是指原发性和继发性肾小球、肾小管、肾间质及肾血管疾病等，其临床症状及表现不一。

（1）肾小球疾病：分原发性肾小球疾病和继发性肾小球疾病两种，前者如肾小球肾炎，后者如糖尿病肾病等。

（2）肾小管疾病：以肾小管损害为主的疾病，如肾小管性酸中毒、药物引起的肾小管损害等。

（3）肾间质疾病：发生在肾间质，如间质性肾炎。

（4）肾血管疾病：肾动脉硬化症、肾硬化症、肾血管性高血压和较少见的肾静脉血栓形成（胡桃夹综合征）所致的肾损害。

（5）感染性肾病：如肾盂肾炎、肾乳头坏死、肾脓肿等。

（6）恶性肾病：如肾肿瘤等。

（7）遗传性肾病：如眼-耳-肾综合征、多囊肾等。

（8）其他肾病：如妊娠高血压综合征、放射性肾炎、失盐性肾炎、反流性肾病、乙型肝炎病毒相关性肾炎、外伤性肾损伤、肾移植后肾小球损害等。

肾小球疾病的分类

引起肾小球本身的疾病称肾小球疾病。肾小球主要有滤过功能，人体的全部血液都要经过肾小球的毛细血管网把水及代谢产物滤出，再经过肾小管的重吸收作用，保持着机体的水、电解质、酸碱度及代谢平衡，保持着内环境的稳定。肾小球一旦发生损伤，产生病理性改变，就会影响肾小球的滤过功能，引起肾小球疾病了。临床上出现蛋白尿、血尿、管型尿时，则说明肾小球已经发生病理损害了。其他的肾脏病，如肾小管疾病、肾盂肾炎、肾间质肾炎等均不属于肾小球疾病，但这些肾病长期发展下去，可以逆行于肾小球，继而造成肾小球损伤，最终可导致肾小球疾病形成，所以要抓紧对其他肾脏病的治疗。肾小球疾病分原发性肾小球疾病和继发性肾小球疾病。

（1）原发性肾小球疾病：是指一组原发病在肾小球而并非全身性或系统性疾病中出现肾小球损害的肾脏疾病，如急性肾小球肾炎、原发性肾病综合征、慢性肾小球肾炎、隐匿性肾小球肾炎等。

（2）继发性肾小球疾病：是指继发于一些全身性疾患的肾小球疾病，如糖尿病肾病、紫癜性肾炎、狼疮性肾炎等。

肾炎和肾盂肾炎的区别

肾炎是指肾小球疾病，是一种免疫性疾病，病变部位在肾小球；肾盂肾炎是由感染引起的肾盂炎症，病变部位在肾盂。它们的发病原因、临床表现、病理生理变化，以及治疗方法和预后是不一样的，前者治疗难度大，需联合用药治疗，应打持久战；后者易于治疗，痊愈率高。应说明的一点是，如果对肾盂肾炎不积极地进行治疗，发展下去，炎症可逆行于肾小管、肾小球，最后可造成肾小球损伤，导致肾小球疾病。

肾脏病的发生与年龄、性别有一定关系。肾炎可发生于各年龄段。肾病综合征Ⅰ型多见于儿童，肾病综合征Ⅱ型多见于成年人，急性肾小球肾炎多发生于青少年，慢性肾炎多见于成年人，泌尿系感染及肾盂肾炎多见于女性。

肾炎和肾病的区别

肾炎是肾小球肾炎的简称。肾小球肾炎一般分为急性、急进性和慢性肾炎三种。从临床上看，肾小球肾炎多数伴有高血压、镜下或肉眼血尿，有的则有肾功能损害，病理上多表现为渗出及(或)增殖性病变，如系膜增殖、膜增殖、内皮细胞增殖等。而肾病表现为“三高一低”，即大量蛋白尿、高度水肿、高脂血症及低蛋白血症，尿液检查一般无血尿，临床上也少有高血压和肾功能损害，病理上多以变性为主，如上皮细胞变性、膜性肾病等。

原发性肾小球疾病的病因

(1)细菌感染：主要与呼吸道感染、皮肤感染、淋巴结炎、猩红热等溶血性链球菌感染有关。

(2)病毒感染：病毒感染引起的肾炎，近年来已被逐渐重视，如流感病毒、腮腺炎病毒、肝炎病毒等(尤其是乙型肝炎病毒)，都可引起肾脏病变。病毒可直接侵犯肾组织，又可以病毒为抗原而引起免疫复合物肾炎。由此可见，做好感染性疾病的预防，对肾小球疾病的防治有重要的意义。

(3)疟原虫感染：由疟原虫引起的肾损害。

(4)内源性抗原引起的免疫反应性肾小球肾炎：如恶性肿瘤、良性肿瘤均可引起不同类型的肾小球病变。

(5)药物：青霉胺、金、汞等作为半抗原和机体蛋白结合成抗原，可引起肾小球损害。

继发性肾小球疾病的病因

继发性肾小球疾病的病因是由原发的其他疾病对肾脏的损害，如糖尿病引起的糖尿病肾病，系统性红斑狼疮引起的狼疮性肾炎，过敏性紫癜引起的紫癜性肾炎，高血压病引起的肾损害等。

引起肾小球疾病的其他病因

肾小球疾病发生的病因也很复杂，目前随着化学工业的迅猛发展，各种化工产品琳琅满目，有外用的、内服的、注射的等，但对人体也带来了潜在的损害。笔者在临床工作中发现有以下原因引起的肾小球疾病。

（1）染发剂引起肾病综合征：开始为头面部肿胀，继而发生全身性水肿、蛋白尿等。染发剂中含有苯和铅，可能为苯和铅对肾小球损伤而造成肾小球疾病。

（2）乙肝疫苗注射后引起肾病综合征：往往发生在第二针时，出现全身水肿、蛋白尿。编者在阜新肾病医院时，收治过一例乙肝疫苗注射后引起的肾病综合征患者，表现为全身水肿，低蛋白血症，大量蛋白尿。乙肝疫苗为灭毒活疫苗，有很强的抗原性，当第一针注射后，体内产生许多抗体，当注射第二针时，抗原抗体结合产生免疫复合物，由于机体的免疫系统发生异常，血液中的免疫复合物不能及时清除，被吸附于肾小球基底膜上，造成肾小球基底膜损伤，因而发生肾小球疾病。

（3）化妆品过敏致肾小球肾炎：目前市场上流通的化妆品的品种繁多，受到人们的青睐。化妆品的成分很复杂，有毒物质如苯、汞等经面部皮肤吸收后，可引起机体变态反应及导致肾小球损伤而发生肾小球疾病。

肾小球疾病的发生机制

多年来，肾小球疾病的发生机制在医学界备受重视，表现在世界性肾病学术会议和国内肾病学术会议多届召开。很早以前，一般认为肾小球肾炎的发病与感染有关，尤其与乙型链球菌R型的关系最为密切（体液免疫机制）。随着科学技术水平的不断提高，对本病的发病机制又有了新的认识，在原来体液免疫的基础上，又发现了细胞免疫机制、免疫–炎症机制。

（1）体液免疫机制：主要指抗原进入机体后和体内抗体相结合，抗原抗体复合物作用于肾小球的一种免疫反应。根据抗原抗体复合物形成的部位及作用方式，体液免疫机制又分为以下3种类型：

①抗基底膜抗体型。某些细菌感染后，使机体内某些成分发生变化，这些细菌（如乙型链球菌）与肾小球基底膜具有共同的抗原性，从而产生抗肾小球基底膜抗体，可与肾小球基底膜发生免疫反应。此型约占肾炎的5%，临床多见于肺出血–肾炎综合征、急进性肾炎的一部分及少数急性肾小球肾炎。

②循环免疫复合型。在外源性抗原或内源性抗原作用下，机体可产生特异性抗体，抗原和抗体相结合在循环中形成中等大小的复合物沉积于肾小球内，激活补体，引起肾小球的损伤及炎症反应。此型约占肾炎患者的90%以上。

③原位免疫复合物型。循环的抗体与植入肾小球内基底膜的抗原在原位结合而形成免疫复合物，从而引起肾小球损伤及炎症反应。

（2）细胞免疫机制：T淋巴细胞释放的淋巴毒素对肾小球基底膜有破坏作用，又可释放巨噬细胞招引因子和巨噬细胞游走抑制因子，吸引单核细胞在肾小球内浸润，引起肾小球损伤。

（3）免疫–炎症机制：有关研究报道，肾炎的发病不仅通过免疫反应，而且也有炎症介质参与。炎症是机体的一种保护性反应，但是不适当的、持续性的炎症反应又会破坏组织的完整性。当补体系统激活后，可产生多种生物活性物质，它们具有炎症介质作用，导致组织损伤，如白介素、多肽生长因子、环氧化酶产物、血小板活化因子及活性氧等。这些介质参与炎症的发生和发展，若产生过多，均可引起肾小球结构和功能的损害。

近几年来，国内外学者提出肾小球免疫性损伤机制与下丘脑–垂体–肾上腺轴调控失常有关，可导致免疫系统功能异常，使肾小球发生免疫性损伤。核心是神经系统调节的肾上腺轴失控，未达到产生足够的糖皮质激素以抑制各种炎症介质，或因机体在某种外界因素作用下，使某一器官糖皮质激素受体基因突变，致糖皮质激素受体应答或结构功能异常，肾组织对糖皮质激素产生拮抗或部分拮抗。近年又有研究报道，发现转化生长因子、内皮素、氧化氮、超氧化物及前列腺素和血栓素失去动态平衡都将引起一系列肾小球损伤反应。

肾小球疾病的临床分型

肾小球疾病包括原发性肾小球肾炎和继发性肾小球肾炎两类，根据其病因、临床表现及理化检查特点进行临床分型，目前我国各大医院常用。

1. 原发性肾小球肾炎临床分型

（1）以前的临床分型

①急性肾小球肾炎。发病急骤，大多数在感染后发病，具备急性肾炎综合征的表现（血尿、蛋白尿、少尿、水肿、高血压、氮质血症等），其中血尿为诊断急性肾炎的必备条件。

②急进性肾炎。急进性肾炎病情进展迅速，除具备急性肾炎综合征外，肾功能进行性恶化，能很快地出现贫血、低蛋白血症、高血压、水肿等，且很难控制。

③慢性肾小球肾炎。为多种病因引起、起病缓慢的一组肾小球疾病。临床表现为蛋白尿、血尿、水肿、高血压和肾功能不全等。

④肾病综合征。是一组临床表现相似的症候群，而不是独立的疾病名称。其特点为三高一低（即高度水肿、高蛋白尿、高胆固醇、低蛋白血症等），又分为Ⅰ型和Ⅱ型。工型除具备三高一低外，无Ⅱ型的伴发症表现。Ⅱ型除具备三高一低外，还伴有持续性高血压、持续性肾功能减退、尿中红细胞数>10个/高倍镜等，有其中一条即可诊断为Ⅱ型。

⑤隐匿型肾炎。起病隐匿，是一组病因不明、病理变化绵长的肾小球疾病。一般无水肿、高血压等肾小球肾炎的特征，肾功能大都正常。主要表现为无症状的尿异常（血尿或蛋白尿），故又称为“无症状性尿异常”。

（2）目前的临床分型

①肾小球肾病。如肾病综合征。

②原发性肾小球肾炎。急性肾小球肾炎，急进性肾小球肾炎，慢性肾小球肾炎，隐匿性肾小球肾炎。

2. 继发性肾小球肾炎临床分型

（1）系统性疾病引起的肾炎。如系统性红斑狼疮、过敏性紫癜、出血性肺-肾综合征等。

（2）血管性疾病引起的肾炎。如高血压病、硬皮病、韦格纳恶性肉芽肿等。

（3）代谢性疾病。如糖尿病、痛风、淀粉样变等。

（4）遗传性疾病。如眼－耳－肾综合征（Alport）等。

（5）其他。如妊娠高血压综合征、放射性肾炎等。

原发性肾小球疾病的临床表现

（1）急性肾炎综合征：起病急骤，以血尿、蛋白尿为主要表现，常伴有水肿和高血压。

（2）急进性肾炎综合征：急性起病，肾功能进行性减退，常伴有少尿、血尿、高血压和水肿，可在几天、几周或几个月内发展为尿毒症。

（3）慢性肾炎综合征：起病隐匿，病程冗长，有不同程度的蛋白尿或血尿；可有水肿、高血压和不同程度的肾小球滤过功能减退。

（4）隐匿性肾炎综合征：表现为无症状性蛋白尿和（或）血尿或单纯肉眼血尿或镜下血尿。

（5）肾病综合征：大量蛋白尿，24小时尿蛋白>3.55克，低蛋白血症（血浆总蛋白<60克/升，或白蛋白<30克/升），常伴有高度水肿和高脂血症。

肾小球疾病的分段

在临床工作中，我们把肾小球疾病划分三个阶段来认识，对肾小球疾病的治疗和疗效评估有着现实的指导意义。

根据肾小球疾病的临床表现、病理生理变化之特点和理化检查指标可将肾炎分为三个阶段，即肾小球炎症阶段，肾功能不全阶段（包括肾功能不全代偿期、失代偿期和衰竭期），尿毒症阶段。因为许多慢性疾病的发生与发展都有个演变过程，以及各个时期都有不同程度的临床症状和体征表现出来。开始发病时较轻为初始阶段（轻度），再发展下去逐渐加重为中间阶段（中度），最后发展到终末阶段（重度）。所以，我们把肾炎的演变过程归纳为三个阶段。过去许多文献资料中只是报道过对慢性肾功能不全划分为四个期，即肾功能不全代偿期，失代偿期，衰竭期，尿毒症期。这只是对肾功能不全时各期的详细描述和记录，到了肾功能不全时就意味着肾脏组织病理损害的程度和治疗上的难度的严重性了。对肾病患者应提早治疗，控制病情发展，不使各种肾病进入到肾功能不全这一时期就显得十分重要，我们把它划分三个阶段来论述，目的就是如此，也很有必要。并且把尿毒症作为第三阶段来叙述，是因为它是个决然不同的生命界线，光靠药物治疗是难以奏效的，必须加血液透析、中西医结合进行综合性治疗才能有延缓生命的希望。

简述水肿和肾性水肿

（1）水肿：体内水液潴留，泛溢肌肤，引起头面、四肢、腹部，甚至全身浮肿者称为水肿。大部分肾病患者有不同程度的水肿表现，轻者仅表现在眼睑及下肢，重者可有全身性水肿。水肿的出现是由于液体在组织间隙潴留，用手指微加压维持压力10秒钟，皮下水肿部位可出现凹陷，也称凹陷性水肿。中医学称水肿为“水气病”，按病因脉证分为风水、皮水、正水、石水；按五脏的症候分为心水、肝水、肺水、脾水、肾水等。

引起水肿的原因很多，且复杂多变，临床上有许多种疾病可发生水肿。水肿又有全身性水肿和局部性水肿之分，前者如肾性水肿、肝性水肿和心性水肿等；后者如局部的过敏性水肿、炎性水肿等。

（2）肾性水肿：是由肾脏病引起的水肿，如肾小球肾炎、肾病综合征等。肾性水肿的临床特点是水肿多从眼睑、颜面开始而后遍及全身，同时伴有肾脏病的临床表现，如蛋白尿、血尿等。在临床上根据发病原因、病理生理改变及证候特点等，将肾性水肿分为“肾病型水肿”和“肾炎型水肿”两类。如果仅将水肿确定为肾性水肿是不够的，还应进一步确定是肾病型还是肾炎型，如何判断还应结合肾脏病的临床诊断来决定。若诊断为肾病综合征，那么患者的水肿即为肾病型水肿；若诊断为急性或慢性肾小球肾炎，那么患者的水肿即为肾炎型水肿。

肾性水肿的形成

（1）肾病型水肿的形成：主要是由血管内外的液体交换失衡所致。尿蛋白的大量丢失以致低蛋白血症，使血浆胶体渗透压降低，组织间液潴留，从而引起冰肿。同时血容量下降等引起一系列体液因子改变，促使钠水潴留更加剧水肿。按说人的肝脏每日可合成14克左右的蛋白质，当低蛋白血症时，肝脏合成蛋白质可呈代偿性增加，然而为什么还出现低蛋白血症呢？主要原因是患者的蛋白质分解加速。有实验证明，肾病综合征动物的肾脏对白蛋白更新增速，而肾小管上皮细胞又是分解蛋白质的部位。肾病患者有大量蛋白尿，每日丢失的蛋白量不等，最高的可达每日30克，所以肝脏每日合成的蛋白质是远远不够的。低蛋白血症是指血浆白蛋白<30克/升，一般<20克/升时即可出现水肿，有的患者甚至<10克/升。由于血浆的胶体渗透压降低，使动脉端滤出过多，而静脉端回流减少，以致组织液潴留引起水肿，这就是血管内外交换失衡。血浆容量下降是由血浆液外渗所致，通过容量调节反射，使神经体液性因子发生变化，如抗利尿激素分泌增加，以致肾小管重吸收水分增多；分泌醛固酮增多，使肾小管对钠的吸收增多；抑制利钠因子，使肾脏排钠减少。上述各环节均加剧水钠潴留，而使水肿加重。

（2）肾炎型水肿的形成：主要是由机体内外的液体交换失衡所致。一方面是由于肾小球滤过率降低，肾小球滤过率与肾小球毛细血管表面积的大小及其孔隙的功能状况呈正相关性。急性肾炎时，肾小球毛细血管腔狭窄或闭塞，以致有功能的肾小球数目减少，有效滤过面积显著减少，而使肾小球滤过率大大降低，因此肾脏排除钠、水减少而发生水肿。另一方面是球-管失衡，正常人的球-管是平衡的，从而维持内环境的稳定。急性肾炎时，虽然有肾小球滤过率的急剧降低，但肾小管的重吸收功能则相对地保持良好，即肾小球与肾小管的功能失去平衡，钠、水由肾小管重吸收相对增多，而致水肿。再者，肾小球毛细血管炎症或梗阻可引起小管周围流体静压低于小管静压，以致肾小管重吸收钠、水增加。血容量增高及动静脉毛细血管的压力增高，可引起毛细血管流体静压增高，从而使毛细血管内液移向组织间隙增多而产生水肿。肾性水肿是全身性水肿的一种，它的临床特点是水肿多从眼睑、颜面开始，然后遍及全身。在水肿的同时伴有肾脏病的临床表现，如蛋白尿、高血压、管型尿、肾功能异常等。早在汉代医家张仲景所著的《金匮要略·水气病脉证并治第十四》里就有这样的描述："面目肿大，有热，名曰风水。视人之目窠上微拥，如蚕新卧起状，其颈脉动，时时咳，按其手足上，陷而不起者，风水。"风水与急性肾炎相类似，这里所说的面目肿大就是肾性水肿的临床特点。

蛋白尿发生机制及分类

当肾小球发生瘀血时，可发生蛋白尿。中医学认为，蛋白尿的发生与脾肾虚损有关，"脾主升清"。正常人的尿液中含有极微量的蛋白，常规检查尿蛋白呈阴性。蛋白尿产生的原因有：肾小球滤膜的损伤，可使蛋白质从损伤的滤膜处丢失，如肾小球肾炎。肾小球电荷的改变，如阴电荷丧失时可发生蛋白尿。肾小球血流动力学的变化可发生蛋白尿。脾主运化水谷精微，脾虚时则机体精微物质的化生与输布失摄；肾藏精，肾虚时则封藏失职，固精无权，精微物质流失于外而致蛋白尿。

1. 蛋白尿的定义及发生机制

尿内出现蛋白质即为蛋白尿。蛋白尿分生理性蛋白尿和病理性蛋白尿。生理性蛋白尿为正常人每天尿中排出的蛋白质上限为200毫克，尿蛋白定性阴性；病理性蛋白尿为尿内蛋白增多，排泄增加，每日从尿中排出蛋白质超过了200毫克，尿蛋白定性检查呈阳性结果。蛋白尿与大多数肾病有关，是肾脏病的一项客观指标。在临床上常讲的蛋白尿，系指病理性蛋白尿。

（1）生理性蛋白尿的形成。正常原尿中每天含有2~4克蛋白质，主要是白蛋白，经过肾小管时，绝大部分已被肾小管重吸收了，因此尿中的蛋白质排泄极微，健康人每日排泄尿蛋白仅40~80毫克，故常规定性检查为阴性结果。

（2）病理性蛋白尿的形成。病理性蛋白尿临床上多见于肾小球性蛋白尿和肾小管性蛋白尿。前者主要是肾小球滤过膜损伤、通透性增加，使蛋白质从滤过膜漏出增加，并超过了肾小管的重吸收能力，故出现了以白蛋白为主的蛋白尿，常见于各种肾小球疾病、肾血管疾病、糖尿病肾病等；后者主要是各种原因引起的肾小管损伤，使肾小管重吸收蛋白质的能力下降，尿中出现蛋白质，常见于间质性肾炎、镇痛药性肾病等。

2. 蛋白尿的分类

（1）生理性蛋白尿。尿蛋白<200毫克/日，且常规化验阴性，常见于健康人。

（2）病理性蛋白尿。尿蛋白>200毫克/日，且常规化验为阳性，常见于下面5种情况：

①肾小球性蛋白尿。肾小球疾病时出现的蛋白尿称为肾小球性蛋白尿，主要是由于肾小球滤过膜通透性增加所致的肾小球疾病、肾血管病、糖尿病肾病等，这些疾病均可促进肾小球滤液中蛋白增多，并超过了肾小管的重吸收能力，故出现了以白蛋白为主的蛋白尿。

②肾小管性蛋白尿。由肾小管疾病引起的蛋白尿称为肾小管性蛋白尿，如间质性肾炎、镇痛药性肾病等。由于肾小管损伤，致使对蛋白质的重吸收能力下降，出现蛋白尿。

③溢出性蛋白尿。血液中有异常蛋白质，可经肾小球滤出（溢出）。由于溢出量过多，肾小管不能完全将其重吸收，因而产生了蛋白尿。

④分泌性蛋白尿。肾脏组织自身也可分泌含蛋白的物质进入尿中，在各种原因引起的蛋白尿中，这种蛋白也会增加。另外，在肾小管–间质性炎症及

肿瘤时，含蛋白的分泌物亦会进入尿中，引起蛋白尿。

⑤组织蛋白尿。在正常尿液中含有很少量的可溶性组织分解代谢产物，属于小分子量蛋白，这些蛋白在机体患病时可增加。

临床上所见的蛋白尿，主要是肾小球性蛋白尿和肾小管性蛋白尿。在具体病例中，往往可以存在两种情况以上的蛋白尿。

（3）功能性蛋白尿。系指健康人的尿中出现了暂时性、轻度、良性的蛋白尿。这种蛋白尿通常发生于运动后或发热时，亦可见于高温作业、过度寒冷、情绪紧张、交感神经高度兴奋等应激状态，这些因素引起短暂的肾内血液循环变化，可能是造成功能性蛋白尿的主要原因；也可由于体内某些因素使肾血管痉挛或充血，滤过膜通透性增加，因而导致了蛋白尿的发生。一旦诱发因素消失，蛋白尿也不存在，这是功能性蛋白尿的主要特点。功能性蛋白尿的主要成分以白蛋白为主，这种蛋白尿并不能反映肾脏有实质性病变，因此不能作为肾脏病看待，但应注意与原有肾脏病的由于运动、发热等，使尿蛋白量增加的情况相区别。

（4）直立性蛋白尿。又称体位性蛋白尿，是发生在直立位（时间较久）或腰部前突时出现的蛋白尿。其特点是清晨在卧时尿蛋白排泄正常，而起床活动后逐渐出现蛋白尿。长时间直立、行走或活动时，尿蛋白增多，但平卧休息后可能为阴性，24小时尿蛋白量一般<1克。直立性蛋白尿可分为间歇性及持续性两种，前者的预后是良好的；后者因持续性蛋白尿的出现，一般预后较差，应进一步做有关检查，必要时可做肾穿刺来明确诊断。

直立性蛋白尿确切的临床意义及发病机制至今尚有争议，一般认为是良性的、暂时性的状态，并无肾脏病存在，但也有一些是肾脏病的早期表现，不可忽视。

病理性蛋白尿的疾病

（1）肾脏病：肾小球或肾小管发生病变时，如各期肾炎，以及高血压发生肾动脉硬化时，均可引起蛋白尿。急性肾小球肾炎，尿蛋白低于0.2%~0.4%，个别高于2%，4~6个月内不恢复，表示已成为慢性肾炎。

（2）继发性肾损害：临床上常见的有糖尿病肾病、紫癜性肾炎、狼疮性肾炎等，发生了肾小球的损伤而出现蛋白尿，每日常有大量的蛋白质丢失。

（3）肾脏充血：蛋白量近于1%，常见于流行性出血热等病初期。

（4）细菌感染：如肾盂肾炎、肾结核、败血症等。

（5）非感染性疾病：如肾结石、多囊肾、肾淀粉样变性，以及全身性疾病累及肾脏者，如休克、严重肌肉损伤、发热、黄疸、甲状腺功能亢进、溶血性贫血、白血病、肝硬化晚期等。

（6）发热性疾病：程度较轻。

（7）极重度蛋白量：可达5%~10%，临床上常见于肾病综合征等。

（8）水肿（肾性水肿）：由于长期蛋白尿，使血浆内总蛋白量从正常70~80克/升降至临界水平55克/升以下。白蛋白常从正常35~55克/升降至临界水平30克/升以下。血浆白蛋白与球蛋白的比例由2∶1降至1∶1或倒置。胶体渗透压下降（临界水平20毫米汞柱左右），血管内液体滤出大于吸入，水肿组织液内含蛋白<0.1克%。

（9）醋酸蛋白（包括黏蛋白、核蛋白）：见于泌尿、生殖道受刺激时。

（10）蛋白脲：见于有大量组织或渗出物自溶吸收疾病。

血尿发生的病因

若尿中经常出现红细胞，并且红细胞数目异常增多，尿沉渣镜检每高倍视野红细胞>3个；12小时艾迪生红细胞计数>50万个，或1小时尿红细胞计数>6万个，则为血尿。轻者仅在显微镜下查到红细胞数目增多称为镜下血尿，重者用肉眼可观察到的血尿（洗肉水样或酱油色样）称为肉眼血尿。

1. 发生血尿的病因

（1）肾脏病引起的血尿。如肾小球肾炎、肾盂肾炎、肾囊肿、肾结石等。

（2）泌尿道引起的血尿。如输尿管结石、尿道炎、膀胱结石、前列腺病等。

（3）尿道邻近组织疾病。如急性阑尾炎、急性输卵管炎等。

（4）全身性疾病。如血小板减少性紫癜、过敏性紫癜、再生障碍性贫血、白血病、血友病等。

2. 血尿分类

（1）按血尿中红细胞数目的多少分类。镜下血尿：用显微镜才能查到异常增多的红细胞。肉眼血尿：用眼睛可以直接观察到的血尿。

（2）按血尿时的不适感程度分类。无痛性血尿：尿液检验时有增多的红细胞，但患者无不适及疼痛感觉，多见于肾小球疾病。疼痛性血尿：患者有血尿的同时伴有疼痛不适感觉，多见于肾结石、输尿管结石、泌尿系感染等引起的血尿。

（3）按血尿中的红细胞来源分类。对血尿患者，要做特殊的尿红细胞形态检查——位相镜检查，可以鉴别尿中红细胞的来源，以明确对肾脏疾病的诊断。肾源性血尿：由肾小球疾病引起的血尿，红细胞经过损伤的肾小球基底膜时，其形态发生改变，如皱缩、破裂、缺损、芽孢样变等，它是来源于肾小球毛细血管的红细胞，常见于肾小球肾炎。非肾源性血尿：由肾小球以下部位引起的血尿，镜检红细胞形态大都正常，如肾盂肾炎、尿路结石、尿路感染等疾病时的血尿。

总之，弄清血尿的病因及来源，对诊断肾脏疾病及其治疗与预后有非常重要的意义。

引起血尿的主要疾病

（1）泌尿系统本身疾病：占血尿发生原因的95%，其中50%是由肾小球疾病、感染（包括结核）和泌尿系肿瘤所致。①肾小球疾病：包括多种以双侧肾小球受累为主要病变的疾病。其中大部分属原发性肾小球疾病，如链球菌感染后的急性肾小球肾炎、IgA肾病、系膜增生性肾小球肾炎、新月体性肾小球肾炎、薄基底膜肾病等；部分继发于全身性疾病，如系统性红斑狼疮、过敏性紫癜、结节性多动脉炎、糖尿病性肾微血管病变等；还有小部分属先天性遗传性疾病，如Alport综合征等。②肾小管-间质疾病：多见于急慢性间质性肾炎、重金属和止痛药引起的肾病、囊性肾脏病等。③感染：见于急慢性肾盂肾炎、膀胱炎、肾及膀胱结核、淋球菌尿道炎等。④肾及膀胱肿瘤：若中老年人出现无痛性血尿，应警惕泌尿系肿瘤，⑤创伤：泌尿系统任何一个器官受到创伤时都可以出现血尿，如肾挫伤、外伤性肾破裂、输尿管损伤、尿道损伤等。⑥泌尿系结石：如肾结石、输尿管结石、膀胱结石等。

（2）全身性疾病：包括以下几种：①血液病：如血小板减少性紫癜、过敏性紫癜、血友病等。用肝素或华法令抗凝治疗的病人也可发生血尿，但停药后可消失。②心血管疾病：如高血压肾小动脉硬化、血管炎等。③结缔组织疾病：如系统性红斑狼疮、结节性多动脉炎等。④感染性疾病：如败血症、钩端螺旋体病、流行性出血热等。

（3）其他：如运动性血尿、肾下垂、药物或化学物品（如磺胺类、水杨酸类、注射庆大霉素剂量过大或用药过久时）引起的血尿和经反复检查病因未明的特发性血尿等。

一般而言，青少年血尿多发生于肾小球疾病和感染性疾病；中年人则以尿路感染、结石及膀胱肿瘤多见；老年人血尿男性以前列腺疾病和尿路肿瘤多见，女性则以尿路感染多见。

易发生血尿的肾炎类型

（1）增生性肾小球肾炎：如链球菌感染后急性肾小球肾炎、急进性肾小球肾炎（新月体性肾小球肾炎）、IgA肾病、系膜增生性肾小球肾炎、系膜毛细血管性肾小球肾炎等。

（2）继发性肾小球肾炎：常见的如狼疮性肾炎、紫癜性肾炎。

（3）薄基底膜肾病：即良性家族性血尿。本病多发生于儿童，表现为单纯性血尿，肾功能正常，穿刺肾组织在光镜和荧光镜下正常，电镜下所测肾基底膜厚度为153~213纳米（正常值为350 ± 43纳米）。

（4）遗传性肾炎：又称Alport综合征，是一种家族遗传性疾病。除出现血尿外，还常有神经性耳聋、眼晶状体异常和进行性肾衰竭。

（5）其他：局灶性肾炎常出现血尿，局灶性节段性肾小球硬化有半数以上也发生血尿。另有一种良性复发性血尿，其表现与薄基底膜肾病相似，但肾活检基底膜正常，也无家族史。

尿浊的临床表现

小便混浊，简称尿浊。正常人的尿液颜色为淡草绿色或淡黄色，清澈透明。尿浊时，一般伴有不同程度的尿道不适症状。中医学所指的淋病属尿浊范畴，中医学对淋病的分类历代医家各有见解，有“五淋”、“七淋”、“八淋”之说，目前认为“七淋”在临床上运用比较全面，表现如下：

（1）气淋：发病与情志抑郁有关，在尿频、急、涩、痛的同时，可伴有脐腹胀满之气滞证，小便艰涩疼痛，尿有余沥。

（2）血淋：尿色深红或有血块，尿道涩痛，尿频尿急、淋漓不畅。

（3）膏淋：小便混浊如米泔水，或滑腻如脂膏。

（4）石淋：尿中以排出砂石为主证，有脐腹拘急或腰部一侧或腹部一侧阵发性疼痛，排尿不畅或中断，或频急、涩痛难出，常伴有血尿。

（5）劳淋：小便淋漓不已，体倦腰酸，小腹拘急坠胀，遇劳即发，缠绵不愈。

（6）寒淋：以尿频尿急、小便色白，少腹冷、畏寒不适为主要见证。

（7）热淋：以发热、头痛、尿频、尿急、尿痛、小便黄赤不利，且有灼热、小腹疼痛为主证。

需要说明的是，淋病是中医学的病名，相当于尿道感染的西医病名，而不是西医所指的性病，这是两类完全不同的疾病，切不可混为一谈。

尿道刺激征的临床表现

临床上将尿频、尿急、尿痛统称为尿道刺激征。

（1）尿频：是指排尿次数增多，正常成人在日间排尿4~6次，睡眠后0~1次。尿频须与多尿相区别，尿频只是排尿次数频繁，但每次尿量不多，其病因与泌尿道炎症刺激、精神因素关系密切；而多尿则不仅排尿次数多，尿量也多，无不适自觉症状，其病因多与糖尿病、尿崩症有关。

（2）尿急：是指尿意一来需立即排尿。尿急常伴有尿频，但尿频不一定有尿急。在临床工作中又把尿急分为两种：一是常见于泌尿道炎症，尤其是膀胱三角区黏膜发炎，酸碱度改变的尿液和感染性尿液，对泌尿道黏膜有较强的刺激，容易产生尿急合并尿痛；二是有的患者由于神经因素引起排尿反射异常，产生了无痛性尿急。

（3）尿痛：是由于炎症刺激，使膀胱收缩、痉挛或是尿液流经发炎的尿道而引起。一般来说，如尿痛合并尿急，其炎症刺激部位在膀胱；如尿痛合并排尿困难，则炎症刺激部位在尿道或尿道阻塞：尿痛的鉴别诊断主要依靠详细的泌尿系统检查。

肾性高血压及肾脏血压调节的机制

1. 肾性高血压

提起高血压，人们首先想到的是心血管系统、神经系统等。其实，血压与肾脏的关系十分密切，肾脏在对人体血压调节方面起着非常重要的作用。一般认为，机体血压的快速调节以神经为主，缓慢调节则以肾脏为主。直接因肾脏疾病引起的高血压称为肾性高血压，占成年人高血压的5%~10%，是继发性高血压的主要组成部分，其中肾动脉狭窄导致肾缺血引起的高血压独成一类，称肾血管性高血压；而由其他单侧或双侧肾实质性疾病引起的高血压，统称为肾实质性高血压，几乎每一种肾实质性疾病都可引起高血压。一般肾小球肾炎、狼疮性肾炎、先天性肾发育不全等病变较广泛，可伴有血管病变或肾缺血，故常出现高血压。

在临床工作中，要对肾性高血压和原发性高血压进行鉴别，因肾性高血压和原发性高血压在治疗及预后方面存在很大不同。对高血压患者要详细询问病史，有无家族史，如先发生高血压，且有家族史，其他理化检查未见异常者多为原发性高血压，必要时可做肾穿刺活检以明确诊断。

2. 肾脏血压调节的机制

（1）肾脏-体液机制。肾脏通过对水盐排出量的调节，从而改变循环血容量及心排血量来达到调节血压的目的。血压增高时，肾脏对水盐的排出量增多；血压降低时，肾脏对水盐的排出量减少，以保持水盐代谢平衡，内环境稳定，使机体血压维持在正常范围内。

（2）肾素-血管紧张素-醛固酮系统。肾素为肾小球旁细胞所分泌，其分泌量受肾小动脉压及流经致密斑原尿中的钠量等因素所影响。肾素作用于血浆内的血管紧张素原，产生无活性的血管紧张素Ⅰ，血管紧张素Ⅰ在血管紧张素转换酶的作用下水解为有活性的血管紧张素Ⅱ。血管紧张素Ⅱ可引起小动脉血管收缩，促进肾上腺皮质合成和分泌醛固酮。醛固酮分泌增加，促进了肾小管对钠的主动吸收和对水的被动吸收，增加血容量，可使血压升高。因此，体内肾素-血管紧张素系统的活性主要取决于肾素的活性。肾素-血管紧张素-醛固酮的相互关系，构成了一个调节血压和体液的生理系统，称为肾素-血管紧张素-醛固酮系统。在生理情况下，该系统通过缩血管效应直接对动脉血压进行调节，以及通过影响醛固酮分泌使钠和体液量保持平衡，使血压处于相对稳定。也就是说，当机体血压增高时，肾素-血管紧张素活性受抑制；当机体血压降低时，肾素-血管紧张素活性增强。

（3）肾前列腺素对血压的调节。肾前列腺素主要由肾髓质乳头的间质细胞和集合管生成，主要为前列腺素A2和前列腺素E2，其主要生理作用为舒张血管，降低外周阻力，以及抑制近曲小管对钠、水的重吸收，减少血容量，使动脉血压降低。前列腺素E2的血管舒张作用和利尿作用比前列腺素A2强得多，但它在体循环中易灭活，故主要作用于肾皮质血管。而前列腺素A2除肾内作用外，还可使全身血管舒张，外周阻力减少，故为全身降压激素。当机体血压增高时，肾前列腺素分泌增强；机体血压降低时，肾前列腺素分泌受抑制。肾脏病时，前列腺素分泌不足，可能为肾性高血压的主要原因之一。

综上所述，肾脏在对人体血压的调节起着非常重要的作用。肾脏病时，由于肾实质广泛性损伤，导致肾脏的分泌功能异常，因此可形成肾脏、体液调节紊乱，钠水潴留，可发生全身性水肿及血压增高；肾素、血管紧张素活性增强，引起小动脉血管收缩，同时又刺激肾上腺皮质分泌醛固酮增加，可使血压增高；肾脏生成和分泌前列腺素A2和前列腺素E2减少，可导致肾脏高滤过、高灌注发生，血压增高。

肾性贫血发生的原因及机制

肾脏病患者发生的贫血称为肾性贫血，是指由于肾功能损害而引起的贫血，在肾功能不全时即出现，随着肾功能恶化而加剧，贫血严重则预后不佳。

慢性肾功能不全、肾衰竭尿毒症时，由于肾实质损害，肾脏产生的红细胞生成素减少，同时由于肾衰竭时毒素对骨髓的影响，使骨髓生成红细胞这一关键环节受到抑制，因而使红细胞生成减少，血液红细胞浓度减少，即产生贫血。

肾性贫血是慢性肾衰竭患者的显著症状之一，它与肾功能损害的程度呈正相关性。也就是说，贫血越重，肾损害越重；肾衰竭越重，贫血也就越重。肾性贫血的机制，是因为肾实质损伤使肾脏产生的红细胞生成素减少导致红细胞的合成减少，破坏增多，且还有出血现象等综合因素所致。

肾脏纤维化的形成、病因及防治措施

肾脏纤维化贯穿慢性肾炎发展到肾衰竭、尿毒症始终。有效阻止慢性肾炎发展到肾衰竭就要阻断肾脏纤维化进展。肾脏纤维化是一种病理生理改变，是肾脏的功能由健康到损伤，再到损坏，直至功能丧失的渐进过程。慢性肾炎发展到肾衰竭、尿毒症就是肾脏纤维化逐步进展的过程。

肾脏由于受到创伤、感染、炎症、血循环障碍，以及免疫反应等多种致病因素刺激，其固有细胞受损，发展到后期出现大量胶原沉积和积聚，造成肾实质逐渐硬化，形成瘢痕，直至肾脏完全丧失功能。肾脏固有细胞纤维化、硬化的过程也就是肾脏纤维化的过程。肾脏纤维化是以细胞外基质（ECM）的异常沉积为其特征。

（1）肾脏纤维化的形成：肾脏纤维化的微观表现是肾脏固有细胞的纤维

化，实质是肾脏固有细胞由于受到损害而坏死。根据肾脏固有细胞受损害程度的不同，以及是否还可以被修复，我们将肾脏纤维化的过程分为两个阶段，即纤维化形成期、瘢痕形成期。

①纤维化形成期。药物中毒、高血压、糖尿病、持续感冒、感染等致病因素都会造成肾脏固有细胞的损伤。细胞受到损伤后会释放一些细胞因子，如白细胞介素-1（IL-1）和肿瘤坏死因子（TNF）等。这些细胞因子会吸引血液中的一系列炎症细胞（如白细胞、淋巴细胞、血小板、单核-巨噬细胞等）向系膜区、血管区、肾间质区浸润，并释放一系列的炎性介质导致炎性反应，反过来可使肾脏固有细胞表型转化。此时，肾脏固有细胞的功能已经改变，开始释放一系列致肾毒性细胞因子、生长因子等，这些因子会导致肾间质中的成纤维细胞增生与分化，并向肌成纤维细胞转化。在细胞因子与生长因子持续不停地刺激下，成纤维细胞呈现持续活化增殖状态，并合成细胞外基质（ECM）成分，首先合成分泌纤维粘连蛋白，形成支架结构，然后继续合成胶原Ⅰ、Ⅲ、Ⅳ、Ⅴ成分。在这个时期肾脏固有细胞，如系膜细胞、肾小球上皮细胞、肾小管上皮细胞等也可转化成肌成纤维细胞。虽然肾脏的结构和功能已经发生了变化，但受损细胞仍能行使部分原有的功能，可以通过治疗使受损的细胞向正常细胞逆转，恢复原来的生理功能。事实上，阻断受损细胞转化成肌成纤维细胞是阻断肾脏纤维化的关键环节，只要不让固有细胞转化为肌成纤维细胞，纤维化的进程就被阻断了。因此，把这个阶段称之为纤维化形成与进展的可逆阶段，此阶段的治疗对于肾病的康复和肾衰竭逆转具有非常重要的意义，应该引起医生和患者高度注意。

②瘢痕形成期。当固有细胞在炎症刺激和细胞因子与生长因子的作用下发展转化成肌成纤维细胞的时候，肾脏纤维化的进程就到达了瘢痕形成阶段。通过细胞转化的研究发现，正常固有细胞一旦转化成肌成纤维细胞，就不再依赖原发病中的炎性介质及细胞因子的刺激而发生转化，而是自主增殖、自主持续分泌并合成不易被降解的Ⅰ、Ⅲ型胶原蛋白，从而造成细胞外基质（ECM）的合成异常加快，降解速度减慢。这种合成、降解速度的失衡就促使大量纤维组织生成，使细胞外基质异常积聚与沉积，最终导致肾小球硬化，肾小管、肾间质、肾血管纤维化，并形成持久瘢痕。在肾脏瘢痕形成阶段，有效功能肾单位数量逐渐消失，肾功能进行性衰竭。这一时期，在临床上被称为肾衰竭的终末期，也称作尿毒症期。在这一时期，虽然有阻止肾脏纤维化进程的可能，但对已形成瘢痕的肾脏组织已很难进行修复。

（2）肾脏纤维化与慢性肾炎、肾衰竭的关系：肾脏纤维化是各类肾病最终发展到慢性肾衰竭、尿毒症的最终原因。随着肾脏纤维化不断进展，慢性肾病患者会出现一系列的不适及临床症状，甚至出现各种并发症。例如，慢性肾炎会出现蛋白尿、隐血；肾衰竭会出现血肌酐、血尿素氮上升；尿毒症患者会出现恶心、呕吐、食欲缺乏、高血压、心力衰竭等。

由各种致病原因导致肾脏固有细胞受损，并释放一系列炎性介质，出现炎性反应，细胞活性增加，这就是肾病发病的初始阶段即肾炎阶段。

随着细胞受损程度的加重，细胞表型发生转化，细胞开始出现硬化，功能开始丧失。当丧失的程度还不足50%时，也就是细胞硬化总数不超过一半以上，这就是肾脏纤维化的前期。在这个阶段，由于肾的代偿能力还很强，仍没有临床指标变化，肌酐和尿素氮都没有超出正常范围，但此时肾脏纤维化已经接近中期阶段。

随着肾脏纤维化的不断发展，肾脏丧失功能的硬化细胞逐渐增多，健康的肾单位越来越少。当健康的肾单位（也称作残存的肾单位）低于20%时，就进入了肾衰竭期，酸中毒等一些尿毒症的症状就开始出现了，此时，称之为肾脏纤维化的基质合成期。当90%的肾脏细胞都已经纤维化，残存的肾单位低于10%时，患者就会出现严重的代谢性酸中毒症状，心脏、大脑等都会出现并发症的一系列症状，这时就进入了终末期肾衰竭即尿毒症期，此时的肾脏纤维化程度就称之为后基质合成期。在这一时期，残存的肾单位都进入了硬化期，也叫做基质自主生成期。这时的细胞外基质合成不依靠外因促成，而是自主生成和自我增殖。那么，慢性肾炎、肾衰竭与化验指标的异常与肾脏纤维化存在着怎样的内部关系呢？蛋白尿、隐血、血肌酐增高，表示肾脏纤维化发展到何种程度呢？

肾脏纤维化形成过程与肾小球滤过率的下降过程成正比例关系，也称正相关。也就是说肾脏纤维化逐步形成的过程，正好是肾小球滤过率逐步下降的过程。当肾小球滤过率由100%降至25%时，正好是肾脏纤维化形成中的固有细胞炎症反应阶段的结束，也就是纤维化形成的第一个阶段的结束。

当肾小球滤过率由25%下降至10%时，正好是肾脏纤维化形成中的细胞外基质合成阶段的结束，也就是肾脏纤维化形成的第二个阶段的结束。当肾小球滤过率下降至10%以下时，正好是肾脏纤维化最后阶段。

肾脏纤维化形成与隐血、蛋白尿的关系是肾脏固有细胞炎症反应逐步加重的过程；是隐血、蛋白尿逐步增多的过程。也就是说，隐血、蛋白漏出逐步增加的过程，与肾脏纤维化形成的过程正好呈正相关。也正好是细胞外基质逐步增多的过程，又是肾脏纤维化逐步形成的过程。

肾脏纤维化形成与血肌酐、尿素氮、尿酸的关系是肾脏纤维化进展过程与血肌酐、尿素氮、尿酸逐步增加的过程正好相一致，也叫做同比例关系或正相关。

肾脏纤维化形成过程与人体各类症状的关系，正好是肾脏纤维化形成过程与人体各类疾病症状逐步增加的过程。如果细分，在炎症反应期是人体各类不适症状逐步增加的过程。在基质合成期和纤维化形成期则是人体各类不适症状与各类并发症交织的过程，且纤维化形成后期则是以各类并发症为主。

综上所述，肾脏纤维化的过程实际上是肾脏内的各种固有细胞逐步坏死的过程和细胞外的基质逐步增生、增殖，并逐步取代固有细胞原有位置的过程。这个过程正好是肾脏功能逐步损伤和衰竭的过程，也是由血尿、蛋白尿发展到血肌酐、尿素氮增高，最后发展到尿毒症的过程。

由此可见，慢性肾炎如果得不到有效控制就会导致肾脏纤维化的启动，肾脏纤维化的进程如果不能被阻断，就会导致肾功能逐渐丧失，进而发展到肾衰竭、尿毒症阶段。所以，尿毒症是肾脏纤维化扩大化的最终表现，无论是预防尿毒症还是治疗尿毒症，都必须从阻断肾脏纤维化进程开始。有效阻止肾脏固有细胞继续损伤，阻断肾脏纤维化继续进展，才能从根本上控制并发症的发生。

（3）防治肾脏纤维化的措施：肾脏进行性慢性纤维化过程是慢性肾脏病进展的共同途径，延缓或防止肾纤维化是防治慢性肾脏病（CKD）进展的关键。以往研究已证实，多种机制参与了肾脏纤维化的发生与发展，包括肾素–血管紧张素（RAS）系统活化及与其相关的肾小球血流动力学异常，以及生长因子、细胞因子和组织纤溶酶原激活物抑制剂表达异常等。针对这些机制建立的临床干预方法已成功延缓了慢性肾脏病的进展，改善了慢性肾脏病的预后。然而，尽管采用肾素–血管紧张素阻断药等积极治疗，临床上仍有25%左右的患者肾脏病变进行性发展，目前的治疗也不能完全防止慢性肾脏病发展至终末期肾脏病（ESRD）。因此，研究和寻找防治肾纤维化的新靶标，以及改进当前的治疗方略对于进一步改善慢性肾脏病的预后至关重要。

中西医结合治疗各类肾脏病已取得了可喜的成果，它不仅可以阻断肾脏纤维化的形成，而且对已形成的肾纤维化的治疗也有满意的疗效。据研究，在治疗慢性肾病的三联疗法的系列药物（肾炎康复系列药物及中药针剂类）及中药方剂中，发现一些中药活性物质具有清热解毒、活血化瘀、健脾补肾、改善肾功能，这些活性物质能够有效抑制各种导致肾脏纤维化的细胞因子的释放，从而有效地阻断肾脏纤维化进程，阻断肾脏病向肾衰竭、尿毒症恶化的可能。更重要的是，在控制病情发展的基础上，中药活性物质可进一步清除肾脏内各种炎性介质，还能够参与促进尚未完全纤维化的肾脏细胞的修复，使受损的肾脏细胞重新恢复代谢功能。

02

检查与诊断

收集尿液做化验的正确方法

为避免化验结果假阳性或假阴性，正确收集尿标本非常重要。收集尿液标本务求清洁新鲜，一般尿常规检查最好取晨尿，因晨尿较为浓缩，尿中有形成分多，且不受进食、饮水影响，能较充分地显示肾疾病的情况。留尿标本时取中段尿可避免尿道分泌物影响化验结果。女性应避开月经期，以免月经血混入尿液，取尿前用纸巾清洁外阴部，可避免阴道分泌物污染尿标本。尿细菌学检查取尿标本则要求十分严格，应先用肥皂水反复冲洗外阴部，再用新洁尔灭消毒尿道口，用无菌试管留取中段尿，做培养检查。特殊检查尚有相应的尿标本留取法。如做尿β_2微球蛋白测定和酚红排泄率检查之前，要求受试者饮一定量的水；做昼夜尿密度试验时要定时留尿等。

尿常规检查包括的内容

尿常规检查一般包括以下三组检查内容：

（1）尿液一般性状检查：①尿量：24小时总尿量为1000~2000毫升。②颜色和透明度：正常人新鲜尿液呈淡黄色、透明。尿颜色受尿量影响，尿量越少，尿色越深；另外，药物、食物可改变尿液颜色。尿液放置后常因盐类析出而混浊。③尿密度：健康人尿密度波动范围是1.003~1.030，是指大量饮水或缺水口渴情况下的变动，而正常生活状态下，尿密度范围是1.015~1.025。

（2）尿化学检查：①尿酸碱度：尿液pH值受饮食影响，波动于4.5~8.0。进肉食多时，尿液呈酸性；进食蔬菜、水果多时，尿液呈碱性；正常人尿液呈弱酸性，pH值为6左右。②尿蛋白：正常人尿蛋白微量（150毫克/24小时），常规定性检查阴性。③尿糖：正常人尿糖极微量（100~300毫克/24小时），尿糖定性试验阴性。④尿潜血：正常人尿中无血红蛋白，尿潜血阴性。⑤尿酮体：正常人非饥饿状态下，尿中无酮体，呈阴性反应。⑥尿胆原及胆红素：受饮食影响可呈阴性或弱阳性反应。⑦亚硝酸盐还原试验：系用于诊断尿路感染的试验，正常人呈阴性反应。

（3）尿显微镜检查：取新鲜尿沉渣滴于玻片上，显微镜下观察以下内容：①红细胞：正常人尿中无或有微量红细胞（≤2个/高倍视野）；②白细胞：正常人尿白细胞0~5个/高倍视野；③管型：正常人尿中偶见透明管型，其他管型不应出现。

看尿色变化识别疾病

尿液是由人体肾脏产生的一种排泄物。机体产生的如尿素、尿酸、肌酐、肌酸等对人体有害的物质均随尿液排出体外。

正常人的尿液为淡黄色、澄清、透明的液体，色素是尿中的尿色素、尿胆素和尿胆红素共同产生的。尿液搁置久了以后，细菌在其中生长繁殖，析出盐类结晶，可使尿液变得浑浊，并且产生一股难闻的气味。

尿液是反映人体健康的一面镜子。尿色的改变可能是疾病的一种信号，它提示人们可能是泌尿系统或血液系统发生了某些病理变化。那么，我们怎样从尿色的改变来识别疾病呢？常见的尿颜色异常有下列几种：

（1）红色尿：尿液呈鲜红色（洗肉水样）或暗红色提示以下几种可能：①血尿：1升尿中含1毫升血时，尿液即呈红色，此种情况见于肾小球源性（肾炎）和非肾小球源性（尿路疾病）。②血红蛋白尿：尿潜血阳性，尿镜检无红细胞，常见于肾外疾病及各种原因引起的溶血等。③色素尿：常见于口服利福平、进食甜菜、静脉注射酚红等情况。

（2）乳白色尿：当尿中混有淋巴液时，因淋巴液中含有大量脂肪微粒，可使尿液混浊并呈乳白色。因此，乳白色尿又称乳糜尿。乳糜尿常见于丝虫病引起的淋巴管阻塞。尿乳糜试验阳性即可确诊。脓性尿中混有大量脓细胞，也可呈乳白色。脓性尿见于泌尿系统的化脓性感染，如肾盂肾炎、膀胱炎、淋球菌性尿道炎等。

（3）黄色尿：尿液呈深黄色，病态常见于肝炎或胆道阻塞疾病，口服复合维生素B、维生素B_2以及黄连素等药物也可使尿液呈黄色。

（4）绿色或蓝色尿：较少见。口服氨苯蝶啶时尿液呈蓝色；阻塞性黄疸时胆绿素在尿中增多，尿液可呈暗绿色；尿中含亚甲蓝等化学药物时，尿液也可呈蓝色。

值得注意的是，尿色的改变并不都是某种疾病的反映。除服用某些药物可引起尿色改变外，发热、出汗过多时，尿液可浓缩如红茶；婴儿在寒冷的环境中，可排带磷酸盐、尿酸盐的乳白色尿。

总之，尿色改变可能是某种疾病的反映，应注意辨认，查找原因，切不可掉以轻心，以免造成始料未及的后果。

看尿中泡沫监测疾病

有经验的肾脏病病人，经常留心观察尿液的泡沫变化。将尿液排入容器后，正常时可激起一层细小的泡沫，但数秒内即可消散；而有蛋白尿时，所激起的泡沫大而且多，很长时间不能消散，这是蛋白质使尿的表面张力增大之故。所以肾脏病病人排尿时观察泡沫情况，也不失为监测疾病最简便的方法。

测定尿密度和渗透浓度的作用

尿密度反映尿中溶质和水的比例，而尿渗透浓度则反映尿中溶质分子和离子的浓度。正常人尿密度为1.015~1.025，尿渗透浓度在600~1000毫渗量/升。尿密度和尿渗透浓度都是反映肾小管浓缩、稀释功能的检查指标。但密度仅反映溶质的质量和密度，而不反映溶质的浓度；尿渗透浓度则反映溶质的分子和离子数目，故更能准确地反映肾小管的浓缩、稀释功能。

正常血渗透压保持在285~310毫摩尔/升，是依靠肾小管不停地改变尿渗透压来实现的，尿渗透浓度与血渗透浓度的比值=1时，为等渗尿；比值>1时，为高渗尿，表示尿液被浓缩；比值<1时，为低渗尿，表示尿液被稀释。正常情况下，尿渗透浓度与血渗透浓度的比值>2。如该比值<2，则表示肾浓缩尿的能力差；如果尿渗透浓度低而固定，不受血渗透浓度高低而影响，说明肾的浓缩、稀释功能丧失殆尽，是终末期肾病的表现。

尿糖阳性常见的情况

正常人尿中葡萄糖极微量，尿糖阴性。若尿糖为“+”或以上时，可视为糖尿。出现糖尿不一定是糖尿病，因糖尿病是根据血糖浓度来诊断的，而不是根据尿中葡萄糖多少确诊的。尿中出现葡萄糖见于下述几种情况：

（1）糖尿病：该病系由胰岛素绝对或相对缺乏引起的以糖代谢紊乱为特点的代谢性疾病。临床上多有“三多一少”（多饮、多食、多尿、体重减轻）的表现，且血糖高，尿糖阳性。

（2）肾性糖尿：正常肾脏只有当血糖>170毫克/分升，尿中才会出现葡萄糖，此即为肾糖阈。肾性糖尿是指血糖还未到肾糖阈的浓度，尿中就出现了葡萄糖，临床上见于肾小管重吸收功能减退的疾病，如范可尼综合征即为典型的肾性糖尿。

（3）生理性糖尿：可见于妊娠期、哺乳期的妇女；精神高度紧张、食糖或注射葡萄糖过多等也可引起暂时性糖尿。

（4）其他：甲状腺功能亢进、颅脑疾病、胃肠疾病、某些药物（皮质激素、避孕药、噻嗪类利尿剂）均可引起血糖升高，尿糖阳性。

尿糖定性与定量有一定关系，尿糖“±”表示尿糖在0.25克/分升以下；“+”~“++++”分别表示尿糖在每分升尿中有0.5克、0.5~1克、1~2克及2克以上。

尿细菌检查的方法

尿细菌检查是确诊尿路感染的主要手段，主要有以下两种方法：

（1）尿沉渣涂片：留取新鲜尿液，直接在显微镜下找细菌。

（2）尿细菌培养和菌落计数：根据尿液细菌的菌落数来判断，才具有确诊意义，且对选择抗生素有指导意义。

尿细菌检查留取尿标本时需注意以下几点：①容器需清洁、干燥和无菌，取尿前应洗净外阴部或包皮，用新洁尔灭消毒尿道口周围，并取中段尿。②务必取晨尿，以保证尿液在膀胱中储存6~8小时，使细菌有足够的生长繁殖时间。③所查尿标本需新鲜。若留置时间长，尿中细菌繁殖，易造成假阳性。④若病人已用过抗生素，需停药5天以上才能作尿培养。

诊断血尿的特殊检查

一般来说，内科疾病引起的血尿，因多数是肾脏疾病所致，结合病人有水肿、高血压及肾功能减退，或者在血尿的同时兼有蛋白尿、管型尿等，即可获得临床诊断。外科疾病引起的血尿多数需做特殊检查，才能确诊。

（1）放射线检查：主要包括以下四种检查：①KUB平片：即肾、输尿管、膀胱平片。清洁肠道后直接摄片，可观察肾影大小、形态，及发现不透X线的结石影。②静脉肾盂造影：须静脉注射尿路显影剂，除可观察肾的功能外，还可更清楚地显示整个尿路有无结石、肿瘤及尿路通畅情况。③逆行肾盂造影：适用于肾功能差、静脉肾盂造影不能显示尿路或肾盂积水者。需借助膀胱镜，找到膀胱输尿管开口，将导管送入肾盂再注射造影剂，观察内容同静脉肾盂造影。④肾动脉造影：对肾脏占位性病变、血管狭窄与畸形以及肾动静脉瘘有诊断意义。

（2）B超检查：已广泛地用于临床，对确定肾脏的大小、形态、位置及诊断肾囊性和占位性病变有重要价值。充盈膀胱后做此项检查可诊断膀胱和前列腺疾病。

（3）膀胱镜检查：临床疑有膀胱疾病如炎症、结核、肿瘤等，经一般检查不能确诊者，可做膀胱镜检查，以明确病变部位、范围及性质，并可取活组织检查。

（4）CT及磁共振检查：对肾肿瘤、囊肿及血管病变，一般检查不满意者，可做此项检查。

（5）放射性核素：主要利用放射性核素具有射线的特点，在体外动态测定肾的血流、分泌及排泄情况，显示肾和输尿管、膀胱的形态及病灶。

（6）肾活检：已确定为肾实质疾病引起的血尿之后，若要进一步明确病理诊断，则需做肾活检，这对于指导治疗和判断预后都有重要意义。

容易被漏诊的血尿疾病

（1）某些肾小球疾病：单纯血尿而其他表现轻微的肾小球疾病，在做肾活检之前易漏诊，如IgA肾病、薄基底膜肾病及局灶性肾小球肾炎等。

（2）肾血管疾病：有学者在46例原因不明的肾性血尿病人中做选择性肾血管造影，发现约50%的病人有肾血管病变，见于肾动静脉瘘、动脉瘤、血管畸形、肾盂和黏膜下静脉窦沟通等。出血的原因多系肾静脉系统瘀血，导致肾盏附近的小静脉破裂而出血。

（3）小儿特发性高尿钙症：据报道，小儿血尿中2.9%~6.2%为本病所致，其特点是血钙正常、尿钙增加（24小时尿钙>4毫克/千克体重），多有尿石症家族史。尿钙升高是由于肠钙吸收增加或肾小管对钙吸收不全所致。

（4）肾下垂：多见于瘦长体型，且以女性为多。由于肾脏活动度大，易于扭曲肾门处血管和输尿管，造成肾静脉血液瘀滞而发生血尿。

（5）前列腺疾病：可因引起血尿而漏诊。

（6）肾微小结石：肾内体积较小的结石足以引起血尿，但一般检查常不能证实，临床上易忽略。

（7）腰痛血尿综合征：多见于年轻妇女，与口服避孕药有关，临床特点为反复发生肉眼血尿，常伴有单侧或双侧腰痛，可有低热和少量蛋白尿，肾功能及血压正常，肾活检肾小球小动脉壁可有C3沉积，肾叶间和弓形动脉及肾小动脉可有狭窄和扭曲。

对血尿的定位诊断

（1）血尿伴随的表现：内科疾病引起的血尿多属镜下血尿，外科疾病引起的血尿多属肉眼血尿。血尿伴蛋白尿、管型尿以及高血压、水肿、肾功能损害时多系肾小球疾病，伴有发热、尿路刺激征时可能是尿路感染，伴肾绞痛时多属肾、输尿管结石，伴皮疹时可能是系统性红斑狼疮或过敏性紫癜肾炎。

（2）血尿出现的时间：血尿发生于排尿之初，称为起始血尿，可能是尿道疾病；发生于排尿末，称为终末血尿，病变多位于膀胱颈部、三角区或后尿道；排尿全过程均为血尿，称为全程血尿，提示出血在肾脏。可用尿三杯试验确定出血在哪个部位，病人在不中断排尿过程中，将起始、终末、全程尿液分别收集在三个洁净容器中，用显微镜观察尿红细胞含量，便可初步确定出血部位。

（3）尿红细胞形态观察：用相差显微镜观察尿红细胞形态、红细胞血红蛋白分布等，可将血尿区分为肾小球性血尿和非肾小球性血尿两大类。

常用检测尿蛋白的方法

1. 尿蛋白定性

（1）蛋白试纸法：是利用尿蛋白与某种指示剂（如溴酚蓝）结合产生的颜色反应，根据试纸上的颜色变化，再与标准颜色比较，确定尿蛋白为“+ ~ + + + +”。此法简便、快捷，适用做筛选检查，缺点是尿液过于酸性（pH值<3）时会出现假阴性，过于碱性（pH值>8）时会出现假阳性。

（2）磺柳酸法：于受检尿液中加入适量磺柳酸，利用带阴性电荷的磺柳酸与尿中带阳性电荷的蛋白质相结合形成不溶性蛋白盐而沉淀并产生浓度反应的表现来判断尿蛋白的多少。

（3）加热醋酸法：先把受检尿液加热，再滴入醋酸，使尿中蛋白质变性形成白色混浊，据浊度判断尿蛋白多少。

磺柳酸法和加热醋酸法都是根据受试尿液的浊度来判断的。“-”表示尿蛋白为每分升10毫克以下；尿沉渣白色浑浊但无颗粒为“+”，尿蛋白每分升30毫克；尿呈颗粒状混浊为“++”，尿蛋白每分升100毫克；尿呈絮状混浊为“+++”，尿蛋白每分升300毫克；尿蛋白凝固成块为“++++”，尿蛋白每分升1000毫克以上。

2. 尿蛋白定量

24小时尿蛋白定量可避免尿液过于稀释或浓缩以及间歇性排泄蛋白尿的伪差，更准确地反映病情。尿蛋白定量检查方法也很多，常用艾司巴赫定量和磺基水杨酸比浊定量法，结果计算均以所测单位容积的蛋白质定量乘以24小时尿总量。故做此项检查时，需准确记录24小时总尿量，混匀尿液后取数十毫升送检即可。

3. 尿蛋白电泳分析

能进一步将尿中蛋白质按分子质量的大小加以区分，以确定是大分子蛋白尿（分子质量>10万），中分子蛋白尿（分子质量5万~10万），还是小分子蛋白尿（分子质量5万以下），从而鉴别是肾小球性蛋白尿或肾小管性蛋白尿，还是混合性蛋白尿，在临床上颇有价值。

自己检查尿蛋白的方法

尿蛋白的家庭自我检查方法主要是通过尿蛋白试纸或乙酸加热法来进行。尿蛋白试纸是尿蛋白半定量快速检验试纸条，适用于充血性心力衰竭、发热及感染、急慢性肾小球肾炎、肾病综合征、红斑狼疮性肾炎、肾淀粉样变、多发性骨髓瘤肾损害、肾硬化及体位性蛋白尿等。具体操作方法是患者首先把尿留在一个干净的容器里面，然后用试纸进行半定量的检测，经过大约50秒至1分钟，就会发现如果蛋白尿多试纸条颜色就会深一些，根据颜色的深浅并与参照表对照，找到表示蛋白的“+”号多少，越多“+”代表尿中蛋白的浓度较高。加号增多只是表示所测尿液样本中蛋白的含量较高，不一定表示尿蛋白排泄总量多，因为此时加号多少代表尿蛋白浓度，即受检查时尿液中尿蛋白的浓度。如果和对比值相比符合，就代表有一定量的尿蛋白。那么就应该考虑到医院做进一步检查。建议一般做晨尿检验，并且要留中段的尿。

如果查出的结果怀疑有问题，那么就要注意勤查，通常对于患者来说每周至少查一次，正常人可每1~3个月查一次，如果没有问题也应该至少半年检查一次。另一种方法是加热醋酸法，可先配置稀乙酸液，取冰乙酸5ml，加蒸馏水至100ml，也可以使用市售白醋代替乙酸溶液。取约10ml新鲜清晰尿液于一耐热大试管内，将试管斜置在酒精灯火焰上，煮沸上部尿液，在黑色背景下对光观察试管。如有浑浊，滴加稀乙酸3~4滴，重新加热煮沸，如混浊消失则蛋白为阴性，如混浊不消失则有蛋白。如果不想配乙酸溶液，也可以使用食用白醋直接加入2~3滴，也可以起到加酸的作用。尿蛋白的判断方法在使用加热乙酸法时应注意以下问题：①本试验干扰因素较少，检出敏感度基本一致。②不要加过多的乙酸，加酸过多，远离蛋白质等电点，可使阳性减弱或呈假阴性。③无盐或低盐饮食的患者，因尿内电解质含量少，不利蛋白质沉淀，可致假阴性。试验时可先加1~2滴饱和氯化钠液于尿液中，再进行操作。

常用的肾功能检查

（1）肾小球滤过功能：①内生肌酐清除率；②血肌酐；③血尿素氮。

（2）近曲小管功能：①酚红排泄率（PSP）；②尿糖；③尿溶菌酶；④尿β_2微球蛋白。

（3）集合管功能：①尿密度；②尿渗透压；③尿浓缩试验；④尿酸化功能。

（4）放射性核素检查：①肾血浆流量；②肾小球滤过率。

尿液酸化试验的方法

尿液酸化试验是一种测定肾小管功能的方法，临床上对有可疑肾小管性酸中毒的病人，常用其帮助确诊。其原理为：口服一种酸性盐类药物（氯化铵）使机体产生酸血症，肾小管功能正常时，通过分泌氢离子、产铵等使尿液酸化，尿pH值降低，以维持机体酸碱平衡。若肾小管不能酸化尿液，则提示肾小管功能障碍。

具体方法为：①单剂量氯化铵负荷试验：一次口服氯化铵（0.1克/千克体重），3~8小时后收集尿液，每小时1次，连续5次测定尿pH值。若pH值未能<5.5，提示远端肾小管性酸中毒（Ⅰ型）；②三天氯化铵负荷试验：每

天口服氯化铵（0.1克/千克体重），共3天，收集第三天尿液，若同时测定血pH值<7.35，而尿pH值仍>5.5，可诊断为远端肾小管性酸中毒。

肾脏B型超声检查的价值

肾脏B超检查的价值体现在：①测定肾脏大小和位置。常以肾脏长×宽×厚表示，如左肾9.11厘米×6.29厘米×4.34厘米，右肾9.00厘米×6.36厘米×4.25厘米。肾体积肿大见于急性或急进性肾小球肾炎、肾盂积水、多囊肾、肾囊肿、急性肾衰竭及移植肾排异等，肾体积缩小见于慢性肾小球炎、慢性肾盂肾炎、终末期尿毒症等。B超检查对肾缺如、异位肾、游走肾有确诊价值。②测定肾肿块。B超可发现直径大于1.5厘米的肾内实质性肿块，更可区分肾的单纯囊肿和实质性肿块，以此进一步考虑做试验性穿刺或肾动脉造影。③肾囊肿：对于静脉肾盂造影不能测出小的肾囊肿，B超的诊断敏感性高于静脉肾盂造影和CT；B超对单纯性肾囊肿及其他囊肿的准确性亦较高。④肾结石：对X线可透结石和不透结石，B超均能发现并诊断。⑤肾积液：能确定各种原因所致的肾积水，并可测出梗阻部位。⑥可查出肾先天性畸形，如独肾、异位肾、肾发育不全、马蹄肾、重复肾等。⑦可发现肾周围脓肿和肾内脓肿，协助寻找导致肾脏无功能的原因，如梗阻性肾脏病、肾萎缩等。⑧可引导肾活检，确定肾的位置和进针深度，提高肾穿刺成功率；亦可引导经皮肾盂穿刺造影、肾囊肿穿刺等。⑨观察膀胱残余尿的多少。⑩观察移植肾：对肾移植来说，移植肾如果体积突然增大，提示有急性排异反应；移植后期出现尿素氮和肌酐增高及肾缩小，提示肾慢性排异反应。

拍X线尿路平片可诊断的疾病

尿路包括双肾、输尿管和膀胱，因此，尿路平片也称KUB平片，此项检查可帮助了解以下内容：

（1）肾脏位置、大小及形态改变：通过观察肾影变化了解有无肾缺如、肾萎缩、肾肿大及肾周脓肿或血肿等，对急性或急进性肾炎、肾囊肿、多囊肾、肾肿瘤、肾结核均有一定的诊断价值。

（2）肾和尿路的观察：可发现任何部位的不透光结石以及各种原因引起的肾钙质沉着，包括肾结核、肾癌及代谢性钙化等。

做静脉肾盂造影检查的意义

静脉肾盂造影系指经静脉注射尿路显影剂，借肾排泄到尿路，观察肾盂及肾盂以下的尿路病变的一种检查方法，也称排泄性尿路造影。造影剂注射后先经肾小球滤过，再经肾小管浓缩成像，故可间接了解肾脏的滤过功能。但对已有肾功能不全的病人应谨慎做此项检查，以免加重肾损害。静脉肾盂造影能更清楚地显示肾盂、肾盏及输尿管和膀胱的形态，可观察到尿路梗阻部位及原因；能显示尿路结石造成的造影剂充盈缺损；肾结核、肾盂肾炎、肾盂肿瘤所致的肾盂、肾盏破坏也各有其特征性改变；此外，对肾实质肿瘤、肾囊性病、独肾、肾下垂也有重要诊断意义。

做核素肾图的意义

放射性核素示踪剂经静脉注射后，分别在两肾区记录放射性变化，称为核素肾图。临床常用的示踪剂是^{131}I-邻碘马尿酸钠，经静脉注射后，20%由肾小球滤过，80%由肾小管重吸收后再排泌到肾小管腔中，最后随尿液排出，用仪器在肾区描记放射性核素聚散变化的升降曲线，以了解肾脏的血流、排泌及排泄情况。

正常肾图由下述三段构成，各代表不同的内容。

（1）放射性出现段（a段）：示踪剂注入20秒后迅速上升，30~60秒达高峰，可反映肾内和肾外血管床及肾功能情况。

（2）放射性聚集段（b段）：注入示踪剂后1分钟，于a段后继续上升，峰形锐利，峰时多在2~3分钟，与肾血浆流量和肾小管重吸收及分泌功能有关。

（3）排出段（c段）：呈近似指数曲线下降，与b段近似对称，15分钟的曲线高度低于1/2峰值，主要反映尿流量的多少和上尿路通畅情况。

异常肾图包括三种类型：①功能受损型：a段降低，b段上升缓慢，峰时>4.5分钟，c段下降延缓，峰时>8分钟，提示肾缺血、肾功能受损；②排出不良型：图型呈不对称抛物线，b段上升正常或延缓，c段不降或持续上升，提示上尿路梗阻；③无功能型：a段较健侧低30%以上，不见b段上升，只见放射性逐渐下降，且总比对侧的幅度低，提示该肾无功能、肾功能极差或无肾。

肾图检查临床上适用于了解各种肾疾患时总肾及分肾功能以及上尿路通

畅情况，对肾动脉狭窄的筛选也有一定意义。

放射性核素肾显像反映的疾病

放射性核素肾显像能显示双肾形态、位置、大小及肾内占位性病变，同时还能测定肾小球滤过率和肾有效血浆流量。

（1）肾血流、功能显像：静脉弹丸式注入显像剂，同时启动由电子计算机控制的γ照相机，以3秒一帧，连续照1分钟为肾血流相（腹主动脉至双肾的血流灌注时间），之后每分钟一帧共5分钟，最后5分钟1次，共20分钟，为功能相，照相完毕。计算出下列四项指标：①双肾血流灌注时间；②峰时；③20分钟排出率；④峰时差。

据显影剂种类不同分为：①肾小球滤过型显像剂：静脉注射锝（99Tc）-二乙三胺五乙酸（DTPA），随血流到达肾，经肾小球滤过，不被肾小管重吸收，随尿流排出体外。用于诊断肾动脉狭窄、肾占位性病变、尿路梗阻，测定肾小球滤过率（正常值为112.11 ± 19.05毫升/分钟）。②肾小管分泌型显像剂：静脉注射锝（99Tc）-巯代乙酸基三甘氨肽（MAG3），随血流到达肾脏，先被肾小管重吸收，再排泌到肾小管管腔中，随尿流排出体外。用于诊断肾动脉狭窄、肾占位性病变、尿路梗阻及移植肾血运功能监测，包括移植肾血管阻塞、肾小管坏死及急慢性排异等。此外，还可测定肾有效血浆流量（正常值为600~750毫升/分钟）。

（2）肾静态显像：静脉注射（99Tc）-二巯丁二酸显像剂，1小时后用γ照相机多个位置照相。适用于观察肾位置、形态、肾梗死及肾占位性病变。

（3）单光子计算机体层显像（SPECT）：因系断层显像，可解决平面显像不能发现的病灶，因此，能更准确地发现肾占位性病变。

肾CT检查的意义

一般而言，对于诊断某些肾脏疾病，传统的X线检查、B超等已能较好地解决问题，但当肾失去显影功能或疑有囊性或实质性占位病变时，CT检查有重要价值。通过强化（注射造影剂），能更清楚地显示某些病变，并能测定CT值，对某些诊断更为准确。CT检查主要用于诊断肾囊肿、多囊肾、肾结石、肾血管平滑肌脂肪瘤、肾癌及肾血管病变。

膀胱、尿道镜检查的意义

膀胱、尿道镜检查是一种介入性检查，病人有一定不适，但能耐受。此项检查可直视受检部位或以活组织做病理检查，适用于经B超、X线检查仍未明确的尿道、膀胱及上尿路病变，如确定尿路出血的部位、原因；确定膀胱肿瘤的大小、炎症的范围，还可取出膀胱异物或结石等，逆行肾盂造影插管也需在膀胱直视下进行。

肾穿刺活组织检查的意义

肾穿刺活组织检查，简称肾活检，是诊断弥漫性肾脏疾病的重要检查方法之一。我国1958年就有人用这项技术诊断肾脏疾病，但真正广泛地应用是在20世纪80年代以后，随着肾穿刺技术及肾穿刺组织检查的不断改进，特别是电子显微镜、免疫荧光技术的应用，大大地推动了我国肾脏病诊治的发展，也使数以万计的肾脏病病人得到了明确的诊断。总之，肾活检对于明确肾脏疾病的病因、病理类型、指导治疗、判断预后以及发病机制的研究，都具有十分重要的意义，其他任何检查不可替代。

对于某些肾脏疾病，不做肾活检而做出的临床诊断，不能够揭示疾病的本质，不知道其病理变化，从而使治疗方案的选择带有一定的盲目性，其疗效也不尽如人意，结果便可想而知。有些病人不禁会问，这么多的化验、B超，甚至CT等检查也不能代替肾活检吗？自肾活检开始的那一天起，不少医生试图从临床表现、血和尿的各种检查等，找出一定规律，即临床与病理类型的关系，令人失望的是，临床表现与病理类型没有必然的联系。也就是说，相同的临床表现，其病理类型可以不一样；而同样的病理类型，其临床表现也并不相同。举例来说，临床诊断为肾病综合征Ⅱ型的病人，其病理类型可能是系膜增殖性肾炎、膜性肾病、膜增殖性肾炎及局灶阶段性硬化四类之中的一种，更何况每种病理类型的免疫病理诊断也不一样。因此，肾小球疾病的完整诊断应具备临床诊断、病理诊断（光镜和电镜检查）和免疫病理诊断。后两者必须通过肾活检才能完成。

肾活检前应做的准备

术前准备工作是肾活检成功的一个重要环节，应引起医生和病人的足够重视。

首先，医生应向受检者讲清肾活检的必要性及手术大体过程，以消除病人的紧张或惧怕心理，认同肾活检的必要性；也可让病人向已做过肾活检者咨询，常有较强的说服力。医生在向病人介绍可能出现的并发症的同时，还应侧重介绍肾活检的经验，以消除病人顾虑。

其次，术前病人应做肝、肾功能检查，查出凝血时间和血小板计数，以确保病入无出血倾向；常规B超检查肾脏，以明确穿刺肾形态、位置无变异。若在X线下做穿刺还应做碘过敏试验和肠道准备，清洁灌肠或提前口服泻剂。

第三，因肾活检进出针瞬间须绝对固定肾脏，要求病人屏气6~7秒，因此病人术前应练习屏气；术后病人须绝对卧床6小时，24小时不许站立行走，故病人术前训练卧床排尿也很重要，不要自恃无妨，术后尿潴留再导尿，徒增痛苦。

尿液常规检查包括的内容

尿液检查在临床上有着非常重要的意义，因为机体的代谢产物均要从尿液排出体外，保持内环境的稳定。

尿液检查常开展的项目主要为尿常规检查。尿常规检查是早期发现和诊断肾脏病的一种最简单、最敏感、最常用的方法。常规检查内容包括尿的颜色、透明度、酸碱度、尿比重、尿渗透压、尿糖、尿蛋白、尿隐血、尿胆红素、尿胆素元、尿盐酸盐、红细胞、白细胞、管型等。正常的尿液为草黄色，透明，酸碱度在5.0~7.0，尿比重在1.015~1.025，尿渗透压600~1000毫摩/升，其他项目均为阴性。临床上常开展的有尿八项、尿十项和尿十二项检查，特别是尿中出现蛋白（+）或隐血（+），再加上有管型出现时，对诊断肾小球疾病更有意义。

血尿患者（肉眼血尿或镜下血尿）要做特殊的尿红细胞形态检查——位相镜检查，可鉴别尿中红细胞是否来自肾小球，可将其分为肾源性血尿和非肾源性血尿。前者见于肾小球疾病，主要为肾炎；后者见于因尿道结石及尿道感染等多种原因导致的尿路血管损伤出血所致。临床上为了确定血尿的来源就需做位相镜检查，来确诊是肾小球疾病还是非肾小球疾病。诊断为肾源性血尿的标准为：红细胞形态（皱缩、破裂、缺损、芽孢样）≥3种。若红细胞形态在2种以下，大小均一，则为非肾源性血尿。但在未开展位相镜检查的单位，普通显微镜的高倍油镜也不失为区分血尿来源的重要手段。

尿液化验检查不仅是诊断肾病的一种基本方法，而且对许多疾病的早期发现均有临床意义，如糖尿病、肝脏病、肾脏病、前列腺病及尿道感染等。而有的肾病表现出明显水肿、高血压、肉眼血尿等症状（如急性肾炎、肾病综合征等）；有的却无明显症状表现，仅有蛋白尿和镜下血尿（如隐匿性肾炎）。前者容易引起患者的注意，得到了及时的就诊和治疗，后者只有做尿液检查时才能被发现，往往被患者所忽视，耽误了治疗时机。也有的患者曾有过肾炎病史，经治疗休息后，尿检为阴性，以后再也没有做尿液检查。我们在门诊见到不少患者来就诊时已发展成为慢性肾衰竭，到了肾脏病的晚期，治疗颇为困难，而自述发病病史不清楚，这些都是没有做定期尿液检查所造成的后果。因此，无论是正常人还是曾经有过肾脏病的患者，定期做尿液检查都是非常必要的。

（1）一般人：通常定期做尿常规检查看一看尿液有无异常改变（如蛋白尿、红细胞、白细胞、尿糖等），可及时地发现相关疾病，然后再做进一步检查、诊断和治疗。

（2）曾有过肾脏病的患者：尿液检查的次数更要勤一些，看看是否有反复，以便及时用药给予纠正和巩固疗效。

（3）正患有肾脏病的患者：定期尿液检查更为重要，血尿和蛋白尿的增减可以反映肾小球的修复或损伤情况，持续性血尿说明肾小球基底膜的破损一直存在，有管型尿出现说明肾病正在加重。一般要求患者每周做1~2次尿常规检查，1次24小时尿蛋白定量检查，并定期做尿比重、尿渗透压等多项检查，以监测肾功能情况。

（4）高血压病、糖尿病患者：经常做尿液检查也非常重要，可以了解这些疾病是否已累及肾脏。

尿液检查时需注意的问题

（1）尿液收集时间：一般来说，任何时间所排的尿液均可送检。但由于在一天之中，每次所排出的尿量不同，其所含成分的量也不同，且还受饮食及生理状态的影响，难免会造成检查结果有较大的差异，因此采取清晨第一次新鲜尿液送检为好。

（2）尿液标本收集方法：尿液标本必须直接排至清洁容器内，并注意不要把其他非尿成分带入尿内。因此，妇女在月经期不宜收集尿液，以免混入经血。为了避免污染，可采取中段尿送检。

（3）尿液标本的保存：尿液排出后应立即送检，放置时间不宜超过2小时。尿标本存放时间过长，尿中有形成分就可能会被破坏或改变，影响检查结果。

（4）尿标本的量：一般尿常规检查或尿液分析要求5~10毫升，若要查尿比重则应不少于50毫升。

（5）多次尿检：如第一次查尿常规有问题时，应连续查2~3次方可定论，以免出现误差影响诊断。

尿蛋白定性、定量的检查

尿蛋白定性检查是指化验单上的阴性或阳性结果，称为尿蛋白定性检查；尿蛋白定量检查是指化验单上所测得的尿蛋白量每日多少克。临床上常开展的尿十项检查中的阳性或阴性，属于尿蛋白定性检查；尿蛋白定量试验与尿蛋白定性试验一样，对肾脏病的诊断及治疗观察是有效的方法之一，定量检查比定性检查更进一步，临床诊断价值更大。正常人的尿内含蛋白极微，尿蛋白定性呈阴性；尿蛋白定量检查，正常人每日尿中含蛋白量约0.2克。尿蛋白定量测定的临床意义：尿蛋白定量检查增高，常见于肾脏病。它可以反映机体丢失蛋白质的多少，肾脏病理损害的程度和判断病情的轻重，在治疗肾脏病时有着非常重要的指导意义。

血尿酸检测的意义

尿酸是嘌呤代谢的终末产物，其1/3经胃肠排泄，2/3由肾脏排泄。经肾小球滤过的尿酸，98%又被近端肾小管重吸收，最后排出的尿酸主要由远端肾小管所分泌，正常值为200~390微摩/升。由肾小球疾病引起的高尿酸血症，有助于肾功能不全的早期诊断。增高多见于急性肾炎、慢性肾炎、痛风，以及肾脏病引起的肾功能不全、子痫、妊娠期恶性呕吐、慢性铅中毒、重症急性肝炎、慢性白血病、多发性骨髓瘤等。

检测血尿素氮的意义

血尿素氮大多数为蛋白质代谢的最终产物，在血液中从肾小球滤过，随尿排出体外。正常成年人血尿素氮为3.57~7.14毫摩/升。患肾脏病时，测定血尿素氮的目的在于了解有无氮质潴留，以判断肾脏对蛋白质代谢产物的排泄能力，故血尿素氮的数值，可以作为判断肾小球滤过功能的一项指标。当血尿素氮>8.92毫摩/升时，临床上则认为是氮质血症。虽然说血尿素氮是反映肾功能状况的主要生化检查指标之一，但并不能把所有血尿素氮升高的患者都诊断为肾功能不全。因为尿素氮是机体内蛋白质代谢的产物，当人体摄入大量的蛋白质时，代谢后可产生较多的尿素氮，可以出现一过性的血尿素氮升高，但血肌酐并不随之升高，因此这种情况不能属于肾功能不全。对于肾脏病患者来说，血尿素氮升高有两种情况，一是为最常见的肾功能不全，包括急性和慢性肾功能不全，尿素氮不能从尿中排出。二是有少部分急性肾炎、肾病综合征患者也可出现一过性的血尿素氮升高情况，主要见于高度水肿，因少尿使血中尿素氮不能随尿排出，蓄积于血液中所致。血尿素氮的测定易受到饮食、血压、感染、大便不畅等因素的影响，所以应结合临床及其他理化检查来判断定论，不可单一就此指标来诊断肾功能不全。

肾脏临床检查的项目

（1）常规检查：血常规、尿常规。
（2）血生化检查：肾功能、血脂、电解质等。
（3）免疫学检查：免疫球蛋白、补体等。
（4）影像学检查：肾脏B超、X线平片、肾图及CT等。
（5）活组织检查：肾穿刺后，取出微量肾皮质组织进行切片活检。

肾功能检查的意义

肾功能指肾脏在正常状态下的生理功能，即肾脏的正常工作情况，主要为滤过功能和排泄功能。一旦排泄功能发生异常，其他的调节功能和内分泌功能相应地会受到影响。肾脏的代偿功能很强，在正常情况下，两个肾脏仅有半个就可以维持机体的代谢功能，所以肾小球肾炎的初始阶段不会出现肾功能异常的；一旦肾小球肾炎时肾功能发生异常，就意味着肾小球损伤的程度已较为严重。

肾功能检查的指标

经常有一些肾脏病患者看到自己尿蛋白增多或少尿，就以为肾功能不行了，其实这是一种误解。反映肾功能的主要检查指标有以下几种：内生肌酐清除率，血尿素氮，血肌酐，血红蛋白和红细胞数，尿比重，尿渗透压，尿酚红排泄试验，肾图等。其中以前3种最为重要，内生肌酐清除率、血尿素氮、血肌酐的指标主要反映肾小球的滤过功能，慢性肾衰竭的贫血是由肾实质损伤所导致的，其程度与肾功能的损害程度相平行。而尿比重、酚红排泄试验、尿渗透压是检查肾小管功能的主要指标，可直接反映肾脏的浓缩功能。

肾功能正常时，体内血液中的代谢产物不断产生并不断被肾脏清除，保持着酸碱动态平衡，维持着机体内环境的稳定。肾小球发生疾病导致肾功能异常时，代谢产物不能及时排出体外，这些酸性的有毒物质在体内聚集，引起机体代谢性酸中毒、组织水肿，久之可影响各脏器功能（心、脑、肝、胃等），最后出现尿毒症。

血浆蛋白测定的意义

患肾小球疾病时，测定血浆蛋白对临床诊断和疗效观察具有一定的实用价值。测定时采用滤纸或醋酸纤维薄膜电泳法，可将血浆蛋白分为白蛋白（55%~62%）、α_1球蛋白（4%~5%）、α_2球蛋白（6%~9%）、β球蛋白（9%~12%）、γ球蛋白（15%~20%）。

（1）血浆蛋白正常值：正常人的血浆总蛋白为60~80克/升，其中白蛋白为35~50克/升，球蛋白为20~30克/升。白蛋白的主要功能是维持血浆胶体渗透压。在急性肾炎时，血浆蛋白的成分变化不明显，γ球蛋白可略增高。肾病综合征患者血清α_2球蛋白显著升高，β球蛋白亦可增高，而白蛋白和γ球蛋白则明显下降。肾脏病患者由于长期从尿中丢失白蛋白，形成了低蛋白血症，临床出现严重水肿。慢性肾小球肾炎患者白蛋白可轻度降低和 α_2 球蛋白轻度增高，而其他球蛋白浓度可在正常范围。

（2）血浆白蛋白与血脂数值之间的关系：在临床工作中发现，肾病综合征患者都有低蛋白血症和高脂（高胆固醇）血症，这也是诊断肾病综合征的重要指标。低蛋白血症主要指血浆白蛋白浓度<30克/升。血脂主要包括胆固醇、甘油三酯、磷脂及β脂蛋白等。正常人空腹时血浆中含胆固醇3.9~6.5毫摩/升、甘油三酯0.11~1.76毫摩/升、β脂蛋白4.2~4.6克/升。当空腹血浆中的胆固醇或甘油三酯超过正常值时，称为高脂血症。在肾病综合征中最常见的是高胆固醇血症，血浆胆固醇的升高与低蛋白血症（即低白蛋白血症）呈负相关性，血浆白蛋白越低则胆固醇就越高，其机制尚不清楚。可能是由于白蛋白的丢失促进了肝内白蛋白的合成，同时也刺激了肝脏胆固醇与脂蛋白的产生，致使血胆固醇增高。

红细胞沉降率测定的意义

红细胞沉降率（ESR）简称血沉，是指红细胞在血液中下沉的速率。正常成年男性0~15毫米/小时末，成年女性为0~20毫米/小时末。红细胞沉降率已成为常规检查方法之一，血沉增快可见于多种疾病，如风湿热活动期、结核病、肺炎、贫血、恶性肿瘤、白血病等，它并不是一种特异性的检查指标。急性肾炎、肾病综合征、慢性肾炎等肾脏病患者也可出现血沉增快，究其原因与以下几种因素有关：

当大量蛋白从尿中丢失，使血液中各种血浆蛋白的比例和浓度发生改变，血浆白蛋白减少，球蛋白和纤维蛋白增多，白蛋白和球蛋白比值倒置。纤维蛋白作为一种胶性物质，增多时易被红细胞吸附，增加了红细胞间的聚集力，使红细胞下沉加快。球蛋白增多，白蛋白减少，使血液胶体状态不稳定，也会使红细胞下沉加快。

血胆固醇增高，影响了红细胞表面的电荷分布，使红细胞容易聚集下降。

肾炎时体内有许多抗体，这些抗体可吸附于红细胞上，并与血循环中的抗原结合，使红细胞易于聚集下沉，可见肾脏病患者血沉增快有其内在的必然性。慢性肾炎如发现血沉增快，可能病变处于活动状态。肾病综合征患者血沉下降，说明血浆蛋白升高，病情呈减轻趋势。

急性肾小球肾炎需做的检查

（1）尿常规检查：可有镜下及肉眼血尿，尿化验可有蛋白（+~++），可有各种管型，尤以红细胞管型较常见，尿纤维蛋白降解产物升高。

（2）血常规检查：可见轻度贫血，白细胞正常或增高。

（3）血沉及ASO测定：血沉可增快，咽拭子培养可有溶血性链球菌生长，血清抗链球菌“O”滴定度升高。

（4）血清补体检查：血清总补体活力和补体下降，其后可逐渐恢复，6~8周时可恢复正常。如果继续下降，可作为病情在继续发展的指标。

（5）肾功能检查：少尿时间长于1周者，可有一过性肾小球滤过功能下降，轻度氮质血症和代谢性酸中毒，在利尿数日后可恢复正常。仅有极少数呈严重肾小球滤过功能损害，发生尿毒症、高血钾。

（6）其他：如酚红排泄率、X线片和B超肾脏影像检查。

急性肾小球肾炎的诊断要点

（1）有感染史：1~3周前有链球菌感染史，偶尔也发生于肺炎球菌、葡萄球菌、病毒等感染之后。

（2）具备三大症状：血尿、水肿、高血压，是急性肾炎常见的三大症状。

慢性肾小球肾炎需做的检查

（1）尿常规检查：常有蛋白尿及血尿，蛋白尿为（+~+++），多为非选择性蛋白尿，血尿可有（+~++），急性发作期可有肉眼血尿。可有各种细胞及管型，晚期可有宽大粗糙的肾衰管型。部分可呈肾病综合征尿改变，尿蛋白定量可达3.5克/24小时。

（2）血常规检查：由于肾脏促红细胞生成素下降，可有轻中度贫血，晚期可有严重贫血，病因多而复杂。

（3）电解质检查：严重时可有电解质紊乱，如低钠或高钠、低钾或高钾、低钙及高磷，以及代谢性酸中毒。

（4）肾功能检查：肾小球滤过率下降，血肌酐及尿素氮可见升高。多数就诊时已有内生肌酐清除率下降，当内生肌酐清除率>50%时，血尿素氮可正常，当<50%时，血尿素氮及血肌酐升高。晚期出现低张尿，24小时各次尿相对密度均<1.020，酚红排泄率下降。

（5）鉴别诊断：排除其他引起肾小球疾病的原发病，如狼疮性肾炎、糖尿病肾病、肾淀粉样变性、紫癜性肾炎等。并注意和慢性肾盂肾炎、高血压肾损害相鉴别，急性发作型还需与急性肾炎相鉴别。

慢性肾小球肾炎的诊断要点

（1）病史：有肾脏病病史。

（2）尿异常：蛋白尿或血尿。

（3）肾功能：肾小球滤过率下降。

（4）病程时间：病情迁延不愈超过1年以上，或就诊时疾病呈缓慢进行，已出现肾功能不全表现者。

肾病综合征需做的检查

（1）尿常规检查：大量蛋白尿，尿蛋白定性检查阳性，一般在（++~+++）或以上；尿蛋白定量24小时>3.5克。

（2）血生化检查

①高脂血症。胆固醇>7.77毫摩/升，β脂蛋白和甘油三酯亦升高。

②低蛋白血症。血浆白蛋白<30克/升，即可诊断为肾病综合征。

肾病综合征诊断要点及临床分型

（1）诊断标准：具备大量蛋白尿、高度水肿、高脂血症、低蛋白血症，即可诊断为肾病综合征。其中大量蛋白尿和低蛋白血症为必备条件。

（2）临床分型

①原发性肾病综合征Ⅰ型。凡符合上述三高一低，且无持续性高血压，无持续性血尿，无贫血及肾功能损害，尿蛋白常为高度选择性，纤维蛋白降

解产物和补体C3正常者，可诊断为原发性肾病综合征Ⅰ型。临床多见于儿童，为微小病变型肾病。

②原发性肾病综合征Ⅱ型。如符合以上三高一低，且有持续性高血压、血尿、肾功能损害和贫血者，可诊断为肾病综合征Ⅱ型。本型纤维蛋白降解产物和补体C3常超过正常，蛋白尿为非选择性。临床上常见于成年人，常为膜性肾病。

③继发性肾病综合征。如狼疮性肾炎、糖尿病肾病及紫癜性肾炎等引发的肾病综合征均为继发性肾病综合征。

隐匿性肾小球肾炎需做的检查

（1）尿常规检查

①仅以少量蛋白尿为主，常称作“无症状性蛋白尿”。

②反复发作血尿，患者平时尿检可无异常或仅有镜下血尿，无特殊症状及体征，在一定诱因（如发热、咽炎、劳累、受凉）影响下，经数小时或数日（多在1~2日）出现肉眼血尿，短期内（经1~4日）血尿消失或恢复到原来水平，如镜下血尿持续存在，显微镜检查尿红细胞为多形性、多样性，无管型，可称“单纯性血尿”。

（2）尿蛋白定量检查：24小时尿蛋白总量多在2克以下，以白蛋白为主。

（3）血生化检查：肾功能正常，类风湿因子及抗核抗体阴性，补体正常。

（4）其他：同位素肾图，肾脏B超及静脉肾盂造影正常。

隐匿性肾小球肾炎诊断要点

（1）无明显的临床症状及体征：患者没有水肿、高血压或肾功能损害等表现。只有在体检或就诊时发现尿异常（蛋白尿或血尿）。

（2）尿异常：主要表现为无症状蛋白尿或血尿，或两者均有，但以一种表现更为突出。尿检以变形红细胞为主，血清免疫球蛋白A水平呈一过性上升，血清免疫球蛋白A>4000毫克/升者有诊断意义。

（3）肾活检：肾小球系膜区有弥漫的免疫球蛋白A沉着，沉着物中常伴有免疫球蛋白G及补体C3。

肾功能不全需做的检查

（1）尿常规检查：尿随原发病的不同出现各种异常。尿比重低而固定（常在1.010左右），有蛋白、细胞和管型，如能发现粗大的肾衰竭管型可确诊。

（2）血常规检查：红细胞、血红蛋白下降。

（3）血生化检查：肌酐、尿素氮升高；二氧化碳结合力降低；电解质紊乱，早期失水出现低钾，晚期少尿出现高钾，可有水肿及稀释性低钠；可有高血磷、低血钙、高血镁；血糖常增高，糖耐量降低；甘油三酯增高；血中胰高血糖素、生长激素、降钙素、胃泌素、甲状旁腺素、肾上腺皮质激素大都升高；甲状腺素、红细胞生成素下降；可有出、凝血时间延长。

（4）影像学检查：B型超声、X线片、造影、CT扫描检查示肾脏缩小，同位素肾图及各种肾功能试验均示减退。

肾功能不全、肾衰竭、尿毒症诊断要点

（1）病史：有各种慢性肾脏病史及加重的促发因素，如感染、休克、心力衰竭、尿道梗阻等。

（2）全身表现：精神萎靡，疲乏无力，腰酸膝软，畏寒，易感冒。重者食欲缺乏，心烦意乱，失眠多梦，全身瘙痒，皮肤出现尿素霜。

（3）肾功能异常：氮质血症期时肌酐清除率在25%~50%，血肌酐133~211微摩/升；肾衰竭-尿毒症早期时肌酐清除率在10%~25%，血肌酐为221~442微摩/升；肾衰竭终末期-尿毒症晚期时肌酐清除率<10%，血肌酐>442微摩/升。

（4）高血压：肾功能不全、肾衰竭、尿毒症时均有高血压表现。

（5）贫血：肾功能不全的早期（代偿期、失代偿期）可轻度贫血，肾衰竭、尿毒症时可重度贫血。

糖尿病肾病需做的检查

（1）尿常规检查：有不同程度的持续性蛋白尿。

（2）血常规检查：中晚期可有贫血。

（3）血生化检查：高血糖，高血脂，肾功能异常。

紫癜性肾炎需做的检查

（1）皮肤检查：四肢皮肤可见过敏性紫癜。

（2）尿常规检查：有血尿、蛋白尿。

（3）血常规检查：急性感染者白细胞可升高，嗜酸粒细胞可增多，血小板正常。

（4）肾功能检查：急性紫癜肾炎综合征、慢性紫癜肾炎综合征者可有肾功能异常。

（5）血沉：可增快。

紫癜性肾炎的诊断要点

（1）病因：有引起本病的因素，如感染、药物及食物过敏等。其他如虫咬、寒冷刺激等。

（2）发病年龄：本病多见于儿童及青少年，以6~13岁发病最多，14~20岁次之，寒冷季节多发。

（3）皮肤损害：全身皮肤可有出血性紫癜，多少不等，呈对称或不对称分布。

（4）诊断标准

①国际儿童肾脏病研究会病理分级：

Ⅰ级：为微小病变。

Ⅱ级：为系膜增生。

Ⅲ级：局灶性和弥漫性系膜增生或硬化，新月体形成<50%。

Ⅳ级：局灶性和弥漫性系膜增生或硬化，新月体形成在50%~75%。

Ⅴ级：局灶性和弥漫性系膜增生或硬化，新月体形成>75%。

Ⅵ级：膜性增生性病变。

②世界卫生组织病理分级

Ⅰ级：包括微小病变，微小病变伴局灶节段性显著，局灶性增生性肾小球肾炎轻度。

Ⅱ级：包括弥漫性增生性肾小球肾炎轻度，弥漫性增生性肾小球肾炎轻度伴局灶节段性显著。

Ⅲ级：包括局灶性增生性肾小球肾炎中等度，弥漫性增生性肾小球肾炎中等度。

Ⅳ级：包括弥漫性增生性肾小球肾炎重度，终末期肾。

狼疮性肾炎需做的检查

（1）尿常规检查：可有不同程度的尿蛋白、镜下血尿、白细胞、红细胞及管型尿。

（2）血常规检查：白细胞降低，中性粒细胞相对增高，嗜酸细胞较低。50%的患者有白细胞减少[<（4~10）$\times 10^9$/升]和溶血性贫血，1/3患者有血小板减少。血红斑狼疮细胞阳性，皮肤狼疮带试验阳性。

（3）血沉：绝大多数患者血沉增快，即使在缓解期亦不可能完全恢复正常。

（4）血液或骨髓涂片：可见红斑狼疮细胞，但需多次检查方可得到较高的阳性率（为实验室检查之重要依据）。用激素治疗后，可抑制其出现。

（5）免疫学检查：约半数以上病人血清丙种球蛋白明显增高，因此可出现肝功能絮、浊试验阳性。白蛋白大多在正常范围。血清多种自身抗体阳性，γ-球蛋白显著增高，血循环免疫复合物阳性，低补体血症，尤其在活动期。抗核抗体阳性，抗双链DNA抗体阳性。

（6）肾功能检查：重型活动性狼疮性肾炎伴有可逆性的内生肌酐清除率不同程度下降，血尿素氮和肌酐升高，血白蛋白降低或转氨酶增高；终末期狼疮性肾炎内生肌酐清除率明显下降和血肌酐、尿素氮显著升高。

（7）影像学检查：B超示双肾增大提示急性病变；部分病人合并肝脾大或心包炎。

（8）肾穿刺活检：肾活检可了解病理类型、病变活动性有助于确诊和决定治疗方案。

狼疮性肾炎的诊断要点

（1）颊部红斑：扁平或高起，在两颧突出部位固定红斑。

（2）盘状红斑：片状高超皮肤的红斑，黏附有角质脱屑和毛囊栓；陈旧性病变可发生萎缩性瘢痕。

（3）光过敏：对日光有明显的反应，引起皮疹，从病史中得知或医生观察到。

（4）口、腔溃疡：口腔或鼻咽部黏膜溃疡，一般为无痛性。

（5）关节炎：非侵蚀性关节炎，累及2个或更多的外周关节，有压痛，肿胀或积液。

（6）浆膜炎：胸膜炎或心包炎。

（7）肾脏病变：尿蛋白0.5克/24小时，或定性（+++），或管型（红细胞、血红蛋白、颗粒管型或混合管型）。

（8）神经病变：癫痫发作或精神病，除外药物或已知的代谢紊乱。

（9）血液学疾病：溶血性贫血或白细胞减少，或淋巴细胞减少，或血小板减少。

（10）免疫学异常：抗核抗体阳性，抗双链DNA抗体阳性。或抗磷脂抗体阳性（包括抗心磷脂抗体，或狼疮抗凝物，或至少持续6个月，或梅毒血清试验假阳性，三者中具备一项为阳性）。

（11）其他：在任何时间和未用药物诱发“药物性狼疮”的情况下，抗核抗体异常。

该诊断标准的11项中，符合4项或4项以上者可诊断为系统性红斑狼疮，同时具备第七条肾脏病变即可诊断为狼疮性肾炎。

尿酸性肾病的检查

①尿常规检查：尿呈酸性，尿中常见鱼籽样砂粒，镜检呈双折光尿酸结晶。亦有排黄褐色结石者，分析成分为尿酸，X线能透过，故有阴性结石之称。可有轻度、中度蛋白尿，偶可见大量蛋白尿及肾病综合征表现。尿尿酸>4.17毫摩/升。

②血尿酸检查：增高，在390微摩/升以上。

③肾功能检查：可出现不同程度的肾功能不全，肾小管浓缩功能不全往往先于肾小球滤过率下降。

④B超检查：多数患者有肾结石，结石活动时可出现肾绞痛及血尿，结石可为尿酸盐结晶或为混合性结石。

高血压性肾病需做的检查

（1）尿常规检查：多为轻中度蛋白尿，24小时定量多在1.5~2.0克；镜检有形成分（红细胞、白细胞、透明管型）少，可有血尿；早期血尿酸升高，尿N-乙酰-β-D-氨基葡萄糖苷酶、β_2微球蛋白增高，尿浓缩-稀释功能障碍。

（2）肾功能检查：肌酐清除率多缓慢下降，血尿素氮、肌酐升高。肾小管功能损害多先于肾小球功能损害。

（3）影像学检查：肾脏多无变化，发展致肾衰竭时可出现肾脏不同程度缩小，核素检查早期即出现肾功能损害；心电图常提示左心室高电压；胸部X线或超声心动图常提示主动脉硬化、左心室肥厚或扩大。

（4）肾穿刺活检：临床诊断困难者在早期应做肾活检。早期可见肾小球缺血、硬化，晚期可有肾小球纤维新月体形成。

高血压性肾病诊断要点

（1）有原发性高血压病史：高血压病史在10年以上。年龄多在40~50岁或以上，有家族史。

（2）尿常规检查：可有轻度、中度蛋白尿或血尿。

（3）肾功能检查：血肌酐、尿素氮可增高。

（4）血脂检查：血脂、血黏度可增高。

（5）伴发有心：脑、眼并发症：如头晕、左心室肥厚、眼底改变等。

（6）鉴别诊断：在临床工作中发现，肾脏病患者大都有高血压症状，尿蛋白定性阳性。究竟是肾小球疾病引起的高血压还是高血压引起的肾损害，以下几点加以区别：

①有家族史，患者原先有高血压病史，后发生肾损害者为高血压性肾病。

②高血压性肾病时的尿蛋白定性一般较肾小球肾炎为轻。

③高血压性肾病患者的血压已到高血压病的第Ⅱ期以上，可同时伴有心、脑及眼底的改变。

④高血压性肾病患者随血压的降低，其他临床表现可缓解或消失。

肾盂肾炎需做的检查

（1）尿常规：有轻度蛋白尿、血尿。清洁离心中段尿沉渣检查，急性期白细胞常>10个/高倍视野或满视野，慢性期常>5个/高倍视野，出现白细胞管型对诊断有重要意义。

（2）血常规：急性肾盂肾炎白细胞可增高。

（3）细菌培养：正规清洁中段尿（要求尿停留在膀胱中4~6小时以上），细菌培养及菌落计数≥10^5/毫升。

（4）尿道X线腹部平片、B超、静脉肾盂造影：可了解有无肾盂肾盏变形、尿道结石，有无肾盂输尿管受压及先天畸形等。

（5）肾功能：急性肾盂肾炎多无肾功能异常，慢性肾盂肾炎后期可有尿浓缩功能及酚红排泄率下降。

肾盂肾炎诊断要点

1. 急性肾盂肾炎

（1）多数起病急，常有发热、寒战、全身不适、头痛、乏力、食欲缺乏、恶心、呕吐等中毒症状。

（2）腰痛、肾区压痛及叩击痛。

（3）膀胱刺激症状，如尿急、尿频、尿痛，有排尿困难及尿道口烧灼样痛感。

2. 慢性肾盂肾炎

表现多样，有的表现为低热、乏力，而缺乏全身感染症状及膀胱刺激征；有的仅有尿常规轻度异常，有的呈反复急性发作，后期可出现高血压、水肿及肾功能异常。慢性肾盂肾炎多系泌尿系反复感染及急性肾盂肾炎未得彻底治疗发展而来，应引起人们的重视。

3. 鉴别诊断

（1）膀胱炎。膀胱炎为下尿道感染，有膀胱刺激症状，但无发热及肾区痛，常有终末血尿及尿痛。

（2）尿道综合征：女性患者有明显尿频、排尿困难，但无发热及白细胞增高等全身反应，多次尿菌培养菌落计数均$<10^5$/毫升。尿中白、红细胞数不明显。

（3）肾结核。膀胱刺激征明显且持续以全程血尿为主，尿浓缩找结核杆菌及尿道造影有助于诊断。

镇痛药性肾病需做的检查

（1）尿常规：尿检时早期可出现无菌性脓尿，后期有轻度蛋白尿、血尿。尿β_2微球蛋白明显增加。

（2）肾脏X线平片、B超、静脉肾盂造影：可了解有无肾盂肾盏变形，有无结石，有无肾血管先天畸形等。

（3）肾脏功能：重者可有肾功能异常；后期可有肾小球滤过率、尿浓缩功能及酚红排泄率下降。

肾囊肿需做的检查

（1）尿液检查：尿常规正常，若囊肿压迫肾实质或合并有囊内感染，尿中可出现少量红细胞和白细胞。

（2）B超检查：能了解囊肿的个数、大小、囊壁的情况并可与肾实质性肿块相鉴别，为首选检查方法。典型的B超表现为病变区无回声，囊壁光滑，边界清楚；当囊壁显示不规则回声或有局限性回声增强时，应警惕恶性变；继发感染时囊壁增厚，病变区有细回声，囊内有出血时回声增强。当显像提示有多个囊肿时，应与多房性囊肿、多囊肾相区别。

（3）静脉肾盂造影：能显示囊肿压迫肾实质的程度，并可与肾积水相鉴别。

（4）CT检查：对B超检查不能确定者有价值。

肾囊肿诊断的要点

（1）腰腹痛：腰腹局部不适，隐钝痛，可因囊内出血、继发感染或结石阻塞而致疼痛突然加剧，或出现肾绞痛。

（2）尿异常：为镜下或肉眼血尿，常呈发作性。蛋白尿多为轻度持续性蛋白尿，24小时尿蛋白定量不超过2克。

（3）高血压：为本病常见的早期表现。

（4）白细胞尿与菌尿：反复出现尿道感染，可有发热、血常规升高等。

（5）B超、CT检查：可显示一个或无数个充满液体的囊肿，散布在两侧肾脏的皮质和髓质。

（6）肾功能损害：为本病的终末期表现。

（7）肾外表现：可合并有多囊肝、脾囊肿、胰腺囊肿、颅内动脉瘤等。

（8）其他：本病有家族史。

肾结石需做哪些检查

（1）B超检查：可显示结石的位置、大小及有无肾盂积水、有无肾脏的先天性畸形等。

（2）腹部X线片检查：可显示有无肾结石及其位置、大小等。

（3）静脉肾盂造影和逆行肾盂造影：可显示肾脏的形态、肾结石的位置及大小。

（4）尿常规检查：可有血尿、尿酸盐结晶；有感染者，可见尿中有白细胞。

（5）CT和磁共振：诊断准确性高，但费用昂贵。

03

西医治疗

肾小球疾病的治疗原则

肾小球疾病的发病原理为抗原、抗体结合后所形成的免疫复合物沉积于肾小球而引起肾小球免疫性损伤，导致肾小球疾病发生，由此发生的肾小球肾炎属于非细菌性炎症。现代医学从肾小球肾炎的免疫学发病机制方面认为，从清除抗原或抑制抗体着手，寻找有效的药物和治疗方法，是目前治疗肾小球疾病的根本途径，也是治疗肾小球疾病的基本原则。

肾小球疾病的治疗方法

（1）一般治疗：常见肾脏病的西医治疗思路包括根据病因、发病机制、临床表现及肾脏病的病情程度，对症处理。

①注意饮食，调理饮食结构。应低盐饮食，水肿严重者应戒盐，应食富含营养及维生素的食物，如蔬菜、水果等。

②多饮水，多排尿。有利于代谢产物的排除，水肿严重者应控制入水量。

③注意休息，防止劳累。轻度、中度肾病患者可胜任一般的工作，重度者以休养为主，但要适当地锻炼身体。

④明确诊断。患了肾病后，应做全面的检查，明确诊断，系统治疗。

⑤做好自我护理工作。经常测血压，定期做血、尿常规及生化检查等。

（2）清除抗原：引起肾小球肾炎的病因很多，常见的病因为细菌感染、病毒感染等。很早以前，一般认为肾小球肾炎的发病与感染有关，尤其与乙型链球菌R型感染的关系最为密切。我们在临床工作中也看到，肾小球肾炎患者多半有上呼吸道感染的病史。也有报道，在儿童时期的肾炎患者临床治愈后行扁桃体摘除术，肾炎病情稳定，大大地降低了复发率，这也证明了咽部感染病灶在肾小球肾炎时的反作用。清除抗原就是清除上呼吸道的炎症，抑制和消除病原微生物在咽部的生存，减少机体再次受抗原影响而发生抗原抗体反应即异常的免疫反应，使肾脏免于免疫复合物的侵害，肾病逐渐康复。

①抗生素。主要是作用于细菌感染时常用的抗生素。因为许多抗生素都要经过肾脏排泄，且有的抗生素对肾脏有一定的不良反应，所以在对肾炎治疗时应选用对肾脏无不良反应的抗生素，忌用对肾脏有不良反应的抗生素。

抗生素的种类很多，在治疗肾小球肾炎时，根据临床经验及有关报道，青霉素类、头孢菌素类、大环内酯类抗生素几乎对肾脏无不良反应，可作为常规治疗使用。目前已知对肾脏有不良反应抗生素不少，如庆大霉素、卡那霉素、链霉素及磺胺类药等，在对肾炎治疗时应引起警惕。在选用抗生素时，如有肝肾功能不全时需慎用，最好不用，以免再次加重对肾脏的损害。

②抗病毒类药物。目前，临床上抗病毒类药物繁多，在治疗肾小球疾病时也可选用，常用的抗病毒药物有利巴韦林、阿昔洛韦、板蓝根、抗病毒口服液等。

清热解毒药的应用受到关注，如清开灵、双黄连、鱼腥草、三金片、三黄片等用于治疗肾小球肾炎取得了一定疗效。临床验证，以上药物不仅具有抗生素的消炎作用，而且还有抗病毒复制的作用，对上呼吸道感染（如咽炎、扁桃体炎、喉炎、气管炎）等均有满意的疗效，对泌尿系感染（如尿道炎、膀胱炎、肾盂肾炎等）也有良效，很值得推广使用。

清除抗原时，通常将抗生素和抗病毒药物及清热解毒药联合应用，可以发挥良好的效果，这在临床上已得到了证实。

（3）抑制抗体：肾小球疾病多为免疫功能亢进即超常免疫反应所引发。机体内大量的抗体和抗原相结合，产生过多的免疫复合物沉积于肾小球内造成肾小球免疫性损伤。所以，抑制体内的抗体和抗原反应，减少免疫复合物的生成，也就减轻了对肾小球的免疫性损害，在临床上已成为治疗肾小球肾炎的关键，也是目前治疗肾小球疾病的常规方法。

（4）免疫抑制药的应用：影响机体免疫功能的药物制剂传统上分为免疫抑制药和免疫增强药两大类。免疫增强药又称为免疫兴奋药、免疫调节药，随着免疫治疗学的不断发展，学术界又将其统称为生物反应调节药。

①免疫抑制药。具有抑制机体免疫功能的药物称为免疫抑制药。主要是抑制体内的抗体，减少免疫复合物的形成而发挥治疗作用，如糖皮质激素、细胞毒类药物等。免疫抑制药是一类非特异性抑制机体免疫功能的药物，主要用于免疫性疾病和防治移植排异反应等。

②免疫增强药。为近十几年来随着免疫学的深入研究而发展起来的一类新药。一般而言，凡能提高机体免疫功能的药物均称为免疫增强药，但大多数免疫增强药，尤其是细菌制剂及其产物干扰素诱导剂，均有双向调节免疫功能的作用，故称之为免疫调节药；左旋咪唑及异丙肌苷等有使低下的免疫功能恢复的作用，故有免疫恢复剂之称；免疫系列的天然产物如胸腺素等则能替代体内缺乏的免疫分子而提高免疫功能，故有免疫替代剂之称。近年来，国际学术界将这些制剂广义地称之为生物反应调节药。

免疫增强药基本上分为生物源类（如卡介苗、干扰素等）和合成化合物（如左旋咪唑）两大类，它们的作用可概括为：激活巨噬细胞或中性粒细胞；激活天然杀伤细胞；促使T淋巴细胞分裂、增殖、成熟和分化，调整抑制性和辅助性T细胞的比例；增强体液免疫；诱生干扰素；通过产生某些细胞因子，激活有关的免疫细胞而发挥作用。

③免疫双向调节药。目前，不少学者对免疫抑制疗法的理论基础存在着不同的看法，认为肾小球疾病并非由免疫亢进所造成。以狼疮性肾炎为例，其发病主要是由于细胞免疫功能（抑制性T细胞）不足，才引起体液免疫（B细胞反应）过盛，其基本问题是免疫不足。再者，免疫治疗学的不断发展，有许多学者将免疫增强药（调节剂）用于临床来治疗肾小球疾病，取得了肯定的疗效。因此，不加区别地应用免疫抑制疗法是不恰当的，应采取调节免疫功能的方法，主要趋势是调节免疫平衡。这种能使免疫功能亢进（过盛）或低下（不足）达到免疫平衡的药物称免疫双向调节药。

激素在临床上应用的方法

激素是西医治疗各种原发性肾小球疾病的首选药物，它不仅有免疫抑制作用，而且对炎症细胞及炎症介质也具有强力的抑制作用。它可减少免疫复合物的形成，抑制和改善肾小球的免疫性损伤，减少蛋白质的滤出。在临床上多选用泼尼松，地塞米松因半衰期时间长，抑制促肾上腺皮质激素（ACTH）超过48小时，不良反应较多而少用，多选用冲击疗法静脉给药。据观察，各个医院及医务工作者对泼尼松的作用（口服法）、用量、用法及减量的方法有所不同，但大同小异。目前，临床上用激素治疗肾病时，常应用的方法归纳如下：

（1）中长程疗法：目前，国内医家多采用此种治疗方法，选用泼尼松片，每日每千克体重1.5~2.0毫克。

①顿服法。每日清晨顿服，如用药后尿量增加，尿蛋白减少，则持续用药6~8周，然后逐渐减量。如症状无反复，病情逐渐缓解，尿蛋白转阴后，可每周或2周减量1次，每次减原用药量的10%，当减到每日用量10~15毫克时，应长时间维持，且在病情稳定情况下继续减量至最小有效剂量，以巩固疗效，总疗程不应少于1年。

②2次法。每日计划用药量，早晨用2/3顿服，余1/3量下午口服，尿转阴后减量同顿服法。据有关资料报道，清晨顿服后，血中已呈有效血浓度，下午再服用小剂量后可维持和延长有效血浓度。

③3次法。一日的剂量分3次服用，尿蛋白转阴后减量同顿服法。

（2）间歇疗法：常用的有2种。用3日停4日（或用4日停3日），隔日（48小时）晨顿服法。

两种方案的目的，都是在减轻激素的不良反应，但能维持一定的药物疗效。尿转阴后的激素减量问题同中长程疗法。

（3）维持疗法：即用小剂量的有效剂量使肾病持续缓解乃至痊愈，也称巩固疗法。在大剂量的激素使用后病情缓解，尿蛋白转阴后激素逐渐减量，当减到每日10~15毫克时，即使病情不复发，也应维持治疗。关于维持疗法的用药量问题，应根据具体情况具体来定：如有的减到20毫克时、或15毫克时、或10毫克时不能再减了，如再减量则病情复发，应以维持病情不复发时的剂量为准。

（4）冲击疗法：近年来，国内学者采用大剂量的激素冲击治疗，可以很快控制病情、缓解症状，收到良好的效果。甲泼尼龙0.8~1.2克，溶于葡萄糖注射液250毫升内，60分钟内静脉滴完，每日1次，连用3~5日为1个疗程，7~14日后再给1个疗程，以后2年内可每月给予1个疗程冲击治疗。冲击治疗的间隔期可予以中、小剂量的泼尼松维持治疗。如无甲泼尼龙，可采取用地塞米松注射液每日150毫克替代，据国内不少单位使用报告，效果亦好。但大剂量冲击疗法应注意引起消化道出血、感染、尿糖、血压升高、精神症状出现及电解质紊乱、心律失常等。在临床使用中，对各类肾小球肾炎治疗时，我们采取了中等量的地塞米松（每日30~80毫克）冲击疗法，连用3~5日，1周后再用3~5日，也收到满意的效果，且未见不良反应发生。

使用激素时应注意的事项

（1）虽然说激素对肾小球肾炎有良好的疗效，但应掌握它的使用指征及熟悉适用范围。肾上腺皮质功能亢进、高血压病、动脉粥样硬化、心力衰竭、糖尿病、精神病、癫痫、手术后病人、胃十二指肠溃疡和有角膜溃疡的病人应避免使用。

（2）如长期使用本类药物时，应给予促肾上腺皮质激素，每次12.5单位，每周1~2次，以防肾上腺皮质功能减退，同时给予钾盐，以防血钾过低，并限制钠盐的摄入。

（3）长期大量用药还应增加蛋白质饮食，以补充蛋白质的分解，并适当加服钙剂及维生素D，以防缺钙和抽搐。

（4）停药时应逐渐减量，不宜骤停，以免复发或出现肾上腺皮质功能不足症状。

（5）肾衰竭、尿毒症不宜使用。

（6）在临床上有一部分肾脏病患者用激素治疗后效果满意，各种症状消失、尿常规检查转阴。如试停激素，可使肾脏病复发，只有靠长期服用激素来控制病情，这种现象称激素依赖。

（7）另有一部分肾脏病患者在用激素治疗时，开始疗效很好，可是在以后的治疗过程中每日需要增加剂量乃至服用很大的剂量才能控制肾病病情，称之为激素耐药。

（8）对肾脏病患者常用大剂量激素治疗（如冲击疗法）时，其临床症状及尿检均无任何改变，这说明机体对激素不敏感，亦称激素拮抗。

（9）由于大剂量激素的应用，激素的不良反应常见，应引起注意，可对症处置。

使用皮质激素的不良反应

（1）类库欣综合征：由长期服用激素所造成，表现为满月脸、向心性肥胖、体重增加、皮肤痤疮、多毛、高血压等。根据不同的症状加服中药调理。

（2）诱发或加重感染：用激素治疗后，机体抵抗力降低，可使隐匿感染灶扩散，或出现新的感染，也易引起上呼吸道感染等。有感染者可同时应用抗生素或清热解毒中药治疗。

（3）血栓形成：肾病患者发生血栓形成的机会很多，而使用大剂量激素会增加这种倾向性，发生感染时更易发生静脉血栓．应引起注意。可同时应用抗凝药或血小板解聚药，也可用活血化瘀中药治疗。

（4）外源性皮质类固醇戒断综合征：长期超生理量服用激素的患者，在撤停时必须十分谨慎。突然撤停可出现激素反跳及外源性皮质类固醇戒断综合征，甚至会出现急性肾上腺皮质功能不全、循环衰竭或昏迷而危及生命，应引起足够的重视。停药时要缓慢减量，应用促肾上腺皮质激素，可防止急性肾上腺皮质功能不全发生。

（5）诱发精神症状：长期超剂量服用激素可出现欣快、激动、失眠，个别可诱发精神障碍，在常用的激素中，地塞米松的这种不良反应最大。做好病人的思想工作；有精神病、癫痫的患者不宜用激素治疗。

（6）其他：可出现生长发育障碍，无菌性股骨头坏死等。

糖皮质激素治疗肾脏病的疗效

目前，西医已把激素作为肾病的首选药物，激素治疗肾小球疾病已有半个多世纪的历史了，可见它在治疗肾脏病中的重要地位。激素治疗肾病的疗效是肯定的，没有哪一种药物可以与激素相比拟。激素对微小病变肾病疗效最佳，对局灶节段性肾病、系膜增生性肾病、毛细血管内增生性肾病、膜性肾脏病等有一定的疗效。我国学者对激素治疗肾脏病的报道很多，用法大同小异，怎样选用激素，掌握好激素的使用方法、剂量、疗程等，所取得的疗效也不尽一致。所以，要正确认识、合理使用才能发挥激素的临床作用，取得满意的疗效。

细胞毒类药物及药理作用

（1）细胞毒类药物：此类药物已普遍用于肾小球疾病的治疗，常用治疗肾病的盐酸氮芥和环磷酰胺是细胞毒类药物。盐酸氮芥、环磷酰胺为免疫抑制药，可影响细胞代谢，对一切有生命力的细胞均具有杀伤作用，所以称为细胞毒类药物。在激素诱导基础上使用细胞毒类药物，治疗各类肾病取得了一定疗效，减少复发。

（2）药理作用：盐酸氮芥和环磷酰胺属一种烷化剂。环磷酰胺在体外无活性，进入体内在肝中被烷化，变成活化作用型，释放出氮芥基而发挥药理作用，所以它为氮芥类抗肿瘤药物。近年来，环磷酰胺作为免疫抑制药用于临床治疗肾小球疾病，疗效确切，其药理作用如下：

①抑制细胞增殖。非特异杀伤抗原敏感性小淋巴细胞，限制转化为母细胞，在抗原刺激后给予最有效。

②对β细胞作用更显著。对体液免疫和细胞免疫均有抑制作用。

③具有抗炎作用。主要干扰细胞的增殖，部分是直接的抗炎作用。

可用于各种免疫性疾病，对严重类风湿关节炎及全身性红斑狼疮大部分病例有效，对肾病综合征的疗效较硫唑嘌呤为好，可长期缓解、单独用药。与糖皮质激素联用则疗效更佳，且不良反应较少。此外，还可治天疱疮、溃疡性结肠炎、特发性血小板减少性紫癜等全身性疾病，也适用于器官移植后的抗排异反应。

细胞毒类药物的使用方法

细胞毒类药物在治疗各类肾小球疾病时常用的有环磷酰胺和盐酸氮芥制剂，对抑制特异性抗体产生的效应特别好，对消除非特异性炎症反应也有作用，但单独使用治疗肾小球疾病的疗效逊于激素，一般不作为首选或单独治疗用药。所以，主要用于激素依赖型或激素无效型的难治性肾病。研究表明，对肾病综合征和狼疮性肾炎疗效满意，约有58%的系膜增殖性肾小球肾炎对环磷酰胺起反应，故可与激素合并治疗。环磷酰胺对激素抵抗的局灶节段性硬化性肾小球肾炎无治疗效应。在临床工作中，关于细胞毒类药物的使用方法如下：

1. 环磷酰胺常规治疗方法

（1）口服疗法。环磷酰胺成年人每次0.1克，每日3次，口服，总量达6~8克。

（2）静脉注射疗法。环磷酰胺200毫克，溶于生理盐水250毫升中，静脉滴注，隔日1次，总量为6~8克。超过此量并不提高疗效，但明显增加不良反应。

2. 环磷酰胺冲击疗法

指在短期内用大剂量（超常量）环磷酰胺来治疗肾病的一种方法。目前认为，采用环磷酰胺冲击疗法较持续用药疗效更好，不良反应更少，深受各家医者青睐。

（1）国外大剂量静脉滴注疗法。环磷酰胺0.75克/平方米体表面积，每月1次，用6次后改为每3个月1次，连用2年。

（2）广州地区叶任高教授的冲击疗法方案。在标准激素治疗的同时，加用环磷酰胺，首次治疗阶段，环磷酰胺每千克体重8~12毫克，加入生理盐水100毫升中，静脉滴注，每日1次，连用2日，并嘱咐病人多饮水、勤排尿。以后2周冲击1次，直至冲击累积总量达每千克体重150毫克，以后每3个月冲击1次，亦为连续2日，冲击治疗稳定1~2年停止。在治疗中应经常监测血白细胞，如白细胞$<3\times10^9$/升时暂停用药。本疗法不良反应不大，不影响继续给药。

（3）上海地区陈灏珠教授的环磷酰胺冲击治疗方案。每次每千克体重12~20毫克，加入生理盐水150毫升中，在1~2小时静脉滴注完，每周1次，连用5~6次，总量可达7~12克。

（4）陈香美教授的环磷酰胺冲击疗法方案。在激素诱导的基础上，给予环磷酰胺每次1克，溶于生理盐水250毫升中，静脉滴注，每月1次，视病情可进行6~8次治疗。

3. 盐酸氮芥使用方法

环磷酰胺在临床上治疗各类肾脏病时应用比较广泛，由于它对生殖系统的影响，儿童不宜使用。多数学者主张儿童使用盐酸氮芥为妥，成年人也可使用，现将盐酸氮芥的用法介绍如下，仅供临床参考：

（1）常规法。盐酸氮芥多用于儿童，每日每千克体重每次0.1毫克，溶于生理盐水40毫升，静脉推注，共用4日为1个疗程，间隔2~4个月后再用1个疗程，累积用量达到每千克体重0.8毫克时停药；口服用苯丁酸氮芥治疗各种肾脏病，每日每千克体重0.1毫克，分3次口服，1个疗程8周，累积总量达每千克体重7~8毫克。

（2）递增法。成年人首次用量为3毫克，第二次4毫克，第三次以后每次均用5毫克，隔日静脉推注1次，累积总量可达每千克体重1~2毫克，可连续应用或分2个疗程使用。或者第一次静脉注射1毫克，以后隔日1次，每次递增1毫克，至每次增加到5毫克后不再增加剂量，并改用每周用药2~3次，疗程总量达每千克体重1.5~2.0毫克。

细胞毒类药物的不良反应

（1）盐酸氮芥：本药毒性反应较大，因此必须由有经验的医师掌握使用。

①局部反应。对皮肤、黏膜有刺激作用，可引起发疱、破溃，如漏于血管外可引起疼痛及局部坏死。反复注射后可引起血管变硬、疼痛、栓塞性静脉炎。静脉注射时切忌漏出血管外，并经常变换注射部位。

②全身反应。有疲倦、乏力、头晕及头痛等。卧床休息，给予足够的热能。

③胃肠道反应。大多数病人在注射盐酸氮芥后1~4小时有恶心、呕吐和腹泻。不同患者不同体质者胃肠道反应的严重程度不同。胃肠道反应在临床上多见，且较重。注意饮食，可口服维生素B_6和甲氧氯普胺（胃复安），每日3次，常规服用，有缓解和改善胃肠道反应的作用。

④骨髓抑制。血细胞和血小板明显下降，少数有血红蛋白下降。一般在给药7~10日开始有白细胞下降，停药后2周左右可恢复。口服白血生、利血

生、肌苷及复方阿胶浆，对白细胞下降有良好的预防和治疗作用。

⑤其他。盐酸氮芥治疗后可发生睾丸萎缩，但对月经和排卵影响不大，亦有脱发发生。伴有骨髓功能不全或血常规偏低者应慎用或减量。肝肾功能不全的病人应慎用或不用。

（2）环磷酰胺

①胃肠道反应。较氮芥轻，表现为食欲缺乏、恶心，大剂量注射可引起呕吐，但不甚严重。注意饮食，维生素B_6和甲氧氯普胺，每日3次，常规服用，有缓解和改善胃肠道反应的作用。

②脱发。较多见，一般在用药3~4周出现，停药后可再生。口服多见，冲击疗法少见。

③骨髓抑制。白细胞下降远较血小板下降明显。本品引起的骨髓抑制较多见，主要表现为血细胞减少，但一般较易恢复。口服白血生、利血生、肌苷及复方阿胶浆，对白细胞下降有良好的预防和治疗作用。

④中毒性膀胱炎。为本药特有的毒性反应，在大剂量注射时可见。主要由其水解产物在膀胱内浓集，引起膀胱刺激症状和少尿、血尿、蛋白尿等。在用大剂量冲击治疗时应多饮水，多排尿，减少其在膀胱内的浓集。

⑤肝功能损害较常见，对原有肝病患者应慎用。可口服一些保肝药来治疗。

⑥对生殖系统的影响。多见于男性，所以在临床上儿童多选用氮芥治疗，成年人多选用环磷酰胺治疗。

⑦其他全身反应。同氮芥，但较轻。

常用的血小板解聚药物

血小板是机体参与血液凝固的主要物质之一，血小板解聚药是指能够抑制血小板凝集的药物，可减少血管内血栓的形成，使血流通畅。

（1）阿司匹林：为解热镇痛药，由于有血小板解聚作用，可以预防血栓形成，近年来多用于心血管系统疾病的治疗，在肾脏病的治疗中也普遍应用，可防止肾血管血栓形成。每次0.3克，顿服。哮喘尤其是同时患有鼻息肉及胃、十二指肠溃疡者和孕妇应慎用；饮酒前后不易服本药；不宜与口服抗凝血药（如华法林、双香豆素类）合用。

（2）双嘧达莫：是很强的血小板聚集抑制药，可用于防止血栓形成，每次25~50毫克，每日3次口服。不良反应有头痛、恶心、呕吐、腹泻等。

常用的抗凝药物

抗凝药是指能够抑制血液凝集和血栓形成的药物，可活血化瘀，改善血黏度，也是治疗肾病常用的药物。

1. 肝素钙

本药系自猪肠黏膜中提取精制而成的肝素钙无菌水溶液。宜用于腹部皮下注射，吸收缓慢，作用持久，亦可稀释用于静脉注射。

（1）药理作用。肝素钙为肝素生理作用活性型，优于肝素钠，具有抗凝、抗血栓形成、抗动脉粥样硬化、抗炎、抗过敏、降低气道阻力、利尿等多种生物活性和药理作用，是透析疗法不可缺少的药物。其抗凝作用主要通过：抗凝血酶作用，延长纤维蛋白的形成；抗凝血作用，抑制凝血酶原转化成凝血酶；阻止血小板凝集和破坏，还可增强抗癌药物的疗效。

（2）临床应用。在临床上应用较广泛，可用于各系统疾病时的抗凝治疗。在治疗肾病时，可用于急进型肾小球肾炎、肾病综合征、活动性狼疮性肾炎、慢性增殖性肾炎、膜性增殖性肾炎、局灶肾小球硬化症、紫癜性肾炎、急性肾衰竭、妊娠中毒性肾病、流行性出血热无尿期、尿毒症，以及各种肾病有弥散性血管内凝血迹象，尿中纤维蛋白降解产物（FDP）和纤溶酶增高，肾小球内有明显的纤维蛋白沉积或微血栓形成，肾静脉或其他部位血栓形成。使用方法如下：

①大剂量方法。每日剂量30000单位左右，稀释于生理盐水或5%葡萄糖注射液中静脉滴注；也可采用皮下注射，每8小时8000~10000单位。适用于肺梗死、急性血凝异常增高等疾病的治疗。

②中剂量疗法。每日剂量为20000单位左右，静脉滴注；或8~12小时皮下注射。适用于血管内弥散性凝血和血栓栓塞性疾病的治疗。

以上两种疗法在使用期间需检测凝血时间，以确定肝素钙的剂量和给药次数，一般以凝血时间延长为治疗前2~3倍为最适度，过短达不到效果，过长易引起出血。

③小剂量疗法。每日剂量为10000~15000单位，静脉滴注。但多采用皮下注射，每8小时或12小时注射5000~10000单位，或每日注射1次。可不做实验室监护，可作为预防性给药方法，适用于各类肾病及其他疾病的抗凝治疗。

（3）注意事项。本药应在医师指导下使用。使用期间应定时测定凝血时间，一般凝血时间应控制在15~20分钟。凡有肝脏疾病和严重的高血压病患者对肝素有极高的敏感性，需慎用。孕妇或产后妇女慎用。如注射后引起出血现象，应静脉注射鱼精蛋白注射液，可即刻中和其作用（1毫克鱼精蛋白可中和100单位的肝素钙）。皮下注射应选用最小的针头（1.25厘米长的5号针头）。注射部位以左下腹壁为最适宜，注射前应擦干针头上的肝素药液，注射动作要轻，要固定好注射器，使药液徐徐注入皮下脂肪组织中，注射完毕，然后顺着进针角度拔针，并压迫局部1~2分钟。

2. 尿激酶

本药系从新鲜人尿中提取的一种能激活纤维蛋白溶酶原的酶，为酶类溶栓药，主要用于各种疾病时的血栓形成，如心肌梗死、脑栓塞等。在各类肾脏病中亦可应用，多采取小剂量1万~5万单位，溶于生理盐水100毫升中做静脉滴注，每日1次，10~14日为1个疗程。有报道，用肝素钙5000~10000单位和尿激酶2万~8万单位静脉滴注，每日1次，连用2~8周，可使肾功能有不同程度的改善。

3. 低分子右旋糖酐

本药有改善微循环，提高血容量，防止弥散性血管内凝血，使回心血量及心排血量增加，以及渗透利尿作用。常用于肾病综合征患者，每次300~500毫升，每日1次，静脉滴注；快滴完时，可加入呋塞米（速尿）注射液40~80毫克，扩容利尿，消除水肿。

4. 其他

常用于治疗肾病的抗凝药还有蝮蛇抗栓酶、链激酶等，对肾小球疾病具有一定的疗效。

上述的治疗方法，即糖皮质激素，细胞毒药物，血小板解聚药，抗凝药是西医的四联疗法，也是西医治疗肾脏病的传统方法，也可称为特效疗法。四联疗法对肾脏病的治疗确实有一定的效果，但也有一些难题尚待解决，譬如激素的不良反应及撤停激素后的反跳现象；尚无阻断肾脏纤维化的病理进程、延缓肾衰竭的确实有效的方法；透析疗法与肾移植中的技术问题；并发症及排异反应的处理；昂贵的医疗费用等。

肾性高血压的治疗原则

肾性高血压在肾病患者中常见，如急性肾小球肾炎、慢性肾小球肾炎高血压型、慢性肾功能不全时均出现不同程度的高血压。根据肾性高血压形成的原因及临床表现可分为2大类，其治疗原则如下：

（1）容量依赖性高血压：主要由于水钠潴留，血容量扩张，治疗时应以利尿排钠和扩张血管为主。

（2）肾素依赖性高血压：肾素分泌过多或肾素、血管紧张素活性增加，致使血管收缩，治疗应以抑制肾素分泌及其活性为主。

肾性高血压选用的降压药物

临床上治疗高血压的药物很多，使用也较广泛，但有一些降血压药物对肾脏病不利，应引起注意。目前，临床上常用的治疗肾性高血压的药物有以下几种：

（1）利尿药。常用的为噻嗪类（如氢氯噻嗪）和呋塞米（速尿）。若肾功能进行性损害时，往往首选呋塞米，而噻嗪类利尿药无效。噻嗪类对轻度肾性高血压伴有水肿者疗效明显，但在使用利尿药的同时应注意电解质紊乱，特别是易发生低钾血症，应引起注意。

（2）血管扩张药。硝苯地平为钙拮抗药，能扩张冠状动脉及周围小动脉，降低外周阻力，从而使血压降低。由于对肾小动脉亦有扩张作用，故对肾性高血压伴有肾功能损害时尤为适宜。哌唑嗪为α受体阻滞药，能扩张血管，降低外周阻力，对心排血量无明显影响，有利于维持肾脏血流量，也广泛地运用于肾性高血压。

（3）β受体阻滞药。β受体阻滞药（如普萘洛尔）能降低肾素分泌及其活性，从而降低血管紧张素Ⅱ。β受体阻滞药可以减低心排血量，减慢心率，抑制肾素释放，从而抑制重要的血管收缩因子并抑制醛固酮引起的水钠潴留，起到降血压作用。通常β受体阻滞药的降血压效果比较肯定，对高肾素及正常肾素型的高血压病人效果更佳。临床上普萘洛尔和硝苯地平合用见效快，作用持久，降压效果好，不良反应少。也可与利尿药合用，合用时剂量小，疗效好。

（4）血管紧张素转换酶抑制药。如卡托普利、贝那普利等。该药对肾素依赖性高血压效果好。从理论上讲，它可阻断血管紧张素Ⅰ转化为血管紧张素Ⅱ，不使肾小动脉及周围小动脉收缩，可改善肾脏的血流量，使醛固酮分泌下降，产生降血压作用，应为肾性高血压首选药物，但据有关文献报道可导致可逆性的肾功能损害，有严重的肾功能异常者应慎用。

（5）血管紧张素Ⅱ受体拮抗药。科素亚为一种非肽类口服有效的血管紧张素Ⅱ受体拮抗药，现已用于临床，对肾性高血压具有良好的降血压作用，同时也有清除尿蛋白的作用。每次50毫克，每日1次，口服。

肾性高血压选用降血压药物的注意事项

（1）对老年人和（或）低肾素型者，利尿药或钙拮抗药可作为首选药物，而对较年轻和（或）正常或高肾素型者，β受体阻滞药和血管紧张素转换酶抑制药效果可能较好。

（2）合并冠心病时，β受体阻滞药、钙拮抗药为首选药物。

（3）有糖尿病、高脂血症或痛风时，不宜选用β受体阻滞药或利尿药。

（4）伴有肾功能不全时，β受体阻滞药和血管紧张素转换酶抑制药不宜使用，硝苯地平和呋塞米（速尿）可以选用。

（5）选用利尿药时，如长期应用，应及时补钾，防止钾丢失过多造成低钾血症，也可同时与保钾利尿药（螺内酯）合用。

（6）中药类降压药物应在医师指导下辨证论治，合理选用。

肾性贫血的治疗方法

（1）积极治疗肾功能不全：随着肾功能的改善，贫血症状可有不同程度的缓解。

（2）补血药：轻度贫血者可服用一些抗贫血药和补血剂，常用的有含铁的补血药，叶酸、复方阿胶浆等亦可选用。

（3）红细胞生成素：红细胞生成素适用于重度肾性贫血，包括透析和非透析病人，应在医师指导下使用，可皮下注射或静脉注射，每周分2~3次给药。给药剂量需依据病人贫血程度、年龄及其他相关因素调整，以下方案仅供参考：

①治疗期。血液透析或腹膜透析患者用红细胞生成素每周每千克体重100~150国际单位，非透析病人每周每千克体重75~100国际单位。若红细胞比容每周增加少于0.5%，可于4周后按每千克体重15~30国际单位增加剂量，但最高不可超过每周每千克体重30国际单位。血细胞比容应增加到30%~33%，一般不宜超过36%。

②维持期。如果血细胞比容达到30%~33%或（和）血红蛋白达到100~110克/升，则进入维持治疗阶段。将剂量调整至治疗期剂量的20%，然后2~4周检查血细胞比容以调整剂量，避免红细胞生成过速，维持血细胞比容和血红蛋白在适当水平。本药的不良反应很多，使用时请阅看说明书。对于肾衰竭严重贫血者也可少量多次输一些新鲜血液来配合治疗。

肾性水肿的治疗

肾性水肿分肾炎型水肿和肾病型水肿。肾炎型水肿口服一些利尿药即可缓解；肾病型水肿，多见于肾病综合征，一般使用抗生素（清除抗原）和皮质激素（抑制抗体）后水肿即可消退。如果水肿特别严重，应配合使用利尿药，常用的有氢氯噻嗪合并氨苯蝶啶，也可用呋塞米（速尿）。对于血浆蛋白极低、水肿严重、血容量不足且对利尿药反应差时，可在扩容及提高血浆胶体渗透压的基础上运用利尿药。常用的扩容提高胶体渗透压的方法有：注入人血白蛋白、血浆和各种血浆代用品，以及低分子右旋糖酐等，并在输液即将结束时加入利尿药。在使用利尿药的同时，应注意水、电解质紊乱等。

肾活检后易出现并发症及处理

肾活检是一种创伤性检查，有些并发症在所难免，但一般情况下并发症发生率很低，甚至一个医院多少年也见不到一例，故对这些并发症应正确认识。

（1）血尿：镜下血尿见于大多数病人，一般持续两天左右自行消失，无须处理。肉眼血尿发生率为50%，多为一过性，一般无须输血，但应密切观察，应用止血剂，嘱病人多饮水，并延长卧床时间至肉眼血尿消失，2~3天后转为镜下血尿。极罕见的是，病人尿路大量出血，血尿不止，尿中有血凝块，提示肾损伤严重，需输血及相应外科处理。应该指出，选Menghini针穿刺损伤较轻，出血的并发症远较Tru-cut针少而且轻。

（2）腰痛或（和）腹痛：肾穿刺手术后多有轻微腰痛，此与穿刺损伤腰部组织有关，一般无须处理。50%~80%的病人有明显的腰肋部或（和）腹痛，并有腰腹部压痛，此提示肾周出血。罕见情况下会出现肾绞痛，此乃肾盂内形成的血块堵塞输尿管所致，可注射阿托品解痉止痛，并多饮水利尿以使血块排出。

（3）肾周围血肿：小血肿常无症状或仅轻微腰痛，无须处理，能自行吸收，大血肿病人腰腹痛显著。若血肿刺激后腹膜鼓胀，可有恶心、呕吐，甚至腹部检查触及血肿块，此时B超可协助诊断。因肾周围血肿发生在腹膜后间隙，出血到一定程度后腹膜张力增高，有利于止血。罕见情况下，出血引起血红蛋白下降、脉率增快、血压降低，应及时输血。血肿无论大小，一旦发生，应及时应用抗生药和止血剂，以预防感染，加快血肿吸收。

（4）肾脏撕裂伤：此并发症极其罕见，多系穿刺针刺入肾脏的瞬间，病人配合不当，如咳嗽、大声呼叫或移动身体等，使肾脏上下大幅度摆动所致。临床表现为肉眼血尿严重，并波及血压、脉搏，有低血容量休克表现，此时应输血，力争外科缝合，仍不能止血者可做肾摘除。

（5）动静脉瘘：发生率约为10%，通常无症状，可有持续性血尿，有的在肾区听到血管杂音，确诊有赖于肾动脉造影。多数动静脉瘘能自行闭合，部分须做动脉栓塞等方法治疗。

（6）其他：包括术后感染、误伤脏器等。由于严格无菌操作及穿刺技术的提高，现在这类并发症很少发生。

肾穿刺的适应证和禁忌证

1. 适应证

（1）肾病综合征：特别是激素治疗后复发或疗效差的病人应尽快做肾活检。

（2）急性肾衰竭：对原因不明的急性肾衰竭，尤其是疑为新月体肾炎、间质性肾炎等肾性急性肾衰竭者，应做肾活检以明确诊断。

（3）原因不明的蛋白尿或（及）血尿：只要没有明显的高血压及肾功能损害，也没有肾活检禁忌证，宜做肾活检以明确病理诊断。

（4）肾炎综合征：限于病因不明的肾炎综合征，尤其是急进性肾炎或全身性疾病引起者。急性肾炎一般不做肾活检，但起病2~3个月后仍不愈者，也应考虑做此项检查。

（5）全身性疾病引起的肾损害：如狼疮性肾炎、紫癜性肾炎及糖尿病、骨髓瘤肾病等。

（6）其他：肾移植的术后观察、不十分确诊的肾性高血压及观察药物或毒物对肾脏的作用时等。

2. 禁忌证

（1）明显出血倾向：包括用抗凝药治疗者、未纠正出血倾向者暂不宜做肾穿刺，以免引起出血不止。

（2）精神异常或极度衰竭者。

（3）慢性重度肾功能衰竭：肾体积已明显缩小或已形成“固缩肾”，已无肾活检意义。

（4）中度以上高血压：血压>160/110毫米汞柱不宜做此检查，因易发生肾动静脉瘘及出血。

（5）独肾、马蹄肾或一侧肾已丧失功能者。因为万一肾穿刺后出现需摘除穿刺肾的并发症，病人则无以存活。

（6）高度腹水。因为病人难以俯卧接受肾活检；另外万一针刺入腹腔，腹水沿穿刺孔漏出，易引起感染。

（7）肾积水、肾周脓肿、肾结核。

（8）严重贫血、晚期妊娠或过度肥胖。

（9）肾肿瘤或肾血管瘤、肾囊肿、多囊肾等。

应该指出，上述禁忌证中，有些是可以纠正的，纠正之后仍适合做穿刺，对每例病人应权衡得失，创造条件，争取明确病理诊断。

四联疗法治疗肾脏病的疗效

四联疗法首先由金凯德·史密斯（Kincaid-Smith）于1986年倡导，20世纪80年我国学者将之应用于临床。四联疗法是西医治疗肾脏病的传统方法，也是世界医学界公认的治疗肾炎的常规方法，主要是采用“激素类药、细胞毒类药、血小板解聚药、抗凝药”四类药物联合应用治疗各类肾脏疾病，故称为“四联疗法”。目前，在临床上应用比较广泛，特别是激素类药物是西医治疗肾小球肾炎的首选药物。

四联疗法用于临床治疗肾炎已有半个多世纪了，有的学者也称为特效疗法。四联疗法治疗肾炎的疗效是肯定的，特别是对微小病变型的肾病综合征疗效确切，治愈率高，对其他类型的肾炎也有很好的疗效，被医家广泛使用。但也有一些难题尚待解决，如激素的不良反应及撤停激素后的反跳现象；激素耐药及激素依赖；尚无阻断肾炎的病理进程及延缓肾衰竭、尿毒症的作用等。也就是说，对于肾功能不全、肾衰竭、尿毒症束手无策了。

强化治疗的指标

强化治疗是西医界应用糖皮质激素、免疫抑制药及血浆置换来治疗肾脏病的一种特效方法，各种肾病急性活动期病变已公认应强化治疗。强化治疗的指标是：

1. 活动性指标

（1）肾小球。毛细血管内细胞增殖，白细胞及单核细胞浸润，内皮下玻璃样沉积，纤维素样坏死，核固缩、破裂，细胞性新月体形成，线圈样变化，毛细血管血栓形成。

（2）肾小管间质。小管上皮细胞肿胀、坏死、脱落，间质炎性细胞浸润。

2. 慢性病变指标

肾小球硬化，纤维性新月体，肾小管萎缩，肾间质纤维化，小球囊粘连，肾小血管硬化。

血浆置换疗法的作用

血浆置换就是将患者的血浆分离后弃去，然后将去除血浆的血液有形成分及所需补充的血浆或其替代品输回体内，以清除患者血浆内的致病物质，达到治疗目的。目前较常采用的方法是膜式分离法，主要用一个血浆滤过器，通过滤过器微孔将血浆分离出来，本法较以前的离心分离法更为简便，且可连续进行。近年有许多更为复杂的技术运用于血浆置换，这样能高度选择地清除循环中的致病物质。例如，冷滤过法（采用冷冻血浆的技术），免疫吸附技术（采用已含有配体的吸附柱），连锁滤过（采用不同孔径的膜过滤吸附）等方法。临床上常用于治疗原发性急进性肾小球肾炎、肺出血－肾炎综合征（Goodpasture综合征）、系统性红斑狼疮性肾炎（LN）、冷球蛋白血症（又称冷沉免疫球蛋白血症）、免疫球蛋白A性肾病、紫癜性肾炎、溶血性尿毒症综合征（HUS）、血栓性血小板减少性紫癜（TTP）、多发性骨髓瘤相关肾衰竭，以及预防肾移植排异反应、治疗肾移植后排异反应、肾移植后肾小球疾病复发的治疗等。

免疫吸附疗法的作用

免疫吸附疗法是近年来治疗免疫性疾病的新方法，属于血液净化的一种新技术。抗体吸附机的2个治疗柱中装有琼脂糖珠CL-4B混悬液，琼脂糖珠上结合有大量的羊抗人体免疫球蛋白抗体，此抗体能特异性地结合人体血浆中的免疫复合物和各种免疫球蛋白。血浆流过抗体吸附机的治疗柱时，血浆中所含免疫球蛋白G（包括乙酰胆碱受体）即被柱中所含的羊抗人体免疫球蛋白抗体结合，分别经过0.9%氯化钠注射液、甘氨酸缓冲液、磷酸盐缓冲液冲洗后在很短时间内被清除，从而使临床症状改善，用来治疗各种自身抗体引起的自身免疫性疾病效果良好。临床上常用于治疗系统性红斑狼疮、狼疮性肾炎、原发性和继发性局灶性节段性肾小球硬化性肾病、新月体肾炎等。

免疫吸附与血浆置换比较：血浆置换需置换血浆，故选择性差；免疫吸附是抗原抗体特异性结合，选择性高。血浆置换每次置换血浆量为2000~3000毫升，而免疫吸附每次治疗血浆量为9000毫升左右，治疗剂量明显增加。血浆置换时病人的血浆要丢弃，每次治疗要丢失大量重要的凝血物质及纤维蛋白原，所以其有效性和治疗强度受到限制；免疫吸附是将病人的血浆处理后重新输回病人体内，无血浆成分丢失，故其治疗强度可以根据病情的需要进行调整。血浆置换需要输入新鲜血浆，而免疫吸附不需要置换液，故后者避免了通过血液制品传染疾病的问题。

免疫吸附是一种跨学科的血液净化方法，从理论上讲，只要能制备所需的抗原或抗体，就可以吸附相对应的致病抗体或抗原。将来有望制备更多的免疫吸附剂，以及更加简便安全的免疫吸附设备，使得目前尚不能有效治疗的疾病得到更为满意的治疗效果。

透析疗法的作用与方法

透析疗法是治疗肾衰竭、尿毒症的一种有效的治疗方法。原则上讲，凡肾衰竭、尿毒症的患者都应进行透析治疗，这样才能控制或缓解病情、延缓生命。透析疗法的基本原理：用配制好的透析液通过透析膜将血液中的代谢产物（如血肌酐、尿素氮等）析入透析液中而排出体外；同时，透析液中的某些物质亦可向体内移行，如此不断地进行物质交换，可达到治疗目的，这种方法称透析疗法。

目前，临床上用于治疗肾衰竭、尿毒症时常用的透析方法有以下三种。

（1）结肠透析：利用直肠和结肠的黏膜为透析膜，用配制好的透析液与体内的代谢产物进行物质交换，使代谢产物经透析液排出体外，达到治疗目的。

（2）腹膜透析：利用腹膜为透析膜，用配制好的透析液通过腹膜与体内的代谢产物进行物质交换，使代谢产物经透析液排出体外，达到治疗目的。

（3）血液透析：为体外的一种透析装置，血液通过透析膜的孔与配制好的透析液进行物质交换，使代谢产物经透析液排出体外，达到治疗目的。

综合以上三种透析疗法，结肠透析效果较差，配中药灌肠疗效较好，适用于轻度肾功能不全患者的治疗。腹膜透析优于结肠透析，次于血液透析。血液透析又称人工肾，是目前治疗肾衰竭、尿毒症最为理想的一种替代疗法。透析疗法对急性肾衰竭和慢性肾功能不全起着重要的治疗作用，避免了患者进入严重的尿毒症阶段，赢得了时间，使肾功能逐渐得到恢复。尿毒症经长期的血液透析治疗后，绝大部分患者可恢复全部或部分劳动力。

正确认识血液透析

血液透析也称替代疗法，是治疗慢性肾衰竭、尿毒症最佳的一种治疗方法。它可及时清除血液中的有毒物质（如血肌酐、尿素氮、电解质等），缓解和改善中毒症状，使机体内环境基本处于相对稳定状态，起到人的肾脏滤过作用。稳定病情延缓生命，可以作为一种长期的治疗方法，要正确地去认识它、对待它。慢性肾衰竭、尿毒症患者透析指征为：血肌酐>707微摩/升，尿素氮>37.57毫摩/升，具有明显的中毒症状如（恶心、呕吐、全身水肿、食欲缺乏、失眠等），合并有充血性心力衰竭及有明显的神经系统症状者。目前有些学者认为，早一些进行血液透析治疗较好（肾衰竭期），长期存活率可明显增加，不要等到出现严重的并发症、机体各系统各脏器功能受到累及时才被迫进行，所以要正确认识血液透析。

防止肾病复发的巩固治疗

巩固治疗就是巩固疗效，防止复发，使肾病得以康复。有许多患者治疗后取得了显著疗效，甚至临床治愈，患者非常高兴。然后再用特定的药物在特定的时间里使用，可以巩固疗效，使肾病不复发，直至痊愈。这种采取定期使用特殊药物，稳定疗效的方法叫做巩固治疗。

肾小球疾病是一种难治性疾病，采取巩固治疗对肾脏病的治疗及愈后有着非常重要的意义。在临床工作中，巩固治疗应放在与临床治疗同等重要的位置，否则就会前功尽弃，又得重新开始治疗，在临床上发现这样的患者不少，譬如有的患者用激素治疗后尿检转阴，认为肾病好了，可停药后肾病复发，这样反复多次，对肾病康复不利。像这种情况就得进行巩固治疗了，这个问题越来越引起人们的重视。

肾脏病复发的原因有：

（1）服药时间短：有的患者看到尿常规检查正常后，认为肾病好了，什么药都不服用了。由于服药时间短，没有达到3个疗程，停药时间不久即又发病。

（2）没有控制好诱因：如没有控制好感冒的发生，这是易复发的主要因素。

（3）劳累：有一部分患者认为，治愈后可和常人一样生活、劳动了，这是错误的。还应有一个相当长的时间应注意休息，劳逸结合，避免重体力劳动。如果不注意休息，肾病很容易复发。

（4）不注意饮食：有些对肾脏有刺激性的食品及对肾脏有毒性的药品应加以注意。

（5）性生活无节制：中医学认为，性生活频繁，肾精耗损，是导致肾虚的重要因素。“肾为先天之本，五脏六腑之根”。肾虚更易引起肾脏病，所以应节制性生活。

巩固治疗采用的方法

（1）肾复康系列或肾炎康复系列药物治疗法：这两类系列药物对肾脏病治愈后的巩固疗效很好，如肾病综合征（微小病变型）患者经临床治疗痊愈后，继续服用系列药物半年或1年，几乎无复发。

（2）玉屏风散口服法：适用于易感冒患者。在临床上一些患者疗效很好，但一伤风感冒，肾脏病即复发。采用玉屏风散口服，可以防止感冒，预防肾脏病复发。陈梅芳等用玉屏风散治疗24例各类肾小球肾炎易于伤风感冒而诱发使病情反复的患者，并做了有关免疫指标的测定，证实玉屏风散可减少感冒。研究报道，玉屏风散对免疫功能具有双向调节作用，能使绵羊红细胞致敏小鼠脾脏空斑细胞基础水平偏低的增高，偏高的降低，还具有抗炎作用。还有人报道，玉屏风散与丙种球蛋白用于预防反复感冒患者，两组结果基本相同。但从药源、价格、安全等方面考虑，玉屏风散比丙种球蛋白更为可取。

（3）柴苓汤口服法：柴苓汤用于治疗肾脏病越来越被人们所重视，它不仅有良好的治疗作用，而且远期疗效及预防肾脏病的复发效果肯定。日本学者普遍认为，在用激素治疗肾病综合征过程中并用柴苓汤，有助于激素的减量和撤药，而且在缓解期继续用柴苓汤，可预防疾病复发或减轻复发症状。

（4）细胞毒类药物巩固法：常用的细胞毒类药物为环磷酰胺和盐酸氮芥，不仅对肾脏病的治疗有理想的效果，而且在巩固疗效方面也有着不可替代的作用。

①盐酸氮芥。每日每次0.1毫克/千克体重，溶于生理盐水40毫升中，静脉推注，共用4日为1个疗程；以后每月用1个疗程，3个月后改为每3个月再用1个疗程，累积用量达到0.8毫克/千克体重时停药。

②环磷酰胺。8~12毫克/千克体重，加入生理盐水100毫升中，静脉滴注，时间不少于1小时，每日1次，连用2日，并嘱咐病人多饮水、勤排尿。1周后再每日1次，连用2日；这样连用7周，直至冲击累积总量≤150毫克/千克体重，以后每1个月冲击1次，亦为连续2日，3个月后改为3个月1次，冲击治疗稳定1~2年才停止。在治疗中应经常监测血白细胞，如$<3\times10^9$/升时暂停用药。

04 中医治疗

中医对肾脏病的病因、病理的认识

病因是导致人体产生疾病的原因，病理就是疾病发生和变化的机制。中医常将病因、病理联系在一起讨论。

古代就有对肾脏病病因病理的认识，如《灵枢·顺气一日分为四时》篇说："夫百病之所始生者，必起于燥湿、寒暑、风雨、阴阳、喜怒、饮食、居处。"宋代陈无择将致病因素概括为外因、内因、不内不外因三个方面，即六淫为外因；七情为内因；饮食、劳倦、创伤、虫兽伤为不内不外因。陈氏的三因学说一直指导着后世医家对病因的认识与分类。

疾病的产生固然存在着致病因素（邪气）的作用，但决定疾病发生与否的重要因素是机体抗病能力（正气）的强弱。人体正气旺盛，卫外抗病能力强，病邪就难以侵入。只有当人体的正气虚弱、卫外不固的情况下，病邪才有可乘之机，侵入人体而发病，所谓"邪之所凑，其气必虚"、"正气内存，邪不可干"，指的便是这些。这是中医发病学的基本观点，亦即是"内虚学说"的理论依据。

下面主要根据肾脏病的发病特点，将有关的病因病理概括为六淫致病；七情及饮食劳倦致病；脏腑功能失调致病；气、血、津液运行障碍致病几个方面简述于下：

1. 六淫致病

六淫，指风、寒、暑、湿、燥、火六种致病因素，为中医学说中的外因。风、寒、暑、湿、燥、火本来是四季气候变化时的六种表现，也称六气。正常人对六气具有适应能力，一般不致引起疾病。中医学的"天人相应论"和"天人合一"的观点，说明了正常人对六气的自然适应能力。但倘若六气变化太过，或者出现非其时而有其气的反常情况，就会成为致病因素，使人体不能适应其变化，而导致疾病的发生。

按现代的观点认识，六淫不仅是六种气候的反常变化，实际上还可能包括生物（如细菌、病毒等）、物理、化学等多种致病因素在内。六淫入侵人体，可以从皮毛而入，亦可从口鼻而入，此外，还可以从下而上犯。如《内经》说："伤于湿者，下先受之。"这里说的下先受之，在肾脏感染疾患中具有重要意义，因为大多数尿道感染，致病菌先是从尿道口开始，然后上行进入膀胱与肾而引起疾病的。但也有因脏腑本身功能失调，而发生内风、内寒、内湿、内燥等。两者在发生机制上虽不相同，但往往可以互相影响，临证时应予分析鉴别，辨证论治。

2. 七情及饮食劳倦致病

七情及饮食劳倦为中医病因学中的内因。内因是直接作用于机体各个系统的生理联系，使其平衡协调的关系遭到破坏，内环境失稳而致病的。

（1）七情是指喜、怒、忧、思、悲、恐、惊七种情志活动。情志为人的精神思维活动，是人体对外界环境的一种生理反应，同时也是脏腑功能活动的一种反应。《素问·六元纪大论》说："人有五脏化五气，以生喜怒悲忧恐。"说明情志活动是建立在脏腑功能活动基础上的，正常的情志活动不会导致疾病，俗话说"人有七情六欲"，但倘若情志变化过度，就可能成为疾病发生的条件。情志过度本身可损伤五脏精气，导致正气虚弱，易感外邪。情志与五脏的关系是："怒伤肝，喜伤心，思伤脾，忧伤肺，恐伤肾。"七情变化过度导致的气机逆乱，可引起水液代谢障碍，为水肿形成的因素之一，中医学历来重视七情在病因上的作用。现代医学亦在日益注意这个问题，近年来，一门研究人的精神因素对疾病的发生与防治作用的新学科——心理生理学正在形成。据国内外医学工作者长期研究发现，人们持续的紧张、悲伤、惊恐、焦虑、愤怒、憎恨、抑郁等不良情绪，已成为常见病、多发病的诱因之一。并且证实，一切情绪变化，在机体内部都能产生相应的物质，由量变引起质变，而诱发疾病。

（2）饮食不节作为内伤疾病的发病因素则通过影响脾胃功能及其他脏腑的关系而起作用的。表现在暴饮暴食、过食生冷、过食肥甘厚味或过于偏嗜某些食物等。这些因素除可直接损伤脾胃、导致疾病的发生外，还可成为多种脏腑病症的原因。因为脾为后天之本、气血生化之源，先天之气的充盛，还有赖于脾胃的不断滋养，才能保持机体抵抗病邪的能力。

（3）劳倦亦是通过影响脾胃功能而发病的。长时期的过度疲劳可以损伤脾气，导致人体的正气不足、抵抗力低下，成为多种疾病产生或复发的因素，不少慢性肾脏病就是在过度劳累时复发或加剧的。房事过度亦属劳倦过度，房劳过度，肾精耗损，是导致肾虚的重要因素。"肾为先天之本，五脏六腑之根"。房劳可以造成肾虚，肾虚又是多种内伤疾病的发病基础，其中尤其对肾脏病的发病影响更为重要。

3. 脏腑功能失调致病

脏腑是人体内脏的总称。脏腑的功能活动实质就是人体生命活动的体现，这些生命活动是通过各脏腑间的协调和联系来维持的。不同的脏腑虽然在功能上各自不同，但在整体上却存在着互相促进、互相依存、互相制约的关系。正是由于这些关系，把人体各组织的功能构成一个整体，使生命活动处于平衡协调的状态之中。若在某些内外致病因素的作用下，脏腑功能失调，便可使人体生理状态转化为病理状态。中医学十分重视脏腑功能失调在发病学上的作用，尤其是肾脏病，多伴有肺、脾脏腑功能失调，所说的急性肾炎从肺论治和慢性肾炎从脾肾论治，就说明了脏腑功能在肾病时的关系了。

4. 气、血、津液运行障碍

气、血、津液是机体脏腑活动的基础，同时又是脏腑功能活动的产物。气、血、津液通过经脉不断地运行全身，在人体的生理活动中不断地被消耗、不断地得到补充和滋生，因此气、血、津液和脏腑、经脉之间有着相互依存、相互作用和相互影响的密切关系。脏腑病变可以影响气、血、津液的运行，而气、血、津液运行障碍也会引起脏腑的病变。

（1）气。气的含义有两个方面，一是指体内流动着的富有营养的精微物质，如水谷之气、呼吸之气等；一是指脏腑的活动功能，如脏腑之气、经脉之气等。因此，气有物质的一面，亦有功能的一面。中医学更注重功能的一面，也就是所说的气化，在肾脏病的发病过程中，气的生理病理变化主要有下述几个方面：

①推动作用。气有推动血液循环、津液输布及各脏腑功能活动的作用。肾脏病患者因气虚则推动无力，气滞则流通受阻，都会造成血液及水运行发生障碍而出现水肿、小便不利等。

②防御作用。气能温养肌肉、皮肤，起到护卫肌表、抗御外邪的作用（主要是卫气的作用）。患肾脏病时，气虚则卫外无力，外邪容易入侵，易患感冒，感受外邪为肾脏发病与复发的主要因素。

③固摄作用。气属阳，对血、汗、尿、精等阴液有固摄的作用，所为“阴在内，阳之守也”。气旺则固摄有权，能使阴液固守；气虚则固摄作用减弱，可致阴液流失。肾脏病最常见的蛋白尿，则为阴液失守，精微外泄的表现，主要为脾肾气虚，失于固摄所致。

④生化作用。气（后天之气）为水谷精微所化生，而脾胃化生血液与精微的作用又是在气的推动下来完成。这里所说的气，联系脏腑来说，一是指脾气，一是指肾气。脾虽为生化之源，但其作用的发挥必须有赖于肾阳的温煦。脾气虚弱或肾阳不足，生化功能减弱，则可导致精血俱虚之证。肾脏病常见的贫血及低蛋白血症则为脾肾两虚、生化之源不足的表现。

⑤气化作用。气化是人体生命活动的具体表现。人体的水液代谢就是以

气化的形式进行的。饮入于胃后，由脾至肺，由肺至全身，以及下输于肾及膀胱，无不在气化的过程中进行。如张景岳说："所谓气化者，即肾中之气也，即阴中之火也，阴中无阳则气不能化，所以水道不通，溢而为肿。"水肿之病以阳虚者为多就是这个道理。

⑥升降作用。升降出入运动是气运行的基本形式。在这种形式的运动推动下，清阳上升，浊阴下降，各种物质代谢正常进行，从而维持人体的正常生命活动，使机体处于健康状态。气的升降作用一旦失常，清阳不能上升，浊阴不能下降，必将影响五脏六腑，全身上下表里可发生种种病变。如终末期肾衰竭患者常常出现的头晕、嗜睡、昏迷及恶心、呕吐、口臭、尿味等症，就是一种清阳不升、浊阴不降的表现。所谓"清浊相干，命日乱气"，指的便是这一系列症状。

（2）血。血来源于水谷精气，经脾胃的气化作用而成，具有营养全身各脏器组织，维持人体正常生理活动的作用。血液必须要循环脉中，周流不息才能发挥正常的生理功能。凝滞或离经脉之血即为瘀血，瘀血不但失去了营养机体的作用，而且还成为多种疾病的致病因素。肾脏病患者常出现血虚、出血、瘀血等血证表现，中医学很早已注意到瘀血与肾脏的关系，所以瘀血现象已越来越引起人们的重视。现代医学认为，免疫反应和凝血障碍是肾小球疾病发病机制中的两个重要环节，前者导致病变的发生，后者则为病变持续发展和肾功能进行性减退的重要原因。所谓凝血障碍，按中医学的观点认识，可归属于瘀血证范畴。由此可见，瘀血与肾脏病的发病有着密切的关系。

（3）津液。是人体正常水液的总称，亦由水谷精微化生而来，能出入于经脉，环流于全身，与血液共同濡养着机体的作用。津液的形成、输布和排泄过程比较复杂，以肺、脾、肾三脏最为重要。饮入胃的水液，经脾运化，上输到肺，肺主宣降与通调，将水液中的精微部分（即清者）散至全身，并将多余的水液和废料（即浊者）下输肾与膀胱排出体外。肾主水，司开阖，对水液的代谢起着总的调节作用。在水液的代谢过程中，任何一个环节发生障碍，如脾的运化失职，肺的宣降失常，肾的开阖不利等都会导致水液代谢障碍而出现水肿、小便不利等症状。

中医对肾性水肿的认识

我国早先医家对肾性水肿的命名很多，属中医水气病的范畴，如《素问·奇病论》有肾风的名称；《金匮要略·水气病脉证并治第十四》篇里有风、皮、正、石四水及心、肝、肺、脾、肾五水的名称。元朝朱丹溪根据证候寒热虚实的不同，而概分为阴水与阳水两大类型。为切合实际，目前国内有关学者对肾性水肿的中医命名进行了整理研究，取用风、皮、正三水，而舍去石水，因系肝性水肿；舍去五脏水肿名称，因为从张仲景原文来看很难看出他的诊断特点；另一方面，水液代谢的障碍多与肺、脾、肾、膀胱、三焦诸脏腑的功能失调有关，虽然有所侧重，但很难用某一脏的功能失调来解释；舍去肾风，因可归属于风水；舍去阴水、阳水，因是证候名，不是病名。

取用三水，主要是根据水肿的部位而命名的。当然，风水也包括病因在内。通过临床及参阅有关文献制订了三水的诊断要点：风水是水肿伴表证，特点是病程短，水肿以面目、上半身为先，肾炎型和肾病型水肿初起急性期多属风水。皮水是以四肢水肿为主，特点是不伴表证，四肢水肿，按之没指，肾性水肿迁延不愈，处于慢性期多属皮水。正水是肾性水肿重症，特点是除四肢水肿以外，必伴胸腔积液或腹水，由于水气较盛，影响肺的肃降之功，腹满喘急为其突出的临床表现。

（1）肾性水肿的急性期：以邪实为主，证候多属阳。六淫之邪中以风邪为主，但有兼夹之异，临床可见风热、风寒、风湿、风毒诸症，病位多系邪气犯肺，肺失宣肃，水道不通，膀胱不利，聚成水肿。

（2）肾性水肿的慢性期：多以正虚为主，邪实为辅，或虚实并重，证候多属阴，脏气之虚以脾肾为重心。常见的症型有阳虚水停，临证尚需辨识属脾阳虚还是属肾阳虚，或是脾肾阳俱虚；气虚水停系肺、脾、肾气之虚，气化失司；阴虚水停是水肿同时伴有肝肾阴虚内热诸症。

气、血、水三者相辅相成，在病理状态下也相互影响，水病可致气滞、血瘀，反过来气滞血瘀又有碍于水的运行，如此恶性循环，形成病机的复杂性。气滞与肺、肝、脾三脏有关，感受外邪，肺气壅塞，水道失于通调；肝气郁结妇女多见，由于情志不畅，肝气不疏，水肿加重；脾气壅塞多为水肿重症的结果，临床常见的脘腹胀痛者即属于此。血瘀水停证的辨识，妇女尤必问月经，月经闭塞或量少色黑有块，或月经推后、痛经；又如面唇发黯，舌暗有瘀斑，脉涩皆为血瘀之证；一般妇女月经复常为肾病向愈之兆。

由此可见，肾性水肿的病机是错综复杂的。在临床上，应根据病人的具体情况辨证施治，只要抓住正虚与邪实的比重；肺、脾、肾三脏的主次；急性期与慢性期的特点；水、血、气三者的失调状况这四个环节，并注意观察病机的动态演变情况，就能做出正确的诊断与治疗。

中医对肾脏病的辨证论治

中医学早在两千年以前对肾脏病就有了认识，认为“肾为先天之本，五脏六腑之根”，可见肾脏的重要性了。历代医家对肾脏病都有精辟的论述及辨证施治的详情记载，借先人之鉴，继承而不拟古，创新而不离宗。现代医家在发扬和继承中医学的基础上，不断发展创新，不断总结经验，已经形成了中医肾脏病学科，在治疗肾脏病方面取得了可喜的成果。

近年来，肾脏病患者求治于中医的越来越多，原因有许多方面：中药对肾脏病疗效的肯定；可克服激素的不良反应；可对整体功能的调节，双向调节免疫功能；中药可以改善肾功能，减轻症状，缓解病情，延缓终末期的到来；中药西制，服用方便，可长期服用，且没有激素和细胞毒类药的不良反应；费用比较低廉等。

患者在求助中医治疗的过程中常常提出这样一些问题：什么中药方可治蛋白尿？什么中药方可降低血肌酐和尿素氮？什么方可以升高血红蛋白等。这时候中医不可能给你提供出一味药或一张处方来，而且同是水肿会出以不同的药方，不同的肾病也会出以相同的处方，同一个患者的不同病期处方也不相同，这是为什么？原因是中医讲辨证论治。

常见肾脏病的中医治疗思路可分如下步骤：第一步是辨中医病名，如水气病、关格病、淋病等；没有恰当的病名可辨中医病症名，如眩晕、尿血、腰痛等。第二步结合患者的临床表现参合舌诊、脉诊得出定位与定性诊断。第三步确立相应的治疗方案。第四步选择适宜的方药。在服药的过程中不可急于求成，尤其是慢性肾炎、慢性肾衰竭及慢性肾盂肾炎的治疗应打持久战，不可更方过频，在服用有效方剂的过程中只需微调，同时配合调养诸法，不仅可见患者症状消失、体力增强，同时可见有关理化指标相应改善，甚至有的可以痊愈。编者1999年在对1名肾病综合征用中药治疗时，收到了奇效：患者战某，因用染发剂焗油时发生变态反应，全身水肿，尿蛋白(+++)，诊断为肾病综合征Ⅱ型。在省城医院用四联疗法治疗3月余未见明显好转，出院后靠定期注射白蛋白和口服泼尼松维持治疗。来诊时见全身水肿，高血压，尿蛋白(+++)，血清白蛋白19克/升；满月脸，水牛背，面部有散在痤疮，向心性肥胖，体重90千克。收住院后，经用“三联疗法”的系列药物治疗58天，水肿消失，尿蛋白转阴，血浆白蛋白升至35克/升，临床治愈，病人非常满意，收到了特殊疗效。

目前，不少学者用中药对各类肾病的治疗取得了可喜的成果，并对作用机制进行了研究和探讨，积累了较丰富的宝贵经验，如大家公认的雷公藤治疗肾炎的作用机制比较明确和肯定。从中医角度来认识，肾炎总的病机是“外邪侵袭，内伤脾肾”，为本虚标实之证，“内虚”在疾病的发病过程中始终起主导作用。因此，除对外邪、水湿、瘀血等因素采取祛邪措施外，中医对肾炎的治疗主要还是以扶正为主，正气充沛，邪不入内。其具体措施是益肺（气）、健脾、补肾。不少单位及学者通过临床实践观察，认为肺、脾、肾三脏与机体免疫功能有着密切的关系。肺脾肾之气健旺，机体免疫功能则正常；反之，任何一脏的亏虚都会造成免疫功能的失调。临床实践表明，益肺（气）、健脾、补肾等方法，常用的药物（如黄芪、党参、白术、茯苓、薏苡仁、大枣、当归、熟地黄、淫羊藿、菟丝子、巴戟天、枸杞子、山茱萸、女贞子、墨旱莲、雷公藤、冬虫夏草、附子等）确有提高免疫力、调节免疫平衡、改善机体免疫功能的作用。由此观之，扶正的中药治疗肾炎可能主要是通过调节免疫功能而收效的，可能是一种良好的免疫促进剂。所以，中医治疗肾脏病的前景广阔，应当挖掘中医学遗产，发挥中医中药优势，为治疗肾脏病开辟一条新的途径。

中医治疗肾脏病的原则

中医学对肾脏病的诊断和治疗是以证来论治的，中医治疗肾脏病的原则为急性肾炎从肺论治，慢性肾炎从脾、肾论治，阴阳平衡，肾脏病得以康复。

（1）急性肾炎从肺论治：肺主气，司呼吸，为体内外气体交换的通道。急性肾炎发病前大都有一个上呼吸道或皮肤的感染过程，常有肺经的症状出现，水肿多从颜面开始，属风水的范畴。因而，其治疗原则亦如《金匮要略》所指出的那样“腰以上肿当发汗乃愈”，故多从肺论治，采用宣肺利水法。

有关学者报道，现代医学只认识到肺是一个气体交换器，而现在证实，肺脏还是一个具有高度代谢活性的器官。肺对许多生物性物质具有合成、释放、降解和灭活作用，其中有许多参与水、盐平衡的体液因子都与肺有关，从而认识到，肺脏对调节和维持水液代谢平衡有重要作用。相信在不久的将来，“肺为水上之源”的科学原理会被彻底揭示。

（2）慢性肾炎从脾、肾论治：“肾为先天之本、五脏六腑之根”，“脾为后天之本、气血生化之源”，两脏关系甚为密切。肾藏精，先天之精和后天之精皆藏于肾，所以肾为封藏之本，应是藏而不泄。凡临床上所见的遗精、滑精、白浊等症，皆属肾不藏精的表现，主张从肾论治。肾主水，司开阖，肾从阳则开，从阴则阖，这一开阖功能是靠肾气来实现的，肾气虚弱，开阖失司，水液代谢发生障碍，就可导致全身水肿、小便不利等症状。治则，也应从肾论治。

脾主运化，升其清阳，降其浊阴，这种升降出入过程，是机体进行新陈代谢、维持生命活动的基本方式。脾位处中焦，升则上升于心肺，降则下归于肝肾，这种升清降浊的功能在升降运动中起着重要的枢纽作用。脾气不升，则精微不能正常输布归藏而外泄，肾脏病时的蛋白尿则为精微外泄所致，所以肾炎蛋白尿时应从脾论治。

（3）阴阳平衡：阴阳互根，任何一方发生变化都可影响另一方，并且在一定条件下会互相转化。慢性肾炎时，由于病程绵长，阳损可以及阴，阴损可以及阳，尤其在终末期，肾功能日益衰退，肺脾心肝等内脏功能同时受损，气血阴阳俱虚，因而经常出现阴阳两虚之证。所以，在对慢性肾炎治疗时，阳虚者应温阳，阴虚者应滋阴，阴阳两虚者阴阳并补，以达阴阳平衡，对慢性肾炎的治疗至关重要。

中医治疗肾脏病的方法

近几年来，中医治疗肾脏病继承创新，方法很多。根据多种资料报道，陈贤教授对肾脏常见病的中医治疗，总结、归纳为22种辨证论治方法，在临床上取得了显著的疗效。

1. 宣肺利水法

［常用方剂］越婢加术汤、麻黄连翘赤小豆汤、千金苇茎汤、五皮饮等。

［常用药物］麻黄、石膏、紫苏叶、桑白皮、苇茎、鱼腥草、连翘、杏仁、防风、荆芥等。

［适应证］肺主表，外合皮毛，为水上之源。如肺为风邪所袭，宣降失常，不能通调水道、下输膀胱，以致风遏水阻，风水相搏，流溢于肌肤，即发为水肿。在水肿发生前1~2周或在出现水肿的同时，往往有外感风邪的症状，如发热、恶寒、头痛、四肢酸楚、咳嗽、咽喉肿痛、苔薄白、脉浮等。水肿每从颜面开始，继而遍及全身，一般来势较急。多见于急性肾炎初期及慢性肾炎急性活动期，可用于急性肾小球肾炎、原发性及继发性肾病综合征、慢性肾炎急性发作型等的水肿阶段，与五苓散配合使用，其利水消肿之力更强。

2. 益气固表法

[常用方剂] 防己黄芪汤、玉屏风散、补中益气汤等。

[常用药物] 黄芪、党参、白术、防风、甘草等。

[适应证] 阳主卫外，阳气充足才能抵御外邪侵袭，而气为肺所主，肺之外合为皮毛，故卫外的阳气主要是指肺气。肺气虚弱，卫阳不固，则容易感受外邪。外邪的侵袭是肾炎初发与复发的重要因素，临床上每见部分肾炎初发患者同时兼有肺气虚的症状，亦常常见到一部分慢性肾炎患者在治疗过程中或治疗后容易复发。凡肾炎患者，兼有倦怠、懒言、声音低怯、面色苍白、畏风形寒，或有自汗、舌淡、苔薄白、脉虚弱等表现，以及一些肾脏病患者在治疗过程中容易反复发作，均可单独使用本法治疗。益气固表法亦常与温补肾阳法并用，或补肺、健脾、温肾三法并用，以加强益气固表的效果。

3. 燥湿健脾法

[常用方剂] 平胃散、胃苓汤等。

[常用药物] 苍术、厚朴、陈皮、砂仁、大腹皮、半夏、木香、白豆蔻等。

[适应证] 可用于肾脏病水肿之属于脾胃湿困者（如纳呆、腹胀伴水肿患者）。一般慢性肾炎、肾病综合征患者多见于此证型。

4. 健脾益气法

[常用方剂] 四君子汤、参苓白术散、补中益气汤、举元煎等。

[常用药物] 黄芪、党参、白术、茯苓、淮山药、大枣、芡实、莲子、炙甘草、薏苡仁等。

[适应证] 适用于各类肾病出现脾虚见证者，如纳呆、腹胀、大便稀薄、神疲体倦、少气懒言、水肿、尿少、舌淡脉缓等。如肾病综合征，以水肿为主的，可在健脾益气的基础上兼以渗湿，可和五皮饮或五苓散合用，以加强利尿消肿。水肿消退，而蛋白尿未消失者，则可和补肾固精药联用，健脾益气、固涩精微，则疗效更相得益彰。

5. 温运脾阳法

[常用方剂] 术附汤、实脾饮等。

[常用药物] 白术、附子、干姜、煨姜、苍术、草果、砂仁、白豆蔻、草豆蔻等。

[适应证] 适用于因脾阳不振，运化水谷之力亦差，故常常可见脘闷腹胀、纳呆便溏、尿少、水肿等症。慢性肾炎、肾病综合征、慢性肾衰竭多见

此证型。治宜温运脾阳，化气利水。温者，温其阳也，通过温阳以恢复脾的运化功能。

6. 和胃降逆法

[常用方剂]二陈汤、黄连温胆汤，半夏泻心汤、旋覆代赭汤等。

[常用药物]陈皮、半夏、紫苏叶、藿香、枳实、干姜、生姜、竹茹、代赭石、旋覆花等。

[适应证]尤其在肾脏病末期（肾衰竭、尿毒症），由于脾肾虚衰，阳不化阴，以致湿毒内蕴，湿毒损及胃腑，则可出现恶心、呕吐、呃逆、嗳气、口臭等一系列症状。一般的急慢性肾炎亦常出现胃气上逆的症状，故和胃降逆法亦为肾病的常用治疗方法之二。

7. 滋养肾阴法

[常用方剂]六味地黄丸、左归丸、左归饮、知柏地黄丸、大补阴丸等。

[常用药物]地黄、山茱萸、枸杞子、女贞子、墨旱莲、玄参、龟板、鳖甲、五味子等。

[适应证]各种肾脏病，由于脾肾虚损不断加剧，肾阴作为脏腑功能活动的物质基础，常常易于耗损。肾阴亏损的主要症状为头晕、耳鸣、腰酸腿软，失眠健忘、盗汗遗精等。阴虚而火旺者，尚见潮热面赤，五心烦热，咽干舌燥少津，脉细数等。急性肾炎恢复期、慢性肾炎高血压型、慢性肾盂肾炎、肾结核、狼疮性肾炎等疾病常见此证型。

8. 滋补肝肾法

[常用方剂]杞菊地黄丸、麦味地黄丸、二至丸等。

[常用药物]枸杞子、山茱萸、地黄、女贞子、墨旱莲、五味子、何首乌、白芍、木瓜、沙参、龟板、麦冬等。

[适应证]由于肾阴不足，精不化血，肝失濡养，以致肝阴不足，故肝肾阴虚者常常并见。肝阴不足，则头晕眼花，两目干涩，或视物不清；肾阴不足，则腰膝酸软，心烦失眠，咽干耳鸣，并出现手足心热，舌红少津，脉弦细数等阴虚内热之象。急性肾炎恢复期、慢性肾炎高血压型、隐匿性肾炎、狼疮性肾炎、肾结核等常出现上述证候，治宜滋补肝肾法。

9. 益气养阴法

[常用方剂]生脉散、参芪地黄汤等。

[常用药物]人参、西洋参、太子参、沙参、黄芪、淮山药、麦冬、生

地黄、玉竹、枸杞子、山茱萸、五味子等。

[适应证] 气为阳，血与津液为阴，气阴两虚实际上也是阴阳两虚。气虚不能生化津液，阴虚则津液不足，故气阴两虚常常互见，如神疲乏力、腰膝酸软、咽干舌燥、尿频量多、舌红少苔、脉细数无力等。据统计，该证型在糖尿病肾病中占70%~80%，在其他种类肾小球肾炎，如慢性肾炎、隐匿型肾炎、狼疮性肾炎中亦很常见。

10. 温补肾阳法

[常用方剂] 肾气丸、右归饮、右归丸。

[常用药物] 附子、肉桂、仙茅、淫羊藿、巴戟天、菟丝子、肉苁蓉、补骨脂、续断、杜仲、鹿角胶等。

[适应证] 元阳亦称真阳、肾火、命火，但一般习称肾阳。肾阳作为生命活动的原动力，在肾病时亦常常易于耗损。肾阳亏损的主要症状为腰膝酸软，形寒肢冷，阳痿早泄，便溏溲清，尿频或尿少，神疲乏力，面色苍白，舌质淡胖或有齿痕，苔白润，脉沉弱等。慢性肾炎、肾病综合征、慢性肾衰竭等疾病常常出现此证型，治宜温补肾阳。

11. 温阳利水法

[常用方剂] 真武汤、济生肾气丸、五苓散等。

[常用药物] 附子、白术、茯苓、猪苓、泽泻、益母草、生姜等。

[适应证] 人体的水液代谢主要依靠肺、脾、肾三脏的气化调节。气为阳，则水液代谢主要与阳气的盛衰有关，其中尤与肾阳的盛衰有关。因为肾主水，又为一身阳气之根，主气化而利小便。肾阳不足，气不化水，则小便不利，肢体水肿。主要症见为颜面、四肢、胸腹一身尽肿，迁延不已，怯寒肢冷，腰酸倦怠，腹胀便溏，面色苍白或黝黑，舌质淡胖或有齿痕，脉沉弱等。常见于慢性肾炎、肾病综合征、慢性肾衰竭等疾病。

12. 滋阴利水法

[常用方剂] 猪苓汤、滋肾丸、六味地黄丸等。

[常用药物] 阿胶、生地黄、淮山药、女贞子、麦冬、猪苓、茯苓、泽泻、牛膝、墨旱莲、车前子、白茅根、滑石、白芍等。

[适应证] 滋阴利水法适用于阴虚水肿。水肿之病多属阳虚，属阴虚者少，故阴虚水肿不易理解。但在临床上确有一部分水肿证属阴虚的，应该引起我们的注意。阴虚水肿的症状表现为低热，烦渴欲饮，小便不利或涩痛，血尿，下肢轻度水肿，舌边尖红，苔少，脉细数。急性肾炎、慢性肾盂肾炎、

慢性肾炎、狼疮性肾炎均可见此证型。一般阳性水肿表现为寒象，水势较盛；阴虚水肿表现为热象，而水势较轻。两者在临床上不难鉴别。

13. 补肾固精法

［常用方剂］金锁固精丸、封髓丹、无比山药丸、菟丝子丸、九龙丸等。

［常用药物］金樱子、菟丝子、山茱萸、枸杞子、女贞子、沙苑蒺藜、山药、莲子、莲须、芡实、五味子等。

［适应证］肾藏精，一为男女生殖之精，一为水谷所化之精，即五脏六腑之精。精之所以能安其处，全赖肾气充足，封藏乃不失其职所致。肾脏病时，由于脾肾亏损，可见头晕耳鸣、腰酸腿软、遗精滑泄或蛋白尿持续不消失等症，均可选用补肾固精法。虽同是肾虚不藏所致的失精，在临床上仍有阴虚阳虚之分，而治疗的侧重点亦有所不同。阴虚则相火妄动，干扰精室，致封藏失职，精液遗出，治宜滋阴降火，收敛固摄；阳虚则下元虚惫，气失所摄，致精关不固，精液滑泄，治宜补肾温阳，收敛固摄。临床上各种肾脏病出现的蛋白尿、尿浊、遗精滑泄均可使用本法。

14. 滋阴潜阳法

［常用方剂］杞菊地黄丸、大定风珠、镇肝熄风汤、羚角钩藤汤等。

［常用药物］钩藤、白芍、地黄、枸杞子、何首乌、菊花、天冬、桑叶、白蒺藜、龟板、鳖甲、珍珠母、石决明、龙骨、牡蛎等。

［适应证］滋阴潜阳法适用于阴虚阳亢证。这里所指的阴虚主要为肝肾阴虚，所指的阳亢主要为肝阳上亢，其证候主要表现为眩晕、头痛、耳鸣、耳聋、视力减退、四肢麻木震颤、烦躁、少寐多梦、口燥咽干、舌质红干少津、苔少、脉弦细数等。阴虚阳亢进一步发展，可导致阳化风动而出现突然晕厥、抽搐、肢体偏瘫等症。慢性肾炎高血压型、狼疮性肾炎、肾性高血压、尿毒症等可出现上述证候。

15. 阴阳并补法

［常用方剂］金匮肾气丸、地黄饮子、二仙汤等。

［常用药物］地黄、枸杞子、女贞子、山茱萸、五味子、何首乌、麦冬、当归、附子、肉桂、淫羊藿、仙茅、补骨脂、杜仲、巴戟天、菟丝子、鹿角胶等。

［适应证］阴阳互根，任何一方发生变化都可影响到另一方，并且在一定条件下会互相转化。由于慢性肾病的病程绵长，阳损可及阴，阴损可以及阳，尤其在终末期，肾功能日益衰退，肺、脾、心、肝等脏器功能同时受损，

气血、阴阳俱虚，因而经常出现阴阳两虚证。其主要症状为精神萎靡，倦怠无力，头晕耳鸣，腰酸腿软，夜多小便，无水肿或水肿不著或时肿时消，舌质淡或红，苔白，脉沉细等。偏阴虚者可见手足心热、口燥咽干、大便秘结，舌红少苔；偏阳虚者可见畏寒肢冷、乏力便溏、小便清长、舌质淡胖。慢性肾炎、急性肾炎恢复期、慢性肾衰竭时常见有阴阳两虚证，治宜用阴阳并补法。在具体应用时，可根据阴虚或阳虚的轻重程度，或侧重于养阴，或侧重于温阳，需灵活掌握。

16. 温阳泄浊法

[常用方剂] 大黄附子汤、温脾汤、附子泻心汤等。

[常用药物] 附子、肉桂、大黄、法半夏、番泻叶、生姜、紫苏叶、黄连、槐花、蒲公英等。

[适应证] 肾脏病末期，肾阳衰微，阳不化阴，以致阴霾弥漫，浊邪壅塞，升降运动失衡，清阳不升而受阻，浊阴不降而上逆。临床上可见头晕、嗜睡、昏蒙、恶心、呕吐、面色暗滞、口臭尿味、舌苔浊腻等症。症候表现为湿浊内滞，而发病之实为肾阳虚衰，故属阳微阴盛，本虚标实之证。治疗应标本兼顾，攻补兼施，宜用温阳泄浊法，现常用于治疗肾衰竭、尿毒症等。

17. 清热解毒法

[常用方剂] 银翘散、普济消毒饮、麻黄连翘赤小豆汤、五味消毒饮等。

[常用药物] 金银花、连翘、黄芩、玄参、生地黄、牡丹皮、赤芍、苦参、紫花地丁、蒲公英、鱼腥草等。

[适应证] 热邪为六淫之一，热为阳邪，是发生肾脏疾病的重要因素。急性肾炎的发病、慢性肾炎的复发均与感染密切相关，而这些感染则往往表现为中医所说的热毒之证。其症候表现为发热、咽喉肿痛或皮肤湿疹、脓疱、疮疥痈疡等；或发热、寒战、腰痛、尿频、尿急、尿痛、尿液黄赤混浊、苔黄、脉数等。该法常用于急性肾炎、慢性肾炎急性发作型、肾盂肾炎及其他泌尿系感染等。

18. 清热利湿法

[常用方剂] 八正散、龙胆泻肝汤、萆薢分清饮、导赤散、小蓟饮子等。

[常用药物] 黄芩、黄柏、栀子、柴胡、金钱草、茯苓、泽泻、萹蓄、木通、车前子、薏苡仁、滑石等。

[适应证] 该法适用于下焦湿热证。湿热证主要因外感湿热之邪所致，可由湿热两气相兼，侵袭机体引起，亦可因先感受湿邪然后再感热邪造成。

热为阳邪，可以充斥表里；湿为阴邪，能够弥漫三焦，故湿热证常同时罹患上、中、下三焦。因肾与膀胱位处下焦，故肾脏的湿热证一般以下焦湿热为主，表现为尿频、尿急、尿痛、腰痛、血尿、发热、舌红、苔腻、脉数等。多见于尿道感染、尿路结石、前列腺炎等疾病。

19. 清热凉血法

[常用方剂] 犀角地黄汤、知柏地黄丸、二至丸、小蓟引子、导赤散等。

[常用药物] 水牛角、地黄、玄参、赤芍、牡丹皮、山栀子、大蓟、小蓟、墨旱莲、连翘、牛膝、白茅根、槐花、茜草、红花等。

[适应证] 热为阳邪，容易耗血动血。耗血的结果为阴血亏损；动血的结果则导致血不循经而妄行外溢，造成各种出血现象，在肾脏病的突出表现则为血尿。此外，狼疮性肾炎的皮肤红斑，尿毒症晚期所出现的呕血、衄血、便血、皮肤瘀斑、神昏谵语、躁扰发狂等亦为血分热毒亢盛的表现。舌质红或红绛、脉数等为热扰血分的共同征象。清热凉血法具有凉解血分之热及活血散瘀之效，适用于上述证候。但肾脏病的血分热盛与外感湿热病之邪入血分不同，后者之热为外感六淫之邪所致，而前者之热除一部分来自外感外，尚有由于阴虚相火妄动所致者。因此，清热凉血法常常与滋阴利水法并用。

20. 通淋排石法

[常用方剂] 石韦散、八正散、砂淋丸等。

[常用药物] 金钱草、石韦、车前草、猪苓、泽泻、萹蓄、瞿麦、牛膝、冬葵子、海金沙、滑石等。

[适应证] 通淋排石法适用于砂石淋，即属现代医学所称的泌尿系结石，该法实质就是利尿法在排石方面的运用。因石而发淋，因淋而致排尿不畅，反过来则是利尿可以通淋，淋通则有助于排石，所以通淋排石法常用的药物均为利尿渗湿药。又因为结石的形成是由邪热煎熬尿液所致，因此该法的选方用药与前述的清热利湿法基本是一致的，只是针对性要强一些。

21. 峻下逐水法

[常用方剂] 十枣汤、舟车丸、疏凿饮子、卢氏肾炎丸等。

[常用药物] 牵牛子、甘遂、芫花、大戟、商陆、大黄等。

[适应证] 该法就是通过泻下作用使水湿从肠道排出，从而达到消肿目的，是一种治标救急的办法。水肿是肾脏病的主要临床表现，常规的消肿办法是通过利尿。但对某些虽经利尿治疗而无效，水湿极为壅盛而正气未虚或

不甚虚者，可当机立断使用峻下逐水法，以挫其水势，缓解病情之危急，从而争取时机，进一步从本治疗。

22.活血化瘀法

［常用方剂］桃红四物汤、血府逐瘀汤、桂枝茯苓丸、益肾汤等。

［常用药物］丹参、赤芍、鸡血藤、当归、红花、川芎、生地黄、牡丹皮、益母草、牛膝、大黄、桃仁、山楂、桂枝、三棱、莪术、穿山甲等。

［适应证］瘀血证用活血化瘀法在中医学中具有独特的理论内容和实践经验。瘀血可以是疾病的病理产物，又可以成为疾病发展变化的原因。20世纪70年代以来，通过中西医结合的思路，认为在肾脏原发性损害中的肾小球阻塞，肾组织缺血缺氧及其对全身的影响，结石在肾脏或输尿管中长时间停留所造成的局部组织充血、水肿、炎症、纤维组织增生等，同产生瘀血证的病机有许多共同之处，从而应用活血化瘀法治疗急慢性肾炎、尿道结石、急性肾衰竭、慢性肾衰竭等疾病，取得了一定疗效，应用活血化瘀法治疗各类肾脏病有着广阔的前景。

采用三联疗法治疗肾脏病的疗效

三联疗法，就是用三种药物联合治疗肾脏病的方法，在临床工作中采用中医中药治疗各类肾脏病总结出来的疗效确切的治疗方法。目前，治疗肾脏病的方法和各种药物繁多，且大同小异，其疗效不尽如人意，所以肾脏病为疑难病症之一。我们在临床工作中纵观各种疗法之长，取长补短，不断总结经验，利用综合的治疗方法，提高了治疗肾脏病的有效率、临床治愈率，同时降低了复发率。以肾复康系列和肾炎康复系列药物为主药（君药），肾炎口服液方剂为臣药，针剂（协定处方）为使药，三种药物同时应用治疗肾脏常见病取得了独特的疗效。这种以成药、汤药、针剂联合应用治疗肾病的方法，称为“三联疗法”。

疗效的好坏只是相对而言。因治疗肾病的三联疗法药物不管是成药也好，汤药和针剂也罢，大都是中药制剂，再加上疗效满意，且无西药中的激素类及细胞毒类药物的不良反应，所以患者都愿意接受治疗。

在临床工作中，我们看到有的患者单独用一种药物治疗肾脏病，有的用两种药物治疗肾脏病，有的用更多种药物治疗肾脏病，虽然都取得了一定的疗效，但还存在一些实际问题尚待解决。三联疗法治疗肾脏病以中药为主，有治标的，又有治本的，能清热解毒，活血化瘀，攻补兼施，标本兼治，同时也调理了五脏六腑的功能。它不仅可以清除免疫复合物，而且还可以阻断肾脏纤维化的形成，改善肾功能（蛋白尿、血尿消失，肌酐、尿素氮下降），治疗各类肾脏病取得了非常理想的疗效。再者，它和西医的“四联疗法”相比，没有激素和细胞毒类药物的不良反应，而且对肾功能不全、肾衰竭、尿毒症也有非常满意的疗效。在临床工作中，我们收治过肾病综合征（Ⅰ型，Ⅱ型）、紫癜性肾炎、狼疮性肾炎、肾衰竭、尿毒症等，而且有许多患者求治过多家大医院，经传统的方法治疗后没有取得理想的效果，我们采用三联疗法给予治疗，疗效满意，甚至有的临床治愈。

通过临床实践，我们寻找到了疗效确切的治疗肾病的中药，如具有免疫抑制作用的雷公藤、甘草、灵芝、猪苓、当归、附子等，可以取代激素或细胞毒类药等；丹参、川芎、穿山甲、当归、三七等活血化瘀药，可以取代西医的抗凝药和血小板解聚药；还有能够清除蛋白尿、改善肾功能及双向调节免疫功能的中药，如黄芪、大黄、枸杞子、人参、白术、冬虫夏草等。通过用这些中药治疗，密切观察患者的病情变化，不断总结，不断提高，在临床上取得了良好的效果。我们经过多年的临床应用，继承先人医术之长，借鉴历代医家之精，发掘中医学之宝，总结临床经验之最。又经过精心组方、合理调配，并规范了采用中药的成药、汤药、针剂等系列药物用于临床，取得了非常理想的疗效，深受患者的好评。因此可以说，我们寻求到了一种新的治疗途径，那就是利用“三联疗法”的系列药物综合治疗各类肾脏病，取得了独特的疗效。

三联疗法的主要内容及特点

1. 主要内容

（1）新的理论。现代医学从肾小球肾炎的免疫学发病机制方面认为，清除抗原或抑制抗体均为治疗肾小球疾病的重要环节，也是治疗各类肾小球疾病的理论依据。清除抗原就是清除外邪（即致病因子，如感染、过敏、劳累等）；抑制抗体就是抑制机体内的抗体（免疫球蛋白），避免与相应的抗原结合而导致免疫反应。在治疗中二者必具其一，才能完成治疗之目的。

根据抗原-抗体反应的免疫学说，结合中医学“天人合一”的宏观辨证观点与机体“内稳态”的微观辨证理论，用于临床实践，在对肾脏病的治疗过程中悟出了这样一个根本的道理：人之所以患各种疾病，主要是由于生命运动的动态平衡（天人合一）被破坏所致。根据这一理论依据，运用“三联疗法”治疗肾脏病取得了良好的效果。什么叫“天人合一”呢？就是指外环境（自然界）对机体的刺激反应，而引起机体内环境（神经系统、内分泌系统、免疫系统等）对外环境的适应性调节，并达到自然平衡的统一过程。而“内稳态”是指内环境稳定状态，机体内部五脏六腑之间、气血津液之间相互协调的关系，如在慢性肾炎发作时，肾与肺、肝、脾、心、脑的关系。通过先进的科学方式与手段，对肾脏病进行微观研究，对血液免疫球蛋白、补体C3的测定，发现阳虚患者免疫球蛋白A与免疫球蛋白G的含量明显降低；通过血液流变学指标的观察，发现脾肾阳虚者全血黏度降低，血浆黏度增高，但肺肾气虚者以全血黏度增高为最明显，肝肾阴虚以血浆黏度增高为显著。经过多年的科学研究及临床观察，逐渐创建及完善了治疗肾脏病的“三联疗法”。

（2）新的药物。在上述新的理论基础上，科学地筛选出了系列新的中药配方，以及系列中成药在临床上的合理应用。据有关资料报道，对治疗肾病的中药，利用分子生物学、细胞生物学的方法对组成的中药方中的主要成分进行药理研究和动物实验，发现药物有以下特点：

①冬虫夏草。能提高巨噬细胞的吞噬功能，消除血浆中免疫复合物，属双向调节免疫功能，能正向调节T细胞、B细胞功能。亦能通过提高抑制T细胞而对辅助T细胞、细胞毒性T细胞、B细胞起负反馈调节作用。在机体免疫功能低下时表现为提高免疫力，在机体免疫功能正常或亢进时表现为对细胞免疫和体液免疫都有抑制作用。

②枸杞子。对抑制性T细胞、辅助性T细胞均有增殖作用，具有调节免疫细胞功能的效应，对B细胞也有作用，维持着机体的免疫平衡。

③雷公藤。天然免疫抑制药，可抑制免疫过程的多个环节，如非特异性免疫反应、特异性反应、细胞免疫反应、体液免疫反应、免疫应答的早期活动阶段、免疫应答的效应阶段等。

④鹿茸。鹿茸磷脂有抑制单胺氧化酶等活性物质的作用。

⑤黄芪。具有双向调节免疫功能，使免疫亢进及低下恢复正常，对自身免疫性疾病有一定作用。

⑥地龙。对免疫应答反应早期阶段有明显抑制作用。

⑦蝉蜕。对迟发性超敏反应有明显抑制作用。

⑧水蛭。对免疫应答反应有明显抑制作用，同时具有活血化瘀、改善血黏度的功效。

利用这些药物的生物活性和对机体免疫的双向调节作用，我们选用了具有特殊疗效的系列中成药，用于临床治疗各类肾脏病，取得了非常理想的疗效。例如，能平衡阴阳的药物肾复康、复肾宁胶囊；活血化瘀、疏经通络的药物肾特康和肾炎1~6号针剂；再造肾功能的药物肾保康、肾炎康复片、肾炎四味片；固涩精微的药物肾炎康、雷公藤；止血凉血的药物血尿康；恢复肾功能的药物肾衰康、肾炎温阳片、尿毒清等。

2. 特点

三联疗法治疗肾脏病，用于临床的系列药物的剂型从广义上讲分三大类，一是中药成药类，主要为肾复康系列药物和肾炎康复系列药物。二是中药汤剂类，常用的有1~3号等13种中药方剂。三是中药针剂类，即用中药针剂组成的协定处方，如肾炎1~6号注射液等。三联疗法就是选用“成药、汤药、针剂”联合用药的方法治疗各类肾脏病的。

（1）以中成药肾复康系列和肾炎康复系列药物为君药。主要是调节和改善机体免疫功能，加强和促使免疫复合物的清除和排泄，减少蛋白尿，改善肾功能。

（2）以汤药为臣药。可根据患者的不同症状和病期的特殊表现，以及阴阳、表里、虚实、寒热来辨证施治，以补救君药在治疗过程中的不足，同时还可改善五脏六腑功能，增强君药的作用。

（3）以针剂为使药。协助君药、臣药之力，以取得独特疗效，在清热解毒，活血化瘀，改善血黏度及恢复肾功能方面有着不可替代的作用。

这种以成药、汤药、针剂联合使用的“三联疗法”，可清热解毒，活血化瘀，益气固本，固涩精微，消除蛋白尿、血尿，改善肾功能，使肾脏病得到康复。

肾性高血压选用的中药降压药物

（1）酸枣仁汤。由酸枣仁15克，甘草3克，知母6克，茯苓6克，川芎6克组成。具有养血安神，清热除烦之功效。用于虚劳虚烦不得眠，心悸盗汗，头晕目眩，咽干舌燥，脉细弦。现常用于高血压、心神经官能症、更年期综合征等。每日1剂，水煎，分2次服用。

（2）镇肝熄风汤。由怀牛膝30克，生代赭石30克，生龙骨、生牡蛎各15克，生龟板15克，生杭白芍15克，玄参15克，天冬15克，川楝子6克，生麦芽6克，茵陈6克，甘草4.5克组成。具有镇肝熄风，滋阴潜阳之功效。用于肝肾阴虚、肝阳上亢、气血逆乱。症见头晕目眩，目胀耳鸣，脑部热痛，心中烦热，面色如醉，或时常嗳气；或肢体渐觉不利、口角渐形歪斜，甚或脑晕颠仆、昏不知人，移时始醒，或醒后不能复原、精神短少，脉长有力者。现常用于高血压、中风及中风后遗症、急性肾小球肾炎、血小板减少性紫癜等。每日1剂，水煎，分2次服用。

（3）天麻钩藤饮。由石决明（先煎）18克，钩藤（后下）12克，川牛膝12克，天麻9克，山栀子9克，黄芩9克，杜仲9克，益母草9克，桑寄生9克，夜交藤9克，朱茯神9克组成。具有平肝熄风，清热活血，补益肝肾之功效。用于肝阳偏亢、肝风上扰证。症见头痛、眩晕、失眠。现常用于高血压病、梅尼埃病等。每日1剂，水煎，分2次服用。

（4）六味地黄汤。由熟地黄24克，山茱萸12克，怀山药12克，泽泻9克，茯苓9克，牡丹皮9克组成。具有滋补肝肾之功效。用于肝肾阴虚，症见腰膝酸软，头晕目眩，耳鸣耳聋，盗汗遗精及小儿囟门不闭症，或虚火上炎而致骨蒸潮热，手足心热，或消渴，或虚火牙痛，口干咽燥，舌红少苔，脉细数。现常用于慢性肾炎、前列腺炎、高血压、糖尿病、更年期综合征等。每日1剂，水煎，分2次服用。或六味地黄丸，每次1丸（9克），每日2次服用。

（5）朱砂安神丸。由朱砂15克，黄连18克，炙甘草16.5克，生地黄7.5克，当归7.5克组成。具有镇心安神，泻火养阴之功效。用于心火偏亢、阴血不足。症见心烦神乱、失眠、多梦、怔忡、惊悸，甚则欲吐不吐，心中自觉懊侬，舌红，脉细数。现常用于高血压、神经衰弱之心烦、失眠及梦游症等。上四味研为细末，汤浸蒸饼为丸，如黍米大。另研朱砂，水飞如尘，阴干，为丸外衣。每服15丸，每日3次，津唾咽之，食后服。因本方君药为朱砂，朱砂的成分为硫化汞，不得多服或久服，有肾功能不全者慎服或不用。

（6）补阳还五汤。由黄芪30克，当归6克，赤芍5克，地龙3克，川芎3克，红花3克，桃仁3克组成。具有补气活血通络之功效。症见半身不遂、麻木、口眼歪斜、语言謇涩，下肢痿废，小便频数，或遗尿不禁，苔白、脉缓。现常用于高血压病、脑血栓形成、慢性肾炎、糖尿病等。每日1剂，水煎，分2次服用。

（7）三物汤。由决明子10克，夏枯草10克，炒杜仲10克等组成。决明子平肝潜阳，夏枯草清热泻肝，炒杜仲补肝肾而固本。三药合用有清热泻肝、平肝潜阳、滋补肝肾之功效。据报道，三味药均有降低血压和双向调节免疫的作用。现常用于高脂血症、高血压病的治疗。每日1剂，水煎，分2次服用。

（8）牛黄降压丸。由牛黄、黄芩、黄连、山栀子、郁金、朱砂等组成。具有清心解毒、开窍安神、熄风定惊之功效。现常用于高血压病、心脑血管疾病等。每次1丸（9克），每日2次，口服。

肾复康系列药物的中成药

肾复康系列药物的中成药，以肾复康胶囊为主的系列药物。所谓系列药物，就是指治疗肾脏病的一组药物，根据不同的肾脏病选用不同的剂型，可单独使用，也可联合应用，疗效满意。临床上常用的有6种剂型。

1. 肾复康胶囊

[组方]人参、鹿茸、冬虫夏草、茯苓、大黄、黄连、三七、神曲、砂仁、泽泻、水蛭、地龙等。

[方解]本方用人参甘温健脾、大补元气，鹿茸温阳补肾，二药合用，温补脾肾共为君药；冬虫夏草补肾益精，茯苓健脾渗湿，共助君药健脾补肾为臣药；大黄清热泻火，反佐君臣药之热燥，砂仁、泽泻醒脾和胃，利水渗湿，三七、水蛭、地龙活血化瘀，并能利水，共为佐药；神曲调和肠胃为使，诸药相伍，共奏益气健脾、温肾固本、活血利水之功效。

[功效]健脾益气，温肾固本，活血化瘀，除湿和胃，平衡阴阳。

[主治]急性肾炎、慢性肾炎、肾病综合征、间质性肾炎、泌尿系感染、肾结石、各种继发性肾病、肾囊肿及肾虚诸证等。

[用法]成人每次3~6粒，每日3次，饭后用白茅根水送服。先从小剂量开始服用，每次2粒，每日3次，1周后逐渐加量至每次6粒，每日3次；儿童酌减，一般50日为1个疗程。

[注意]在增加用量过程中，因患者体质敏感程度而异，如出现咽喉肿痛等虚火上炎症状时，应随时停止增量或适当减量。

2. 肾特康胶囊

[组方]人参、穿山甲、地龙、冬虫夏草、大黄、鹿茸、三七、水蛭等。

[方解]本型在肾复康胶囊的基础上加味穿山甲，借其走窜之性，以加强宣通脏腑、经络之力，对肾腑因血瘀造成的病证有效。

[功效]清热解毒，健脾和胃，疏经通络。

[主治]原发性或继发性肾功能不全、尿毒症等。

[用法]成人每次3~6粒，每日3次，饭后服用。从小剂量开始服用，逐渐加至6粒即可，小儿酌减。

3. 肾保康胶囊

［组方］金银花、黄柏、冬虫夏草、黑豆、黄连、茯苓、牡蛎、鸡内金等。

［方解］本方以黄连、黄柏清热燥湿，解毒泻火为君药；金银花能增强君药清热解毒消炎之力，冬虫夏草补肺益肾，使祛邪而不伤正共为臣药；茯苓、黑豆健脾补肾，淡渗利湿，牡蛎固涩精微共为佐药，鸡内金和胃健脾为使药。诸药相伍，即补肺益肾又清热解毒，除湿通络。

［功效］清热解毒，保肺益肾，健脾和胃，

［主治］肾病综合征、急慢性肾炎、肾功能不全及肾虚引起的各种疾病，包括免疫性疾病等。

［用法］成人每次3~6粒，每日3次，饭后用白茅根水服用，小儿酌减。

4. 肾炎康胶囊

［组方］人参、黄芪、雷公藤、山药、紫河车、鸡内金、冬虫夏草、神曲等。

［方解］本方用雷公藤清热解毒以祛邪，冬虫夏草、人参补肾益气，三药合用扶正祛邪，攻补兼施为君药；黄芪、山药、紫河车健脾益肾补肺为臣药；鸡内金和胃消食，化积除胀为佐药，神曲引药归经为使药。诸药合用，共起扶正，清热解毒，益脾补肾，固涩精微，通调元气的作用。

［功效］清热解毒，补肾填精，益气健脾，固涩精微。

［主治］急慢性肾炎、肾病综合征及各种继发性肾病。

［用法］成人每次2~3粒，每日3次，饭后用白茅根水服用，小儿酌减。

［注意］严重肝病患者慎用或禁用，用药过程中丙氨酸氨基转移酶升高者应减量或停药。

5. 肾衰康胶囊

［组方］人参、冬虫夏草、制附子、大黄、泽泻、水蛭、干姜、神曲等。

［方解］本方以人参、冬虫夏草补肾填精，益气养血以扶正作君药；以制附子辛热温阳利水，大黄、泽泻通腑泻浊，逐水利尿，泻火排毒逐邪外出为臣药；佐以水蛭疏通经络，活血化瘀生新，干姜温中化饮，协助制附子回阳救逆；神曲和胃健脾化湿为使药。诸药相伍，具有扶正祛邪，和胃降浊，通经活络的作用。

［功效］益气补肾，攻积消滞，逐瘀排毒。

［主治］慢性肾衰竭及尿毒症引起的尿少、尿闭、恶心、呕吐等。

［用法］成人每次2~6粒，每日3次，饭后2小时服用，儿童酌减。服用本药时，每日大便应保持在2~3次为宜。可先从每次2粒服起，根据体质和服药后大便次数逐渐加量。

6. 血尿康胶囊

［组方］琥珀粉、三七、白及粉、生地黄、墨旱莲、羚黄、生晒参、冬虫夏草、甘草等。

［方解］肾炎患者出现血尿，多因阴虚火旺，热伤血络或肾病迁延，久病入络，气滞血瘀，络破血溢；或脾肾亏虚，气虚不能摄血，肾虚固摄失司所致。本方中以生地黄、琥珀清热凉血，化瘀止血为君药；白及、墨旱莲增强主药止血功能，三七止血行瘀，可使血止不留瘀，共为臣药；肝藏血，羚羊角粉清泄肝经之热，大黄导血下行，使气火降而血止，生晒参、冬虫夏草补益脾肾，使气旺摄血，肾能固摄而止血，同为佐药；甘草调和诸药为使药。诸药合用，共奏止血散瘀，清热凉血，益气补肾之效，使热清瘀化血宁，脾能摄血，肾能固藏而血尿等诸症渐愈。

［功效］化瘀止血，清热凉血，益气补肾。

［主治］各种原发性、继发性肾脏病以血尿为主者。

［用法］成人每次3~5粒，每日2~3次，饭后用白茅根水送服，小儿酌减。

肾炎康复系列药物的中成药

肾炎康复系列药物的中成药，在临床上常用的有肾炎康复片、雷公藤片、肾炎四味片、肾炎片、复肾宁胶囊、肾炎温阳片、尿毒清颗粒等，我们称为一组系列药物，在治疗各类肾脏病时，根据不同的肾病可以辨证论治疗效显著。

1. 肾炎康复片

［组方］西洋参、人参、生地黄、杜仲、山药、土茯苓、白花蛇舌草、丹参、泽泻等。

［方解］人参甘温健脾，大补元气；西洋参、生地黄补肾健脾，清解余毒，益气养阴；丹参、杜仲、山药、土茯苓、白花蛇舌草活血化瘀，利水消肿；益母草、白茅根、泽泻、桔梗凉血止血。诸药合用，补而不燥不腻，清利而不伤不损，全方标本兼顾，扶正祛邪，兼施攻补并举，病中治疗，病后调补。

[药理]修复受损细胞，阻止蛋白质丢失，改善肾脏功能；利水消肿抗炎，降低高血压；调节机体免疫功能；增加机体蛋白质合成；拮抗糖皮质激素的不良反应。

[功效]益气养阴，补肾健脾，清解余毒。

[主治]气阴两虚、脾肾不足、毒热未清证者，表现为神疲乏力、腰酸腿软、面浮肢肿、头晕耳鸣、蛋白尿、血尿等症，慢性肾小球肾炎（免疫球蛋白A性肾病）、肾病综合征、糖尿病肾病、紫癜性肾炎、狼疮性肾炎、高血压肾损害、痛风性肾病、脾肾亏损及气阴两虚的病证等。

[规格]糖衣片基片重0.3克，每瓶72片；薄膜衣片基片重0.48克，每瓶45片。本药为糖衣片，除去包衣后显黄棕色，味甘、淡。

[用法]口服：糖衣片每次8片，每日3次，小儿酌减或遵医嘱；薄膜衣片每次5片，每日3次，小儿酌减或遵医嘱。

[注意]急性毒理、长期毒理证实不良反应小。不含“马兜铃酸”等有害物质，患者可长期服用。忌辛、辣、肥、甘等食物，禁房事。急性肾炎1个月为1个疗程，其他慢性肾脏病2个月为1个疗程。

2. 雷公藤总苷片

[组方]雷公藤是卫矛科雷公藤属植物，全根提取物为雷公藤片，雷公藤叶提取物为雷诺酯片，雷公藤根芯提取物为雷公藤总苷。这三类提取物以雷公藤片毒性最大，以雷诺酯片毒性最小，而雷公藤总苷的应用最广。

[药理]各种肾小球疾病临床表现虽各有差异，但多伴有程度不等的蛋白尿。近年的很多研究证明，蛋白尿程度与肾功能损害进展的速率有关，蛋白尿不仅是肾小球功能障碍的一个标志，而且能相对独立于最初损伤，导致进行性肾实质损伤。20世纪80年代，南京军区总医院副院长黎磊石院士等人报告用雷公藤治疗肾小球肾炎，对降低尿蛋白有显著疗效。这个结论经过二十多年的实验研究及大量临床应用，现已被多数肾脏病学者所认可。近年来，对雷公藤的研究已深入到治疗蛋白尿的机制、致突变反应、雷公藤临床治疗剂量等三个方面。

雷公藤通过保护和修复肾小球基底膜，使肾小球基底膜的电荷屏障的完整性得以维持，从而降低了尿蛋白的排泄。

雷公藤总苷能增加尿蛋白的选择性，有助于改善尿蛋白患者的机械屏障损伤。

雷公藤能诱导体外培养的活化T细胞凋亡，认为雷公藤诱导单个核细胞凋亡是其免疫抑制作用的机制之一。雷公藤总苷能抑制自身相关抗体的产生，并干扰和去除肾小球上皮细胞基底部及连接处沉积物的沉积，从而减轻了尿蛋白的排泄。

雷公藤总苷还能显著降低尿蛋白排泄和尿血栓素B2水平，由于尿血栓素B2来自肾脏并能反映肾脏尿血栓素A2的合成，故雷公藤总苷能降低肾脏尿血栓素A2的水平，提示可能是雷公藤总苷治疗蛋白尿机制之一。

[功效]清热解毒，祛风除湿，舒筋通络，固涩精微。有抗炎及抑制细胞免疫和体液免疫等作用。

[主治]主要用于治疗原发性肾小球疾病、类风湿关节炎、系统性红斑狼疮、各种变态反应性皮肤病及麻风反应等。可用于下列肾脏病的治疗：

①慢性肾小球肾炎。对慢性肾小球肾炎肾病型疗效最好，其次为普通型，高血压型最差(或无效)。

②肾病综合征。雷公藤治疗肾病综合征疗效最佳，治疗时大部分与激素联合运用，多用雷公藤总苷片。

③隐匿性肾炎。雷公藤对隐匿性肾炎的尿蛋白减轻明显，但对红细胞影响较小。

④免疫球蛋白A性肾病。雷公藤不仅对免疫球蛋白A性肾病的尿蛋白、红细胞能明显减少，且降低血中免疫球蛋白A水平也十分显著。

⑤紫癜性肾炎。雷公藤加丹参治疗紫癜性肾炎的疗效优于单用雷公藤组，且远期疗效可靠。

⑥狼疮性肾炎。雷公藤对狼疮性肾炎有较好的疗效。

⑦其他。对系膜增殖型和局灶增殖型远近期疗效均好，对弥漫增殖型较差。雷公藤对用激素、免疫抑制药及其他药物治疗肾脏病无效或效差的“顽固性肾病”，也有一定的疗效。

[规格]每片10毫克，每瓶100片。本药为浅黄色片，味微苦、涩。

[用法]口服：每日每千克体重1~1.5毫克，分3次饭后服用；或成人每次2~3片，每日3次饭后服用。一般首次应给足量，控制症状后减量。宜在医师指导下服用，以雷公藤总苷为例，临床上多采用每日每千克体重1毫克这个传统剂量，有较好的耐受性。近年来，黎磊石等用双倍剂量雷公藤治疗肾脏病，对减少尿蛋白取得了较好的疗效。

[注意]孕妇忌服，服此药时应避孕；老年有严重心血管病者慎用；偶有胃肠道反应，可耐受；罕有血小板减少，且程度较轻，一般无须停药；可致月经紊乱及精子活力降低，数量减少。上述不良反应停药后可恢复正常。在临床观察到，以雷公藤合中药辨证论治，不仅能拮抗雷公藤的不良反应，而且对小儿性腺可起保护作用。

3. 肾炎四味片

［组方］胡枝（细梗）、黄芪、石韦（北京）、黄芩。

［药理］胡枝子含有槲皮素、三叶豆苷等成分，是湖北民间治疗慢性肾炎的有效单方。从中提取的黄酮苷给肾脏病患者口服，可增加尿素及氯离子的排出，其茎及叶的醇提取物均可做成注射剂而应用于肾外性高脂血症、慢性肾炎、多囊性肾病。黄芪含有糖类、胆碱、叶酸、数种氨基酸。药理证实，肾炎四味片主要有护肾及利尿作用，该药对氯化汞引起的实验性肾小球损伤有一定的保护作用，可以明显地降低氯化汞造成的大鼠全血非蛋白氮值。故肾炎四味片可用于治疗慢性肾炎及肾功能不全等疾病。

［功效］健脾益肾，消肿利尿，清热解毒，活血化瘀。

［主治］用于慢性肾炎。对临床症状如水肿、高血压、蛋白尿、尿红细胞及管型均有不同程度的改善，对慢性肾功能不全和降低非蛋白氮及提高酚红排泄率有较明显的作用。

［规格］本药为糖衣片，除去糖衣后显棕褐色，味微苦。每片360毫克，每瓶100片。

［用法］口服：成人每次8片，每日3次，小儿剂量酌减。3个月为1个疗程，有效者继续服用，肾阳虚衰者忌服。

4. 肾炎片

［组方］一枝黄花、马鞭草、白茅根、车前草、葫芦壳、白前。

［功效］清热解毒，利水消肿。

［主治］用于急慢性肾炎、泌尿道感染。

［规格］本药为糖衣片，每片0.3克，除去糖衣后显深褐色；气微，味苦，微辛。

［用法］口服：每次6~8片，每日3次。

5. 复肾宁胶囊

［组方］车前子、知母（盐）、益母草、制大黄、栀子、黄柏（盐）、牡丹皮、甘草、炙附子。

［药理］复肾宁胶囊的四步修复免疫疗法：第一步是直捣病根，特有激活因子（HT）能全面激活受损的肾脏细胞，加快新陈代谢，强化营养供应，为治疗肾脏病打下坚实的基础。第二步是强力杀菌，特有杀菌因子（FDR）能够杀灭金黄色葡萄球菌、铜绿假单胞菌、宋内痢疾杆菌等48种耐药细菌，对支

原体、衣原体也有很好的杀灭效果，全面治疗泌尿系统疾病。第三步是靶向给药，特有靶向因子（XF）能全面修复肾小球基底膜，消除尿蛋白，降低血肌酐及尿素氮，升高血红蛋白，从根本上治疗肾脏病，并且能有效防止肾功能的恶化。第四步是杜绝复发。特有调节因子（RS）能全面调节人体气血平衡，整体提升人体免疫力，增强肾脏器官的抗菌能力，可防止肾病复发。

[功效] 清利湿热，益肾化瘀。

[主治] 用于急慢性尿路感染、急慢性膀胱炎、急慢性肾盂肾炎；慢性肾脏病等见尿频、尿急、尿痛、腰痛等。

[规格] 每粒胶囊0.3克，每盒12粒×3板。内容物为黄褐色或灰褐色颗粒状粉末，味苦。

[用法] 口服。1次6粒，每日3次。

[注意] 孕妇及哺乳期妇女禁用；严重心脏病、高血压及肝、胆疾病患者忌服。

6. 肾炎温阳片

[组方] 人参、黄芪、附子（盐制）、党参、茯苓、肉桂、五加皮、木香、大黄、白术、葶苈子等。

[功效] 温肾健脾，化气行水。

[主治] 用于慢性肾炎，症见脾肾阳虚，全身水肿，面色苍白，脘腹胀满，纳少便溏，神倦尿少。

[规格] 本药为糖衣片，片心重0.32克。除去糖衣后，片心为棕黑色，味苦，微辛。

[用法] 口服：每次4~5片，每日3次。

7. 尿毒清颗粒（无糖型）

[组方] 大黄、黄芪、甘草、茯苓、白术、制何首乌、川芎、菊花、丹参、姜半夏等。

[药理] 本品对大白鼠三种肾衰竭模型试验，有降低血肌酐、尿素氮，改善肾功能作用。临床可降低血肌酐、尿素氮，稳定肾功能，延缓透析时间；对改善肾性贫血，提高血钙、降低血磷也有一定作用。

[功效] 通腑降浊，健脾利湿，活血化瘀。

[主治] 用于慢性肾衰竭、氮质血症期和尿毒症早期，中医辨证属脾虚湿浊证和脾虚血瘀证者。

[规格] 每袋5克，每盒15袋，为棕色或棕褐色的颗粒，味微苦。

［用法］温开水冲服；每日6、12、18时各服5克，22时服10克，每日最大量40克，也可另订服药时间，但两次服药间隔勿超过8小时。

［注意］应在医生指导下按主证候用药，按时按量服用。按肾衰竭程度，采用相应的肾衰竭饮食，忌豆类食品。服药后大便呈半糊状为正常现象，如呈水样便应减量使用。本药可与对肾功能无损害的抗生素、降压药、利尿、抗酸、降尿酸药并用。忌与氧化淀粉等化学吸附剂合用。

系列药物的临床作用

多年来，我们从肾脏病患者的“血常规变化情况，蛋白尿、血尿消失情况，水肿消失情况及肾功能变化情况”等，可以看出系列药物是治疗肾脏病非常理想的药物。经临床观察、分析，总结出其临床作用如下：

（1）清热解毒，消除炎症作用：肾脏病多由外感风寒，外邪入内，湿热相交，卫气不固造成脾肾虚损而发病。系列药物的清热解毒消炎作用较明显。患者由于有上呼吸道感染症状，咽部不适，血白细胞数偏高等，服用系列药物后，这些症状会很快消失。其作用机制可能为：因该药系多种中药组成，具有较强的清热解毒，活血化瘀之功效，可灭活多种病原微生物和抑制其生长、繁殖，起到抗生素的抗菌消炎作用；改善了组织的血液循环，加强了白细胞的吞噬能力，可使病原微生物被白细胞吞噬，抑制了炎症的发展和扩散。

（2）健脾补肾，利水消肿作用：水肿发生的主因与寒湿侵袭和脾肾虚损有关。脾虚则不能制水，肾虚则不能行水，最后造成水肿。系列药物的利水消肿作用强而快，可能与直接利水作用的中药使肾小球的滤过作用加强有关；还有类激素作用的中药可改变和稳定毛细血管壁的通透性，使血管内液体不易外渗，不产生水肿；健脾补肾，精微不易下泄，血浆蛋白不易丢失，稳定了血浆胶体渗透压，组织间液回流，水肿消失。

（3）滋阴益气，消除蛋白尿、血尿作用：蛋白尿多因脾气下陷，肾气不固，失去封藏之职所致；血尿多因肝肾阴虚，脾肾气虚，血瘀所致。该药滋肝健脾，温阳补肾，益气养阴，可使蛋白尿、血尿消失。临床分析认为，可改善和恢复肾小球的滤过功能，促进和增强肾小管的重吸收作用。因此，可使血白蛋白和红细胞不随尿排出体外。

（4）活血化瘀，组织修复作用：系列药物的活血化瘀之功效，可改善肾组织的血液循环。一是增加了血氧浓度和营养物质的运送，促进了糖类、脂肪、蛋白质的代谢，为肾组织的修复提供了足够的热能和必需的营养物质；

二是加速了代谢产物的排出，使受损的肾组织得到修复。临床上可见到患者的蛋白尿、血尿消失及肾功能逐渐改善等，这均说明了肾组织在系列药物作用下不断进行修复，向痊愈方向转化。

（5）改善内环境，有透析样作用：内分泌系统可保持人体内环境稳定，患肾脏病时由于脾肾虚损造成的肾组织损伤，也不同程度地影响内分泌系统的功能，使机体内环境发生不同程度的异常，造成代谢产物（如血肌酐、尿素氮等）在血液中蓄积，甚至发生尿毒症。这些毒性物质反过来又可影响各系统、各组织、各脏器的功能，加重肾脏的病情，如不及时治疗，可形成恶性循环。系列药物的清热解毒、活血化瘀、升清降浊功效，可加速和改善血液中代谢产物的排出，减轻和消除毒性物质对机体的影响，使肾功能逐渐改善和恢复，主要指标如血肌酐、尿素氮可逐渐下降或降至正常水平，可产生血液透析样效应。

（6）双向调节免疫平衡作用：系列药物中含有双向调节免疫功能作用的成分，可使机体免疫功能亢进或低下重新恢复至正常生理水平。补肾健脾，滋阴益气是增强机体抵抗力之重要环节。通过活血化瘀，促进了神经系统和内分泌系统的血液循环。通过神经-体液的调节作用，内分泌系统的功能得到了恢复，同时也使免疫系统的功能得到了改善。久病造成的头晕、恶心、失眠、腰膝酸软、四肢无力、精神不佳等症状可缓解或消失，患者心理创伤平复，更促进了肾病的康复。促进了肾上腺皮质功能的恢复，保持正常的生理水平，使一些肾脏病患者经用系列药物后不仅停掉了激素，而且由于长期服用激素造成的肥胖也相继改善，患者非常满意。激活了免疫系统和网状内皮系统，机体抗病能力不断加强，免疫功能逐渐平衡，各项免疫指标可恢复至正常水平。风寒不易入侵，外邪不易入内，疾病逐渐康复稳定。药物中除含有主要的治疗疾病的生物碱外，还含有一定量的氨基酸、维生素、无机盐及机体所需的微量元素，对人体各系统、各脏器、各组织起到有益的作用。可达到机体健壮，抵抗力增强，内环境稳定，脏腑功能平衡的目的。

选用系列药物的分类和掌握的特点

合理地选好、用好肾复康系列药物和肾炎康复系列药物，是治疗肾脏病的关键。

（1）按系列药物主治范围和临床作用分类

①非肾功能异常类。包括急性肾小球肾炎、慢性肾小球肾炎、慢性肾盂

肾炎、肾病综合征、继发性肾病、肾囊肿等。可选用肾复康系列药物的肾复康胶囊、肾炎康胶囊、血尿康胶囊；或选用肾炎康复系列药物的肾炎康复片、雷公藤片、复肾宁胶囊等。

②肾功能异常类。包括急性肾功能不全、慢性肾功能不全、慢性肾衰竭、尿毒症等。可选用肾复康系列药物的肾特康胶囊、肾衰康胶囊；或选用肾炎康复系列的尿毒清颗粒、肾炎温阳片等。

③通用类。肾复康系列药物的肾保康胶囊和肾炎康复系列药物的肾炎四味片，可用于肾功能异常，也可用于非肾功能异常的患者。

（2）认识药物的特性，掌握药物的特点：如果单从系列药物的剂型的说明中看，似乎可以治疗各种肾脏病。但是，只要仔细地阅读，再结合临床使用，可更加深刻认识系列药物的特性、特点和特殊功效。

①肾复康胶囊。有活血化瘀，扶正固本，平衡阴阳及改善免疫功能之功效。特点是消除肾虚症状快，适用于非肾功能异常类患者，也是治疗此类肾脏病的基础药物，如肾炎蛋白尿时与肾炎康合用；肾炎血尿时与血尿康合用；肾虚证或肾囊肿时与肾保康合用。

②肾特康胶囊。有活血化瘀，扶正固本，平衡阴阳，疏经通络之功效。特点是除能纠正肾虚症状外，还可提高肾小球的滤过率，增强肾脏的代谢功能。适用于肾功能异常类患者，是治疗肾功能不全、肾衰竭、尿毒症等患者的基础药物。多与肾衰康合用，如与肾保康、肾衰康合用效果更佳。

③肾保康胶囊。清热解毒，清除外邪对机体的影响，提高免疫力，稳定肾病不复发；和胃健脾，改善消化功能，可使体质健壮，正气充沛；活血化瘀，促进肾组织的血液循环，使肾功能得到改善和修复，是各类肾脏病均可使用的一种保肾药物。在临床使用中，有的可放在1个月后加服，有的一开始即可服用，应根据病情适当选择。与肾复康合用，治疗肾虚症、肾囊肿效果满意。

④肾炎康胶囊。主要功效为清热解毒，固涩精微，健脾降浊。特点是消除蛋白尿和血尿，有抑制免疫复合物形成和清除免疫复合物的作用。一般不单独使用，与肾复康胶囊合用较多，疗效颇佳。因该药主含雷公藤，长期或大剂量服用时应注意不良反应。有关资料显示，雷公藤对心、脑、肝、脾、肾均有不良反应，所以应避免超剂量使用；肝、肾功能不全者需慎用或不用。

⑤肾衰康胶囊。主要功效是攻积消滞，逐瘀排毒。可抑制肠道对代谢产物的吸收，增加大便次数，促使代谢产物的排泄。临床上可单独使用，多与肾特康合用治疗肾功能异常类疾病，疗效显著。

⑥血尿康胶囊。主要功效是活血化瘀，止血凉血。对肾源性及非肾源性血

尿均有显著疗效。多与肾复康合用，或(和)与肾复康、肾炎康合用效果更佳。

⑦肾炎康复片。主要功效是益气养阴，补肾健脾，清除余毒。适用于各种肾脏病，与雷公藤总苷片及复肾宁胶囊合用，效果更好。

⑧雷公藤片。主要功效是清热解毒，祛风除湿，舒筋通络，固涩精微。有抗炎及抑制细胞免疫和体液免疫等作用。对消除肾炎的蛋白尿、血尿有显著疗效，与肾炎康复片合用，不仅可增加疗效，而且可克服雷公藤的不良反应。肾功能不全、肾衰竭、尿毒症患者禁用。

⑨尿毒清颗粒。主要功效是通腑降浊、健脾利湿、活血化瘀。用于肾功能异常的患者，如慢性肾衰竭、氮质血症、尿毒症早期等，与肾炎康复片、复肾宁胶囊合用，效果更佳。肾功能正常的肾脏病患者不宜使用。

⑩复肾宁胶囊。主要功效是清利湿热，益肾化瘀，适用于各种肾脏病。

(3)以系列药物为君药，其他治疗药物为臣药：各类肾脏病无论在门诊治疗，还是住院治疗，都应该选用系列药物为主(即为君药)来治疗，这一点在临床上已证实。住院患者仅用针剂和汤药治疗，疗效都不尽如人意，同时服用系列药物，不但见效快，而且整体功能可得到调节和改善，有利于肾脏病的康复。

掌握系列用药原则及治疗方案

1. 用药原则

肾功能异常患者的病情及病理损害发生了质的变化，肾小球广泛性损伤，肾小球滤过率下降，代谢产物在体内积聚，所以选药治疗是和非肾功能异常者不相同的。原则上讲，非肾功能异常类药物只限于肾功能正常的肾脏病患者使用，肾功能异常者不可使用；肾功能异常类药物只限于肾功能异常的肾脏病患者，非肾功能异常者不可使用。

2. 治疗方案

根据各种肾脏病及病情选用系列药物，肾功能正常者选用非肾功异常类药物，1个疗程选肾复康胶囊8瓶、肾保康胶囊7瓶、肾炎康胶囊4瓶，有血尿者加服血尿康胶囊7瓶；或选用肾炎康复片20瓶、雷公藤总苷片6瓶、复肾宁胶囊15盒。肾功能异常者选用肾功能异常类药物，1个疗程可选肾特康胶囊8瓶、肾保康胶囊7瓶、肾衰康胶囊7瓶；或选用尿毒清颗粒20盒、肾炎康复片20瓶。

3. 服用系列药物方法

（1）服用疗程及服药量。服用系列药物60日为1个疗程，一般患者需服用3个疗程，病情重者可服3~5个疗程，根据病情需要还可以延长服药时间，直至痊愈为佳。我们讲1个疗程60日，这是一个服药周期，大部分患者在此期可以收到理想疗效。因本病系慢性难治性疾病，根据临床经验，一般不需要停歇时间，几个疗程接起来连续服用系列药物为好。

肾功能正常的慢性肾脏病患者在接受“三联疗法”的肾复康系列药物或肾炎康复系列药物治疗时，第一个疗程原则上用药量要足，使之能够很快地控制病情，缓解症状。病情重者可先治标，选肾复康系列的肾复康胶囊和肾炎康胶囊，有血尿者加服血尿康胶囊，也可加肾保康胶囊同时服用；或选用肾炎康复系列的雷公藤总苷片和复肾宁胶囊同服。第二个疗程，可选用肾复康系列的肾复康胶囊、肾保康胶囊和肾炎康胶囊同服；或选用肾炎康复系列的复肾宁胶囊、雷公藤总苷片和肾炎康复片同服。可活血化瘀，标本兼治，再造肾功能。如经过2个疗程治疗，尿常规检查正常且病情稳定时，第三个疗程可适当减少药量，巩固治疗。肾功能异常的患者可选用肾复康系列的肾特康胶囊、肾保康胶囊和肾衰康胶囊，或选用肾炎康复系列的尿毒清颗粒和肾炎康复片，用药时间要3个疗程以上或更长时间（因肾实质损伤较肾炎损伤为重）。在此治疗期间，要经常复查血、尿常规及肾功能情况，以便随时调整用药剂量。

治疗肾脏病是一个用药量大、服药时间长的实际问题。“三分治疗，七分保养”，这是我们对治疗慢性肾脏病的看法和总结。如治愈后每年能再服用系列药物1个疗程，选用肾复康系列的肾复康胶囊和肾保康胶囊，或选用肾炎康复系列的肾炎康复片和雷公藤总苷片进行巩固与保养，连续用2~3年后可以使肾脏病得以康复。但在此期间要注意劳逸结合，防止感冒，注意饮食和休息，切不可忘记。

（2）系列药物的服用时间。系列药物除肾衰康胶囊和尿毒清颗粒外，其他药物均在饭后半小时服用。饭后服用的优点是：防止大剂量的胶囊对胃壁的刺激；药物可很快与食物混合，可减少上腹部不适的不良反应；随食物进入小肠内，易消化和吸收，发挥良好的药物疗效。

肾衰康胶囊应在饭后1小时后服用。因为肾衰康胶囊除了其他的药理作用外，还有一个泄浊通便的功效，可使大便次数增多，代谢产物随粪便排出体外。1小时后胃内容物大部分排空，先服用的系列药物已进入肠道消化吸收，等肾衰康药物进入肠道时，其他先进入肠道的系列药物的消化和吸收已经完成，利用时间差，不影响疗效。如果肾衰康胶囊和其他系列药物同时服用，一起到肠道后随大便次数的增多而使药物排出体外，则影响系列药物的吸收，更影响了治疗效果。

尿毒清颗粒每日在6时、12时、18时、22时服用，稳定血浓度，可以升清降浊，攻积排毒，改善肾功能。

服用系列药物时应用白茅根水为引送服。因为白茅根有清热生津，凉血，利尿消肿之功效。用白茅根煎水为引子送服系列药物，可协同系列药物增强疗效。喜欢饮茶的患者，也可把白茅根水当茶水饮用，对慢性肾炎的血尿和蛋白尿会起到有益的治疗作用。适用于尿血、轻度水肿、热病烦渴、下腹拘紧、小便短赤之患者。

肾衰竭患者服用肾衰康胶囊或尿毒清颗粒时不宜用白茅根水送服。因为肾衰竭（尿毒症）患者多为脾、肾气（阳）虚，伴有电解质紊乱、高血压、高血钾等症。而白茅根味甘性寒，并含有大量钾盐，所以不宜用白茅根水送服系列药物。对轻度肾功能不全的患者（肾功能不全代偿期或失代偿期），可根据具体情况，适当用白茅根水送服系列药物，可起到利尿消肿，增强肾小球的滤过和增加代谢产物的排泄，对肾功能的恢复起到有益的作用。

（3）系列药物和其他药物的配伍服用。服用系列药物时，在医生指导下根据病情需要可以配服一些其他药物，但患者不要随便乱服其他药物。如果有些病情较重的患者还想用一些中药配服来加强和加快治疗效果，应注意以下几个问题：

①用药原则。以治肾、保肾、养肾的药物为主，其他药物为辅；以中药为主，西药为辅；以对肾脏无毒性的药物为主，少服或不服对肾脏有损害的药物，根据病情，必要时可少服或短期内服用。

②合理选配药物。根据个人病情或一些症状配服药物。阴虚阳亢者（表现为头晕、失眠、口干舌燥、五心烦热、腰膝酸软、小便黄赤、舌红苔黄、脉数有力等），可选服一些滋阴补肾的药物（如六味地黄丸或左归丸等）；而选用金匮肾气丸或右归丸时，会起到“火上加油”的相反作用。阴盛阳虚者（表现为头晕失眠、口淡不渴、腰膝酸软、手脚发凉、怕冷易感冒、小便清长，舌淡胖苔薄白、脉弦沉等），可选用一些温阳补肾的药物（如金匮肾气丸或右归丸等）；而选用六味地黄丸或左归丸时，会起到“雪上加霜”的相反作用。如有明显的血脂高、血黏度大时，也可以配服一些活血化瘀及降血脂的药物治疗。

总之，合理用药原则应为：肾阳虚者温阳，肾阴虚者滋阴，肾气虚者益气，肾血虚者补血，阴阳俱虚者同补。目前，对肾病具有治疗作用的药物（如肾炎宁胶囊、六味地黄丸），以及对肾脏具有保健作用的汇仁肾宝等。配服时，尽量不要与系列药物同服，以免服药量过多造成胃部不适，可以错开1个小时服用为好。

使用系列药物有不良反应的处置

系列药物属中药制剂，一般无不良反应。我们在应用系列药物治疗肾脏病时，极少见到或出现过不良反应，常见的轻度异常反应有以下几种：

（1）胃部不适，轻度疼痛，可减量服用或将胶囊中药粉倒出水冲服为宜，也可服用一些胃药对症处理。

（2）轻度皮疹或皮肤瘙痒时，可减药量，同时可服用抗过敏药，如马来酸氯苯那敏（扑尔敏）等。

（3）轻度腹泻时，可减量或不加量，亦可服用一些抗生素或助消化药。

（4）女性患者如发生月经紊乱或闭经时，一般停药后即可恢复正常。也可服用一些妇科药对症处理，如妇科千金片、桃红四物汤等。

对肾脏具有治疗和保健作用的中成药

1. 六味地黄丸

［主要成分］熟地黄、山茱萸、山药、泽泻、茯苓、牡丹皮。

［功效与主治］滋补肝肾。用于肝肾阴虚，见于腰膝酸软、头目眩晕、耳鸣耳聋、盗汗遗精，或虚火上炎而致骨蒸潮热、手足心热，或消渴，或虚火牙痛，口燥咽干；舌红少苔，脉细数等。常用于慢性肾炎、慢性前列腺炎、糖尿病、高血压、嗜酸粒细胞增多症、神经衰弱、男性不育症、更年期综合征、中心性视网膜炎，以及各种原因引起的肾阴虚证等。

2. 金匮肾气丸（八味地黄丸）

［主要成分］六味地黄丸加附子和肉桂组成。

［功能与主治］温阳补肾，或阴阳两亏。症见腰痛脚软、下半身常有冷感、少腹拘急、小便不利或小便反多，尺脉沉细；舌质淡而胖、苔薄白不燥。常用于慢性肾炎、肾病综合征、肾功能不全、精子缺乏症、高血压、糖尿病等。

3. 知柏地黄丸

［主要成分］六味地黄丸加知母和黄柏组成。

［功效与主治］滋阴降火，用于阴虚火旺。症见骨蒸潮热、盗汗梦遗、尺脉有力者。常用于各种肾脏病、尿路感染等。

4. 杞菊地黄丸

［主要成分］六味地黄丸加枸杞子和菊花组成。

［功效与主治］滋阴养肝明目。用于肝肾阴虚、两眼昏花、视物不明或干涩疼痛、迎风流泪者。

5. 麦味地黄丸

［主要成分］六味地黄丸加麦冬和五味子组成。

［功效与主治］滋补肺肾，敛肺止遗。常用于肺肾阴虚、咳嗽带血、潮热盗汗、梦遗滑精等。

6. 都气丸

［主要成分］六味地黄丸加五味子组成。

［功效与主治］滋肾纳气。用于肾阴虚，症见气喘咳嗽、面赤呃逆等.

7. 参芪地黄丸

［主要成分］六味地黄丸加人参（或党参）和黄芪组成。

［功效与主治］益气养阴。用于各类肾脏病、糖尿病、高血压等气阴两虚者。

8. 济生肾气丸

［主要成分］金匮肾气丸加车前子和怀牛膝组成。

［功效与主治］温阳补肾，利水消肿。用于肾阳不足、腰重脚肿、小便不利。常见于各种肾脏病等。

9. 十补丸

［主要成分］金匮肾气丸加鹿茸和五味子组成。

［功效与主治］温补肾阳常用于各种肾脏病。用于肾气不足引起的面色黧黑、足冷足肿、耳鸣耳聋、身体羸瘦、足膝软弱、小便不利、腰背疼痛者。

10. 左归丸

［主要成分］熟地黄、牛膝、山药、枸杞子、山茱萸、菟丝子、鹿角胶、

龟胶。

［功效与主治］滋阴补肾。用于真阴不足，症见头目眩晕、腰酸腿软、遗精滑泄、自汗盗汗、口燥咽干、渴欲饮水、舌光少苔、脉细或数。常用于男性不育、肾病综合征、糖尿病等。

11. 右归丸

［主要成分］熟地黄、山茱萸、当归、山药、枸杞子、鹿角胶、菟丝子、杜仲、肉桂、制附子。

［功效与主治］温补肾阳，填精补血。用于肾阳不足，命门火衰。症见久病气衰神疲、畏寒肢冷，或阳痿遗精、阳衰无子，或大便不实，甚则完谷不化，或小便自遗，或腰膝酸软、下肢水肿等。现常用于肾病综合征、男性精子缺乏症、骨质疏松症、白细胞减少症等。

12. 大补阴丸

［主要成分］黄柏、知母、熟地黄、龟板等。

［功效与主治］滋阴降火。用于肝肾阴虚，虚火上炎。症见骨蒸潮热、盗汗遗精、咳嗽咯血、心烦易怒、足膝痛热或痿软、舌红少苔、尺脉数而有力。现常用于肺结核咯血、甲状腺功能亢进、肾结核、肾脏病、糖尿病、神经衰弱等。

13. 二至丸

［主要成分］女贞子、墨旱莲。

［功效与主治］补肾养肝。用于肝肾阴虚，症见口苦咽干、头昏眼花、失眠多梦、腰膝酸软、下肢痿软、遗精、早年发白等。常用于肾脏病伴有肝肾阴虚者。

14. 生脉口服液

［主要成分］人参、麦冬、五味子。

［功效与主治］益气生津，敛阴止汗。暑热汗多、耗气伤津，症见体倦气短、咽干口渴、脉虚细。久咳肺虚，气阴两伤。常用于心血管疾病、慢性肾炎、糖尿病等。

15. 补中益气丸

［主要成分］黄芪、甘草、当归、人参、橘皮、升麻、柴胡、白术。

［功效与主治］补中益气，升阳举陷。脾胃气虚，症见发热、自汗出、

渴喜温饮、少气懒言、体倦肢软、面色苍白、大便稀溏、脉洪而虚、舌质淡、苔薄白。气虚下陷，症见脱肛、子宫下垂、久泻、久痢、久疟等，以及清阳下陷诸证。现常用于子宫下垂、胃下垂、产后尿潴留、慢性肝炎、慢性肾炎、重症肌无力、萎缩性胃炎、放射性直肠炎、乳糜尿、精子缺乏症、疝气及肿瘤等。

16. 玉屏风散冲剂

[主要成分] 白术、黄芪、防风组成。

[功效与主治] 益气固表止汗。用于表虚自汗，易感风邪。现常用于预防感冒、上呼吸道感染、小儿支气管炎、慢性鼻炎、过敏性鼻炎、慢性肾炎、隐匿性肾炎、顽固性肌衄等。

17. 金锁固精丸

[主要成分] 沙苑蒺藜、芡实、莲须、龙骨、牡蛎组成。

[功效与主治] 补肾涩精。用于肾虚精亏，症见遗精滑泄、神疲乏力、四肢疲软、腰疼耳鸣。现常用于神经衰弱之梦遗、滑精、重症肌无力、神经官能症、慢性前列腺炎、精囊炎及肺结核、代谢紊乱、内分泌功能失调、营养缺乏等慢性消耗性疾病和慢性功能衰退性疾病表现为肾虚遗精者，以及多种妇科疾病，如白带过多、产后泄泻、产后恶露不绝等。

18. 龙胆泻肝丸

[主要成分] 龙胆草、黄芩、栀子、泽泻、关木通、车前子、当归、生地黄、柴胡、甘草。

[功效与主治] 泻肝胆实火，清下焦湿热。肝胆实火上扰，头痛目赤、胁痛口苦、耳聋、耳肿；或湿热下注，阴肿、阴痒、筋痿阴汗、小便淋浊及妇女湿热带下等。现常用于传染性肝炎、胆囊炎、急性泌尿系感染、高血压病、带状疱疹、急性白血病早期、化脓性中耳炎、急性湿疹、慢性湿疹急性发作、百日咳、急性盆腔炎、甲状腺功能亢进症、多囊卵巢综合征、白塞病等。

19. 舟车丸

[主要成分] 黑丑、甘遂、芫花、大戟、大黄、青皮、陈皮、木香、槟榔、轻粉组成。

[功效与主治] 行气逐水。用于湿热内壅，气机阻滞，水肿水胀、口渴气促、腹坚、大小便秘、脉沉数有力。现常用于肝硬化腹水、肾性水肿、虫积、闭经等。

20. 卢氏肾炎丸

［主要成分］黑丑、白丑、老姜、大枣、红糖等组成。

［功效与主治］行水消肿，攻中有补，多用于各类肾脏病之水肿者。

21. 益肾丸

［主要成分］桃仁、红花、白芍、当归、熟地黄、川芎、金银花、鱼腥草等组成。

［功效与主治］清热解毒，活血化瘀，可用于各类肾炎。

22. 十全大补丸

［主要成分］人参、白术、茯苓、甘草、熟地黄、当归、白芍、川芎、黄芪、肉桂组成。

［功效与主治］补益气血，用于气血两虚，可用于肾脏病及各种病症引起的气血虚损者。如面色苍白或萎黄、头晕眼花、四肢倦怠、气短懒言、心悸怔忡、食欲缺乏、舌质淡、苔薄白、脉细虚等。

23. 滋肾通关丸

［主要成分］知母、黄柏、肉桂等组成。

［功效与主治］滋肾利水。用于肾虚足热、小便不利、肚腹肿胀、皮肤胀裂等。常用于慢性肾盂肾炎等。

24. 无比山药丸

［主要成分］都气丸加桂枝和附子等组成。

［功效与主治］阴阳兼顾，适用于各种肾脏疾病之阴阳俱虚证者。

25. 参苓白术丸

［主要成分］莲子肉、薏苡仁、缩砂仁、桔梗、白扁豆、白茯苓、人参、甘草、白术、山药组成。

［功效与主治］益气健脾，渗湿止泻。用于脾胃虚弱。症见食少、便溏，或泻或吐，四肢无力、形体消瘦、胸脘胀闷、面色萎黄，舌苔白、质淡红，脉细缓或虚缓。现常用于小儿腹泻、慢性非特异性溃疡性结肠炎、慢性肾炎、慢性支气管炎、肌萎缩、十二指肠球部溃疡等。

26. 九龙丸

［主要成分］金樱子、枸杞子、山茱萸、莲须、莲子肉、当归、熟地黄、

芡实、茯苓等组成。

［功效与主治］补肾填精、固涩。用于脾肾阴阳两虚，见于肾病综合征及各类肾小球肾炎的治疗。

27. 菟丝子丸

［主要成分］菟丝子、五味子加肾气丸组成。

［功效与主治］温肾固涩。对阳虚较甚、下元虚冷的失精、遗尿、白带清稀等证较宜。

28. 六神丸

［主要成分］珍珠粉、牛黄、麝香、雄黄、冰片、蟾酥等组成。

［功效与主治］清热解毒，消肿止痛。用于单双乳蛾，烂喉丹痧、喉风喉痛，以及痈疽疔疮、无名肿毒。现亦常用于急性扁桃体炎、咽炎、滤泡性口腔炎、静脉炎、冠心病、心绞痛、带状疱疹、慢性肝炎、急性肾炎、白血病等。

29. 肾炎舒片

［主要成分］苍术、黄精、菟丝子等10种中药组成。

［功效与主治］健脾利湿，益气扶正，固本。适用于急慢性肾炎，肾虚证等。

30. 三才封髓丸

［主要成分］砂仁、黄柏、甘草、天冬、熟地黄、人参等。

［功效与主治］具有滋阴补气，清火止遗之功效。为治疗阴虚相火妄动所致的梦遗失精之名方，非火旺者勿随便使用。

31. 汇仁肾宝

［主要成分］蛇床子、川芎，当归、黄芪、红参、熟地黄、何首乌、淫羊藿等二十余种中草药组成。

［功效与主治］调补阴阳，温阳补肾，益气固精，扶正固本。适用于各种肾脏病及各种原因引起的肾虚证等。

32. 雷公藤总苷片

［主要成分］雷公藤。

［功效与主治］祛风解毒，除湿消肿，舒筋通络。有抗炎及抑制细胞免

疫和体液免疫等作用。用于风湿热瘀，毒邪阻滞所致的类风湿关节炎、肾病综合征、慢性肾炎、白塞三联症等。每日每千克体重1~1.5毫克，分3次饭后服用，或成年人每次2~3片，每日3次饭后服用。一般首次应给足量，控制症状后减量。宜在医师指导下服用，以雷公藤总苷为例，临床上多采用每日每千克体重1毫克这个传统剂量，有较好的耐受性。近年来，黎磊石等用双倍剂量雷公藤治疗肾脏病，减少蛋白尿，据报告取得了较好的疗效。

孕妇忌服，服此药时应避孕；老年人有严重心血管病者慎用；偶有胃肠道反应，可耐受；罕有血小板减少，且程度较轻，一般无须停药；可致月经紊乱及精子活力降低，数量减少。上述不良反应停药后可恢复正常。在临床工作中观察到，以雷公藤合中药辨证论治，不仅能拮抗雷公藤的不良反应，而且对小儿性腺可起保护作用。

33. 三金胶囊（三金片）

[主要成分] 金樱根、金刚刺、海金沙等组成。

[功效与主治] 清热解毒，利湿通淋。用于下焦湿热、小便短赤、尿频尿急、小腹拘急等。常用于尿道感染、肾盂肾炎，以及肾虚证等。

34. 肾炎四味片

[主要成分] 细梗胡枝子、黄芪、北京石韦、黄芩组成。

[功效与主治] 健脾益肾，消肿利尿，清热解毒，活血化瘀。常用于慢性肾炎、肾功能不全等。

35. 肾炎康复片

[主要成分] 西洋参、生地黄、杜仲、山药、丹参、白花蛇等组成。

[功效与主治] 益气养阴，补肾健脾。常用于慢性肾炎蛋白尿等。

36. 补肾益寿胶囊

[主要成分] 人参、珍珠、灵芝、熟地黄、菟丝子、茯苓、淫羊藿等组成。

[功效与主治] 补肾益气，调和气血，增进中老年人的免疫功能，延缓衰老。可用于失眠、耳鸣、夜尿频数、性功能低下、神经衰弱等症。

37. 男宝胶囊

[主要成分] 驴肾、狗肾、人参、当归、鹿茸、枸杞子等31种中药组成。

[功效与主治] 壮阳补肾，强身健脑。主治肾阳不足、阳痿滑泄、阴囊

湿冷、性功能低下等。

38. 壮腰健肾丸

[主要成分] 狗脊、金樱子、桑寄生、黑老虎、鸡血藤、千斤拔、牛大力、菟丝子、女贞子组成。

[功效与主治] 壮腰健肾，祛风活络。主治肾亏腰痛、膝软无力、小便频数、遗精梦泄、神经衰弱、腰肌劳损及各种慢性肾病等。

39. 益气养阴胶囊

[主要成分] 黄芪、山药、墨旱莲、生薏苡仁、枸杞子、紫河车、车前子、益母草等组成。

[功效与主治] 主治气阴亏损、小便不利、肢体水肿等。常用于慢性肾盂肾炎、尿道感染等。

40. 华风益肾丸

[主要成分] 人参、鹿茸、冬虫夏草、麝香、草乌、石菖蒲、木香、益智仁、茜草，紫草、红花等组成。

[功效与主治] 强肾壮阳，滋阴益精，调和气血，健脾益肺，提高免疫功能，抗衰老滋补强肾。主治肾阴亏虚、肾阴不足、气血两亏所致的阳痿早泄、滑精遗精、精子少、死精、精子活动力差的诸病。症见肾虚风寒所致的四肢酸软、肢体畏寒、腿脚无力、关节痛乏、腰膝酸软、手足发凉、头晕目眩、耳鸣、梦遗失眠、健忘、神经衰弱、脱发白发、面色憔悴、枯萎发黄、少食腹胀、病后体虚、未老先衰等。常用于前列腺炎、肾炎、睾丸肿大、尿急、尿频、尿痛、男女更年期障碍、慢性疲劳综合征等。还有消除氧自由基、抗衰老作用。

41. 复肾宁胶囊

[主要成分] 车前子、知母（盐）、益母草、大黄（制）、栀子、黄柏（盐）、牡丹皮、甘草、附子（炙）。

[功效与主治] 清利湿热，益肾化瘀。用于湿热下注引起的急性膀胱炎、慢性膀胱炎、急性肾盂肾炎、慢性肾盂肾炎等。

42. 抗纤灵颗粒

[主要成分] 丹参15克，制大黄12克，炒牛膝15克，桃仁12克，全当归15克。

［功效与主治］活血化瘀，祛湿降浊。经临床研究证明，抗纤灵能显著降低患者的血肌酐、尿素氮及胆固醇、甘油三酯，改善肾功能，主治慢性肾衰竭。

43. 肾炎灵胶囊

［主要成分］墨旱莲、女贞子、地黄、山药、当归、川芎、赤芍、狗脊（烫）、茯苓、猪苓、车前子、茜草、大蓟、小蓟、栀子、马齿苋、地榆等。

［功效与主治］清热凉血，滋阴养肾。常用于治疗慢性肾小球肾炎。

44. 砂淋丸

［主要成分］生鸡内金（去净砂石）30克，生黄芪24克，知母24克，生杭芍18克，硼砂18克，朴硝15克，硝石15克。

［功效与主治］方中鸡内金为鸡之脾胃，能消化砂石；硼砂能柔五金，消骨鲠，故亦善消硬物；朴硝，《本经》谓其能化七十二种石；硝石，《别录》亦谓其能化七十二种石。诸药皆有消破之功，但恐有伤元气，所以加黄芪以补气分，气分壮旺，更能运化药力。然淋每多郁热，故又加知母、芍药，以解热滋阴。主治砂淋、石淋。如肾结石、输尿管结石等。

45. 肾炎片

［主要成分］一枝黄花、马鞭草、白茅根、车前草、葫芦壳、白前等。

［功效与主治］清热解毒，利水消肿。用于急慢性肾炎、肾盂肾炎和泌尿道感染。

46. 肾炎温阳片

［主要成分］人参、黄芪、附子（盐制）、党参、茯苓、肉桂、五加皮、木香、大黄、白术、葶苈子等。

［功效与主治］温肾健脾，化气行水。症见脾肾阳虚，全身水肿，脘腹胀满，神倦尿少。

47. 尿毒清颗粒（无糖型）

［主要成分］大黄、黄芪、甘草、茯苓、白术、制何首乌、川芎、菊花、丹参、姜半夏等。

［功效与主治］通腑降浊，健脾利湿，活血化瘀。用于慢性肾衰竭、氮质血症期和尿毒症早期，中医辨证属脾虚湿浊证和脾虚血瘀证者。

［注意］在治疗慢性肾衰竭、尿毒症时，应在医生指导下按主证候用药，

按时按量服用。按肾衰竭程度，采用相应的肾衰竭饮食，忌豆类食品。服药后大便呈半糊状为正常现象，如呈水样应减量使用。本品可与对肾功能无损害的抗生素，化学降血压药，利尿、抗酸、降尿酸药并用。忌与氧化淀粉等化学吸附剂合用。

治疗肾病的中药汤剂

1. 肾炎1号汤药方剂（蛋白尿方）

[组方] 黄芪60克，僵蚕9克，红花5克，川芎10克，山茱萸10克，土茯苓15克，石韦15克，益母草30克，黄芩9克，鱼腥草30克，金樱子10克，车前草15克，蝉蜕10克，紫苏叶10克，乌梅15克，露蜂房15克，全蝎5克，冬虫夏草3克。

[用法] 每日1剂，水煎，分2次服用。

[功效] 清热解毒，活血化瘀，益气养阴，固涩精微。

[主治] 适用于以蛋白尿为主的肾炎患者。

2. 肾炎2号汤药方剂（血尿方）

[组方] 女贞子10克，墨旱莲10克，蒲公英30克，金银花15克，生地黄12克，大蓟、小蓟各15克，白及15克，茜草15克，生柏叶15克，牡丹皮15克，马鞭草30克，白花蛇舌草30克，山楂15克，仙鹤草30克。

[用法] 每日1剂，水煎，分2次服用。

[功效] 清热解毒，活血凉血。适用于以血尿为主的各类肾脏病患者。

[主治] 适用以血尿为主的肾炎患者。

3. 肾炎3号汤药方剂（肾功能不全方）

[组方] 制附子（先煎）8克，干姜6克；制大黄15克，藿香10克，泽兰10克，黄连15克，人参10克，黄芪30克，砂仁10克，车前子30克，白术15克，甘草6克。

[用法] 每日1剂，水煎，分2次服用。

[功效] 清热解毒，益气健脾，温阳补肾，行气降浊。

[主治] 适用于肾功能不全、肾衰竭患者。

4. 参苓白术汤

[组方] 莲子肉10克，薏苡仁10克，缩砂仁10克，桔梗10克，白扁豆15克，白茯苓15克，人参10克，甘草6克，白术15克，山药15克。

[用法] 每日1剂，水煎，分2次服用。

[功效] 益气健脾，渗湿止泻。

[主治] 适用于各类慢性肾炎之蛋白尿患者。

5. 防己黄芪汤

[组方] 防己6克，黄芪6克，白术5克，甘草3克，生姜3克，大枣4枚。

[用法] 每日1剂，水煎，分2次服用。

[功效] 益气祛风，健脾利水。

[主治] 常用于慢性肾小球肾炎，对消除蛋白尿，改善症状等作用明显。

6. 补阳还五汤

[组方] 黄芪30克，当归6克，赤芍4.5克，地龙3克，川芎3克，红花3克，桃仁3克。

[用法] 每日1剂，水煎，分2次服用。

[功效] 补气，活血，通络。

[主治] 适用于高血压，肾炎，糖尿病等。

7. 玉仙汤

[组方] 党参10克，淫羊藿10克，防风10克，黄芪10克，白术20克。

[用法] 每日1剂，水煎，分2次服用。

[功效] 益气固表，温阳补肾。

[主治] 适用于慢性肾炎，隐匿性肾炎。

8. 八正散

[组方] 车前子10克，瞿麦10克，萹蓄10克，滑石10克，栀子仁10克，甘草6克，大黄10克，关木通6克。

[用法] 每日1剂，水煎，分2次服用。

[功效] 清热泻火，利水通淋。

[主治] 常用于泌尿系感染、泌尿系结石、肾小球肾炎等。

9. 黄连解毒汤

［组方］黄连9克，黄芩6克，黄柏6克，栀子9克。

［用法］每日1剂，水煎，分2次服用。

［功效］泻火解毒。

［主治］适用于感染性疾病。据报道，以本方为基本方，治疗急性肾盂肾炎30例，结果全部治愈，疗程最长6日，最短3日。

10. 温脾汤

［组方］大黄12克，制附子8克，人参6克，干姜6克，甘草6克。

［用法］每日1剂，水煎，分2次服用。

［功效］温补脾阳，攻下冷积。

［主治］适用于肾功能不全。为治疗肾功能不全，肾衰竭，尿毒症的基本方剂。

11. 真武汤

［组方］茯苓9克，芍药9克，生姜9克，白术6克，制附子8克。

［用法］每日1剂，水煎，分2次服用。

［功效］温阳利水，健脾补肾。

［主治］适用于肾病综合征，慢性肾衰竭。

12. 五苓汤

［组方］猪苓9克，白术9克，茯苓9克，泽泻10克，桂枝6克。

［用法］每日1剂，水煎，分2次服用。

［功效］温阳化气，利水渗湿。

［主治］适用于急性肾小球肾炎，肾功能不全，肾积水，尿潴留，急性泌尿系感染等症。

13. 柴苓汤

［组方］柴胡12克，黄芩9克，人参6克，炙甘草9克，制半夏9克，生姜9克，大枣6枚，猪苓9克，泽泻10克，茯苓9克，白术9克，桂枝6克。

［用法］每日1剂，水煎，分2次服用。

［功效］清热和解，利水消肿。

［主治］用于治疗慢性肾炎，无论是肾病综合征或非肾病综合征均有效；治疗狼疮性肾炎、糖尿病肾病均有效；在用激素治疗肾病综合征过程中并用

柴苓汤，有助于激素的减量或撤药，而且在缓解期继续用柴苓汤可预防疾病复发或减轻复发症状。

［注意］柴苓汤也可使血尿素氮、肌酐、甲基胍增加，反而使尿毒症有恶化趋势。因此，对于已出现肾功能不全的患者应慎用。

肾病的常用药膳药物

1. 鱼腥草

鱼腥草，为三白草科草本植物蕺菜的带根全草。鱼腥草性寒，味辛，具有清热解毒、利尿消肿、祛痰排脓等功效，适用于肺热咳嗽痰稠、热毒疮疡、肺痈咯吐脓血、热淋小便涩痛、水肿、痔疮等。现代医学研究证实，鱼腥草确有利尿作用，用鱼腥草灌流蟾蜍肾或蛙蹼，能使毛细血管扩张，增加血流量和尿液分泌，从而具有利尿作用。其利尿作用可能由有机物所致，钾仅起增强利尿的附加作用；另外，还可能由于槲皮苷的血管扩张作用。研究报告还证实，鱼腥草还有镇痛、止血、抑制浆液分泌，促进组织再生长等作用。虽然鱼腥草有臭菜的俗称，只要处理得当，制作有方，吃起来却清香可口。据报道，在贵州，鱼腥草是颇受人们喜食的野菜，当地人们习惯挖掘泥土中的嫩茎及其出土嫩芽作菜，其产量和食用量均为全国之冠。外地人迁居贵州，也都入乡随俗，常食不厌。辨证服食鱼腥草，将大大有益于急慢性肾炎的康复。

2. 茯苓

白茯苓，为多孔菌科植物茯苓的菌核内层白色部分，其外层淡红色者称赤茯苓，现在赤茯苓、白茯苓已不分用，处方统称茯苓。茯苓性平，味甘、淡。有利水、渗湿、健脾等功效。用治小便不利、水肿胀满、脾虚湿停等。中医认为，茯苓其性平和，利水而不伤正，凡内而脏腑，外而肌肤，出现水湿痰饮为患，不论寒热虚实，皆可随症配用，但尤多适用于偏寒偏虚者，适宜于急性肾炎患者尿少、浮肿者食疗中应用。现代药理研究证实，茯苓醇浸液给家兔腹腔注射有显著利尿作用。现代研究表明，茯苓含三萜类成分茯苓酸、乙酰茯苓酸、去氢齿孔酸、松龄酸，含多糖类成分β－茯苓聚糖（约占干燥品的93%）、β－茯苓聚糖分解酶、脂肪酶、蛋白酶、胆碱、蛋白质、脂肪、麦角甾醇、卵磷脂、葡萄糖、腺嘌呤、组氨酸、树胶、甲壳质以及钾、钠、镁、磷、钙、硫、铁、锰、氯等元素。因此，认为茯苓不仅有较好的利尿消肿作用，而且有轻度的宁心降压作用，同时，还可显著地提高肾炎患者的免疫功能。

3. 莲心

莲心，又称莲子心，为睡莲科水生草本植物莲的成熟种子的绿色胚芽。莲心性寒，味苦，具有清心、去热、止血、涩精、降压等功效。现代医学研究表明，莲心含莲心碱、异莲心碱、甲基莲心碱、荷叶碱、前荷叶碱、牛角花素、去甲基乌药碱，还含木樨草苷、金丝桃苷、芸香苷等黄酮类成分。莲心能改善肾脏病理变化，并有降血压作用。莲心食用的方法很多，如莲心茶、莲心蜂蜜羹等，适宜于慢性肾炎伴血压升高者服食。

4. 玉米须

玉米须为禾本科草本植物玉米的花柱。玉米须性平，味甘，具有利尿、泄热等功效，可广泛运用于肾炎水肿。现代医学研究表明，玉米须含苦味苷、皂苷、生物碱、树脂、挥发油（内含香荆芥酚等）等活性成分，还含有维生素C、维生素K以及含泛酸、肌醇、苹果酸、柠檬酸等，均具有较好的药用价值。动物药理实验结果证明，玉米须煎剂给麻醉犬静脉注射，有明显的降血压作用。现代医学研究还发现，玉米须对人或家兔均有利尿作用，可增加氯化物排出量，即可促进机体钠的排出量，但作用较弱。对于急性肾炎患者伴血压升高的患者来说，应用玉米须利尿降压是安全的、温和的、有效的，经常饮用其茶剂，效果稳定，值得推广。

5. 车前

车前，即车前草，为车前科草本植物车前及平车前的全株。车前草性寒，味甘，具有清热利尿、明目、祛痰、通淋消肿等功效，适用于肾性水肿、小便不利、淋证等。现代医学研究表明，车前全草含桃叶珊瑚苷、车前苷、熊果酸、6-谷甾醇、棕榈酸、β-谷甾醇酯以及维生素B_1、维生素C等活性成分。现代药理实验及临床观察资料表明，车前可使体内氯化钠、尿素、尿酸排出增多而利尿作用显著。对于肾炎患者来说，车前草干品用量10克，鲜品加倍。

6. 荷叶

荷叶，为睡莲科水生草本植物莲的干燥叶或新鲜叶。荷叶性平，味苦涩，有消暑利湿、升发清阳等功效，可治水肿等病症。有资料报道，荷叶适用于急性肾炎患者，煎水代茶饮，有消水肿、利小便作用。

7. 泽泻

泽泻为泽泻科沼泽植物泽泻的块茎。现代药理研究表明，泽泻含泽泻醇及其乙酸脂等三萜类，另含挥发油、生物碱、树脂、天门冬素等。泽泻煎剂和浸膏对人和多种动物均有利尿作用，使尿量、尿中钠、氯、钾和尿素的排泄量增加。泽泻的幼茎、嫩叶可食用，在民间有“如意菜”的美称。有报道，每100克鲜泽泻块茎，含钾量可达147.5毫克，为本品的利尿作用提供了科学佐证。植物生态学提示，冬季采集正品其利尿效果最佳，春季者次之。对于慢性肾炎（或伴急性发作）者来说，当其兼有高血压病、高脂血症、脂肪肝等病症时，运用泽泻或泽泻的幼茎、嫩叶食疗防治是适宜的。

8. 白茅根

白茅根，为禾本科草本植物白茅的根茎。白茅根性寒，味甘，能凉血止血，清热利尿，适用于热淋、小便不利、水肿等。中医认为，白茅根可用于急性肾炎，起到利水消肿的作用。现代药理实验研究表明，白茅根水浸剂对正常动物有利尿作用，其有效成分可能主要为钾盐。在临证运用中，可单用或配伍其他具清热利尿作用的食药兼用之品。

9. 益母草

益母草，为唇形科草本植物益母草的全草。益母草性微寒，味辛、苦，具有活血调经、利水消肿等功效。现代药理研究表明，本品含益母草碱、水苏碱、芸香苷和多量氯化钾等成分。研究报告表明，益母草碱能扩张温血动物血管；并可增加动物冠脉流量，降低冠脉阻力，对实验性心肌梗死有某些保护作用。现代临床运用益母草治疗急性肾炎，获得较好疗效。治疗中，用益母草干品90~120克，或鲜草180~240克，加水700毫升，煎至300毫升，分2~3次服用，同时结合常规处理，观察80例，均治愈，最快5日，最长36日。

10. 熟地黄

熟地黄，即熟地，为玄参科草本植物地黄的根茎，经加工蒸晒而成。熟地黄性微温，味甘，具有滋补肾阴、益精养血、填髓补脑等功效，适用于肾阴亏虚、精血不足、阳痿、早泄、遗精、更年期综合征、高血压病、高脂血症、冠心病、贫血、慢性肾炎、慢性肝炎、肾病综合征、白细胞减少等。现代医药学研究表明，熟地黄主含β-谷固醇与甘露醇及少量豆固醇，还含微量菜油固醇；熟地黄含梓醇、地黄素、生物碱、多种糖类（如葡萄糖、蔗糖、果糖、半乳糖、水苏糖、甘露三糖、毛蕊花糖、棉子糖等）、多种氨基酸；熟地黄还含有胡萝卜苷以及含有包括铁、锌、锰、铬微量元素在内的20多种元素，并含有磷酸等成分。现代医学研究表明，熟地可促进血虚动物红细胞、血红蛋白的恢复，加快CFU-S、CFU-E的增殖、分化，具有显著的“生血”

作用。现代研究表明，地黄水煎浸膏剂可明显增加小鼠心肌营养性血流量。且口服熟地煎剂后，可以使大鼠降压并改善肾功能。药理实验研究结果表明，熟地黄可促进肾脏对体内代谢产物尿素进行排泄。在慢性肾炎（或其伴急性发作）者的熟地食疗运用中，要注意地黄属滋腻之品，久服易于腻膈，平时消化不良、腹泻及胸闷腹胀者更不宜服用。

11. 冬虫夏草

冬虫夏草为麦角菌科植物冬虫草菌的子座及其寄生主蝙蝠蛾科昆虫绿蝙蝠蛾幼虫的尸体。现代研究表明，冬虫夏草治疗慢性肾功能衰竭，近期疗效良好，远期发现可延缓进展，使恶化缓慢。治疗后必需氨基酸较治疗前明显升高，非必需氨基酸明显下降。且天然虫草与人工虫草均可改善肾功能，纠正贫血，提高细胞免疫水平。

12. 黄芪

黄芪为豆科草本植物黄芪或内蒙黄芪等的干燥根。黄芪性微温，味甘。生用，有益卫固表、利水消肿等功效；炙用，可补中益气。我国历代医家十分重视黄芪的补虚益气，利尿消肿作用。黄芪含蔗糖、葡萄糖醛酸、黏液质、数种氨基酸、苦味素、胆碱、叶酸等活性成分。现代药理研究表明，黄芪有利尿作用，健康人口服黄芪煎剂亦有利尿及钠排出增加。值得重视的是，黄芪对实验性肾炎有明显防治作用，有报道资料，大鼠于注射“兔抗鼠肾血清”以产生血清性肾炎前3日开始每日服黄芪粉4~5克，注射血清3日后尿蛋白定量显著低于对照组，病理切片亦证明肾脏病变减轻。而每日服黄芪粉0.8克或2克则无效。对注射氯化高汞引起的大鼠蛋白尿症，口服黄芪粉能加快其恢复到原水平。但服药组动物体重较对照组显著减轻。大鼠口服黄芪粉均可降低生理性尿蛋白排泄，用黄芪煎煮的浓缩汁则无效。服药期间尿量并无明显增加。由此可见，药食兼用之品的黄芪适用于急、慢性肾炎者。现代医学研究还发现，黄芪有明显扩外周血管、脑血管和肠血管、肾血管作用，并能改善微循环，增加毛细血管抵抗力，降低毛细血管脆性和通透性。对急、慢性肾炎患者来说，黄芪是标本兼治的妙品。

13. 党参

党参为桔梗科草本植物党参及同属多种植物（素花党参或川党参）的干燥根。党参性微温，味甘，具有补气益血、补脾肺、益心智等功效，多用于一般虚证，如主要是脾肺气虚所致的病症。本品不腻不燥，不仅可补脾胃，而且还补肺气。急性肾炎患者多伴有脾胃虚弱、体倦乏力、食少便溏、咳嗽气促等病症，在食物疗法中运用党参补中益气，可增强机体抗病能力。现代医学研究表明，党参含有皂苷、蛋白质、蔗糖、菊糖、生物碱以及维生素B_1、维生素B_2等活性成分，对神经系统有兴奋作用，能增强机体抵抗力；能使家兔红细胞及血红蛋白增加；还能使周围血管扩张而降低血压，并能抑制肾上腺的升压作用。以上所列急性肾炎常用药物也可供慢性肾炎、肾病综合征患者选用。

治疗肾病的中药针剂

主要为住院病人在服用肾复康系列药物或肾炎康复系列药物基础上，辅以中药针剂类治疗。可在短期内缓解病情，对改善血黏度，清除免疫复合物，增强肾脏组织的血液循环，修复肾单位及调节机体整体功能等方面，有良好的促进作用。

1. 肾炎1号注射液

[成分] 5%葡萄糖注射液250毫升，丹参注射液20毫升，黄芪注射液20毫升。

[功效] 活血化瘀，健脾补肾，升清降浊。

[用途] 适用于慢性肾炎、肾病综合征、肾功能不全等，用于消除蛋白尿、血尿。对心脑血管疾病也有较好的疗效。

[用法用量] 成人每日静脉滴注1次，14~21日为1个疗程。也可与肾炎2号注射液交替使用。

2. 肾炎2号注射液

[成分] 5%葡萄糖注射液250毫升，川芎嗪注射液160毫克，黄芪注射液20毫升。

[功效] 活血化瘀，升清降浊。用于降低血肌酐、尿素氮，改善肾功能。

[用途] 适用于慢性肾功能不全、慢性肾炎、肾病综合征等，也可用于心脑血管疾病的治疗。

[用法用量] 成人每日静脉滴注1次，14~21日为1个疗程。也可与肾炎1号注射液交替使用。

3. 肾炎3号注射液

[成分] 低分子右旋糖酐400毫升，丹参注射液20毫升，黄芪注射液20

毫升，呋塞米（速尿）注射液40~80毫克。

[功效] 活血化瘀，抗凝，升清降浊。用于扩容、利水、消肿，消除蛋白尿、血尿。

[用途] 适用于肾病综合征及伴有水肿的肾脏病患者。

[用法用量] 成人每日静脉滴注1次，7~14日为1个疗程。也可与肾炎2号注射液交替使用。呋塞米注射液的剂量，轻度水肿者可用40毫克，中度水肿者可用80毫克，重度水肿者可用120~200毫克或更多。笔者认为，用呋塞米注射液120~200毫克安全有效。在使用呋塞米注射液时，可在液体快滴完后加入瓶中，也可同时加入液体中使用。

4. 肾炎4号注射液

[成分] 0.9%氯化钠注射液250毫升，脉络宁注射液20毫升。

[功效] 清热养阴，活血化瘀，升清降浊，改善微循环。

[用途] 主要用于糖尿病肾病及各种肾脏病，亦可用于心血管疾病。

[用法用量] 成人每日静脉滴注1次，14~21日为1个疗程。也可与肾炎1号注射液或肾炎2号注射液交替使用。

5. 肾炎5号注射液

[成分] 5%葡萄糖注射液300毫升，丹参注射液20毫升，双黄连注射液40毫升（或清开灵注射液20毫升）。

[功效] 清热解毒，活血化瘀，升清降浊。可消除蛋白尿、血尿，改善肾功能。

[用途] 适用于有上呼吸道感染症状的肾脏病患者，也可用于泌尿系感染、慢性支气管炎、支气管哮喘、肺气肿、肺心病等患者。

[用法用量] 成人每日静脉滴注1次，14~21日为1个疗程。

6. 肾炎6号注射液

[成分] 5%葡萄糖注射液250毫升，血塞通注射液0.2~0.4克。

[功效] 活血化瘀，凉血止血，疏经通络。能改善肾脏血流量，降低血黏度。

[用途] 适用于紫癜性肾炎、免疫球蛋白A性（IgA）肾病及其他以血尿为主的肾脏病患者。

[用法用量] 成人每日静脉滴注1次，14~21日为1个疗程。也可与肾炎1号注射液或肾炎2号注射液交替使用。

中药针剂的特点

中药针剂类协定经验方在临床上可作常规使用，治疗各类肾小球疾病取得了非常理想的疗效。经临床使用后证实，中药针剂类有以下特点：活血化瘀，抗凝溶栓；降低血脂，改善血黏度；使蛋白尿、血尿减少或消失；使肾功能的主要指标，如血肌酐、尿素氮降低；增加尿量，改善肾功能；不良反应少，安全系数大。

经过多年的临床使用，几乎没有发现任何不良反应，如恶心、呕吐、食欲缺乏、全身不适、过敏等。活血化瘀类中药更没有引起出血现象发生，如西药的肝素钙，用药量小时起不到有效作用，用药量大时可引起出血，而且还要经常检测出、凝血时间和血小板，而使用这些中药针剂时则不需要检测出、凝血时间，在临床上可以放心地使用。我们收治过一位女性患者，36岁，来诊时血压升高，腰酸背痛，疲乏无力，痛苦面容，尿蛋白（+++），尿隐血（+），甘油三酯25毫摩/升，肾功能正常。经用肾炎1号、肾炎2号注射液交替使用，1周后尿蛋白（±），甘油三酯降至18毫摩/升；20日后，尿蛋白（±），甘油三酯降至2.21毫摩/升，血压下降，临床症状缓解。

三联疗法的中药汤的选用

（1）根据患者的临床表现及体征可同时配服一些中药汤剂作辅助治疗，如阴虚者滋阴、阳虚者温阳、气虚者益气、血虚者补血等，可加强疗效，有利于肾病的康复。

（2）肾衰竭、尿毒症患者除用以上药物治疗外，同时可用中药汤灌肠，每日1~2次，14日为1个疗程，有利于血肌酐、尿素氮的清除。

三联疗法的中药针剂的选用及注意事项

1. 中药针剂选用方法

（1）开始治疗时，选用对肾脏无不良反应的抗生素或肾炎5号注射液，静脉滴注，每日1次，连用5~7日，可清除抗原、缓解症状。

（2）肾炎1号或2号注射液交替使用，1个疗程14~21日或更长时间，有活血化瘀、改善血黏度、消除尿蛋白或血尿的作用。

（3）有水肿者可首选肾炎3号注射液，静脉滴注，每日1次，有利尿消肿作用，根据病情计划用药时间。也可和肾炎2号注射液交替使用。

（4）肾功能不全、肾衰竭患者选用肾炎2号注射液效果满意。

2. 注意事项

（1）糖尿病肾病患者选用针剂时，应将葡萄糖注射液改为生理盐水。

（2）针剂用多长时间，应根据不同类型的肾脏病的病情而定，我们在临床上常使用2个疗程或更长时间，效果非常满意。

（3）水肿是肾脏病患者的常见症状，一般水肿患者经用利尿药后，水肿即可消失。特别是肾病综合征患者的高度水肿临床治疗较为棘手，有一部分患者经用白蛋白后水肿仍未能得到缓解和改善，我们常使用肾炎3号注射液静脉滴注收到了理想的疗效。在治疗肾性水肿过程中还要注意调理脾胃与饮食治疗，以免引起脾胃不和，不利于水肿的消退。

三联疗法常用的施治方法

（1）温补脾肾法：脾肾虚损是引发各种肾脏疾病的病因，“肾为先天之本，脾为后天之本”，两脏关系甚为密切，所以在治疗肾脏病时，脾肾同治才能取得好的效果。脾在人体中有输布津液及化湿的功能，主要靠脾阳的运化，阳主化气，阳旺则水从气化，通过脾的传输濡养着全身各脏腑组织器官，故所谓脾阳，实质代表脾的运化水湿的功能。脾阳不足，气不化水，水液运行障碍，导致尿少、水肿。肾为先天之本，阴阳之根。肾阳作为生命活动的原动力，亦常常易于耗损。肾阳亏损时患者表现的主要症状为腰膝酸软，形寒肢冷，阳痿早泄，便溏溲清，尿频或尿少，神疲乏力，面色苍白，舌质淡胖或有齿痕，苔白润，脉沉弱等。

此外，脾肾之间还有互相制约的关系，肾主水而受制于脾，脾虚不能制水，肾虚则不能行水，则亦至于水湿壅盛，精微下泄。慢性肾炎、肾病综合征、慢性肾衰竭等疾病常出现此证型。此法温补脾肾之阳，可利水消肿、固涩精微，消除蛋白尿或血尿，改善和恢复肾功能。

（2）益气固表法：外邪侵袭是肾炎初发与复发的重要因素。阳主卫外，阳气充足则能抵御外邪的侵袭；气为肺所主，肺之外合为皮毛，故卫外的阳气主要是指肺气。肺气虚弱，卫气不固，则易感受外邪，临床上每见部分初发肾炎患者便同时兼有肺气虚的症状，亦常常见到一部分慢性肾炎患者在治疗中或治疗后容易复发。当然，引起复发的原因很多，但主要原因之一为卫气不固，外邪入内，罹患感冒，而造成肾病的反复与恶化。因此，积极预防感冒是治疗肾炎不可忽略的一环。益气固表法便是针对这个环节而应用的，凡肾脏病患者兼有倦怠懒言，声音低怯，面色苍白，形寒畏风，或有自汗，舌淡，苔薄白，脉虚弱等表现者，均可单独或联合使用益气固表法。

（3）益气养阴法：气，一是指体内流动着的富有营养的精微物质，如水谷之气、呼吸之气等；二是指脏腑的活动功能，如脏腑之气、经脉之气等。因此，气有物质的一面，又有功能的面，中医学更注重其功能的一面，也就是所说的气化。气有推动、防御、固摄、生化、气化及升降6种作用。

气血津液是脏腑功能活动的物质基础，同时又是脏腑活动的产物，关系十分密切。两者相互滋生，相互固摄，共同维系人体的生命活动。气为阳，血与津液为阴，它们相互的关系实质上是阴阳对立统一的关系。气虚不能化生津液，阴虚津液不足则又影响气化功能，故气阴两虚常常互见。据统计，该证型在糖尿病肾病中占70%~80%，在其他肾小球肾炎，如慢性肾炎、隐匿型肾炎、狼疮性肾炎中亦很常见。益气养阴法，可维护和改善脏腑功能，有利于肾脏病的康复。

（4）活血化瘀法：血来源于水谷精气，经脾胃的气化作用而成，具有营养全身各脏器组织，维持人体正常生理活动的作用。血液必须要循环脉中，周流不息才能发挥其正常的生理功能，凝滞或离经脉之血即为瘀血。瘀血不但已失去了充润营养的作用，而且还成为多种疾病的致病因素。瘀血证与活血化瘀法是中医学中具有独特内容的理论和实践经验。瘀血可以是疾病过程中的病理产物，反过来又可以成为疾病发展变化的原因。因为许多疾病，尤其是病程较长的疾病，都可以出现“瘀血”见证。在各类肾脏病中，都可出现不同程度的瘀血证。研究认为，在肾脏原发性损害中的肾小球阻塞，肾组织缺血缺氧，再加上伴有高血压者的毛细血管痉挛，都可致肾组织乃至肾小球瘀血、水肿、炎性改变、纤维组织增生等。此法在治疗急性肾炎、慢性肾炎、急性肾衰竭、慢性肾衰竭等疾病中取得了一定疗效，可单独应用，也可与其他疗法合用，活血化瘀，改善微循环，对缓解肾脏病的蛋白尿、血尿和肾组织功能的恢复具有良好的效果。

（5）清热解毒法：热为阳邪，阳热壅盛，气机郁滞，可导致水液运行障碍，可发生水肿；热邪壅遏，阳气不通，血肉为之腐败，以致形成痈疽疮疡；

热毒还可以蕴结下焦影响膀胱的气化功能，而出现小便淋漓、疼痛。热邪作为六淫之一，在肾脏病的发病因素中有着重要作用。急性肾炎的发病，慢性肾炎的复发，均与感染（热毒）密切相关，而这些感染则往往表现为中医所说的热毒之证。热邪主要通过口、鼻或皮肤而入，其症状常表现为发热，咽喉肿痛或皮肤湿疹、脓疱、疮疖痈疡等；或发热、寒战、腰痛、尿频、尿急、尿痛、尿液黄赤混浊，苔黄脉数等。清热解毒法，可消除热邪所致的炎症及以上的各种病证。

（6）祛风胜湿法：风为四季之气，终岁常有，风又为六淫之首，风邪可以在各个季节引起多种疾病。六淫当中，亦只有风邪能与其他各邪气相兼为病，如风寒、风湿、暑风、风燥、风火等，故《素问·风论》说："风者，百病之首也。"风邪致病的特点是：一则风者善行而数变，二则风邪可以侵犯不同的脏器而引起不同的临床表现；三则风邪不但可以致肿，而且还可以致淋。所以，不少慢性肾炎在治疗过程中或治疗后容易复发，主要为外感风邪而造成肾病的复发与恶化。而引起外感的原因首推风邪，可见各种肾脏病在治疗过程中抵御风邪侵袭的重要性。祛风胜湿法可以卫表固里，行水消肿，减少肾脏病再复发。

（7）补肾固精法：肾藏精，含义有二：其一为来自脾胃的水谷之精，又称后天之精，是维持人体生命活动的物质基础；另一为本脏之精即肾精，又称先天之精，是人体生殖发育的根本。不管先天之精或后天之精，皆藏于肾中，故肾为封藏之本。肾虚不能固摄则会出现遗精、滑精、精微下漏等症。人体的蛋白质有赖于饮食精微所化生，亦为五脏六腑之精的一种。因此有理由认为，尿蛋白的丢失与精关不固的机制是一致的。目前多数医家主张，从补肾或健脾着手治疗蛋白尿，其道理即在于此；由于蛋白尿是多种肾脏病，尤其是肾小球疾病最基本的临床症状，补肾固精法也就成为治疗肾脏病的基本法则。凡肾脏病见头晕耳鸣，腰酸腿软，遗精滑泄或尿蛋白持续不消失者，均可选用补肾固精法治疗。

（8）平衡阴阳法：中医学认为，在正常的生理活动中，阴阳保持着对立而统一的协调平衡状态，即所为"阴平阳秘、精神乃治"。这当中，特别是阳气在维持着人体生命活动中起着重要的作用。华佗说："得其阳者生，得其阴者死。"这就说明了人体之阳气及阴阳平衡的重要性。有研究认为，阴阳平衡和现代医学的免疫平衡有一些相似之处，如阳虚者怕风、易感冒，与抵抗能力差和免疫功能低下有关。有报道，发现阳虚病人免疫球蛋白A与免疫球蛋白G的含量明显降低，说明了阴阳平衡与免疫平衡的关系。阴阳互根，任何一方发生变化都可以影响另一方，并且在一定条件下会互相转化。慢性肾脏病由于病程绵长，阳损可以及阴，阴损可以及阳，尤其在肾衰竭终末期，肾功能日益衰退，肺、脾、心、肝等内脏功能同时受损，气血阴阳俱虚，因而经常出现阴阳两虚之证。其主要症状为精神萎靡，倦怠无力，头晕耳鸣，腰酸腿软，夜多小便，无肿或水肿不著，舌质淡或红，苔白，脉沉细等。偏阴虚者可见手足心热，口燥咽干，舌红少苔；偏阳虚者可见畏寒肢冷，乏力便溏，小便清长，舌质淡胖。慢性肾炎、急性肾炎恢复期、慢性肾衰竭常见有阴阳两虚之证，治宜阴阳并补，以达阴阳平衡。具体运用时，可根据阴虚或阳虚的轻重程度、临床见证，或侧重于养阴，或侧重于温阳，灵活掌握。总之，阴虚者滋阴，阳虚者温阳，气虚者益气，血虚者补血，阴阳俱虚者同补，目的是达到阴阳平衡。

以上是治疗肾脏病的主要方法，但在具体实施中应根据病情、体质、证候去分析，去辨证论治。急性肾炎从肺论治，慢性肾炎从脾肾论治，这是许多学者治疗肾脏病的原则，也是临床实践经验的总结。在一种肾病中，有的可运用一种方法治疗，有的可运用2~3种方法去治疗，而且有的还可以选用多种方法去治疗。治病的初始和治疗过程中都要辨证选用不同的治疗方法。运用三联疗法治疗各类肾脏病，正是根据这几种治疗方法针对各种不同的肾脏病去选服系列药物的，同时也可配服一些其他药物对症治疗，目的是取得独特的治疗效果。

三联疗法治疗过程中的注意事项

（1）医患配合：患者应按医生的治疗计划进行治疗，并且协助护士做好护理工作。

（2）定期复查：初次就诊者各种检查项目要齐全，以明确诊断，并定期复查，一般血、尿常规5~7日查1次，生化检验15~20日查1次（特殊情况例外），以便了解和掌握病情，及时调整治疗计划。

（3）按照医生的医嘱进行治疗：坚持用药，并把治疗情况及时反馈给医生。

（4）注意休息，防止劳累：慢性肾脏病患者可适当地做一些轻微的体育锻炼。慢性肾炎稳定期可胜任一般工作，防止重体力劳动，不得熬夜，保证睡眠时间，减轻肾脏负担。慢性肾功能不全时，应以休养、治疗为主，可做一些轻微工作，适当活动，注意饮食，保证睡眠，忌房事过度，保护好肾功能。

（5）预防感冒：上呼吸道感染是诱发肾脏病复发和加剧发展的主要因素，

以预防为主就显得十分重要了。体弱易感冒的患者可口服一些中成药，如玉屏风散，也可注射丙种球蛋白每10日1次，增强机体免疫力和抵抗力。自觉有感冒前驱症状时，应及时服用一些抗感冒药物，应以中药类为主，防止发生感冒而加重对肾脏病的影响。

（6）调整饮食结构

①膳食原则。以五谷杂粮为主，少吃或不吃荤腥、油腻、生冷、酸辣及海产品。茶足饭饱要适当，忌暴饮暴食，以免造成脾胃损伤而影响肝肾。以素、淡为主，忌食过咸或长期禁盐饮食。肾病应低盐饮食，每日盐的摄入量应在1~3克为宜，肾炎患者不能无限制地长期忌盐，以免导致厌食无力，甚至因低钠而降低肾的血流量，影响肾病康复。忌烟酒。

②膳食选择

a.脂类食物。以植物油为主，如花生油、香油等，含不饱和脂肪酸高，胆固醇低，营养及生物效价高，对肾脏病的康复有利；猪油、奶油等，含饱和脂肪酸和胆固醇高，营养及生物效价低，对肾脏病的康复不利，应少食或不食为宜。

b.蛋白类食物。以动物蛋白（优质蛋白）为主，如鸡蛋、牛奶等，含必需氨基酸高，对机体代谢和肾功能改善有益；豆腐等豆类制品，含必需氨基酸低，在体内代谢后产生尿素氮增多，特别是对肾功能不全患者不利，应加以注意。因面粉和大米中也含有一定量的植物蛋白，所以肾功能不全、肾衰竭、尿毒症患者对主食的摄入应加以限制.。

c.糖类食物。因人体活动热能主要来源于糖代谢产生的热能，所以肾脏病患者要保证糖类食物的摄入，一般不宜限制，但不能过量，否则体内过量的糖可转化为中性脂肪，久之血脂升高，血黏度增强，影响心、脑、肝、肾功能，对肾脏病不利。但糖尿病肾病患者应严格控制糖的摄入量。

d.维生素。可多食用一些富含维生素的食物，如蔬菜、水果等，以保证机体生理需要。特别是重症肾病患者，由于食欲缺乏，更应及时补充维生素。

e.水的摄入。可饮用一些白茅根水或茶水，利尿消肿，祛湿润燥，对肾脏病有治疗和保健作用。

（7）注意对肾脏有不良反应的药物：服药前，首先应阅读药品的说明书，注意药物的成分、作用、注意事项及禁忌证等。如注明有肝肾功能不全者慎用时，最好不服用，以免增加对肾脏的损伤，使病情加重。

（8）患者应树立信心，坚持治疗：治疗要打持久战，不能尿检一转阴就停止治疗，这样易使肾脏病复发。应积极配合好医护人员，遵守医嘱，不仅做到临床治疗，而且还要坚持好巩固治疗，这样才能使肾脏病得以康复。

以上注意的诸因素（如感染、受凉、感冒、劳累、饮食、肾毒性药物、水电解质失衡等）也称可逆因素。在慢性肾功能不全期和慢性肾衰竭期，这些因素可加刷病情，使肾功能急剧恶化，但这些因素是可逆的，通过预防和治疗，及时地得到纠正，可缓解病情，改善肾功能，推迟终末期肾衰竭的到来。务必使每个肾脏病患者认真对待和重视这些可逆因素，这对肾脏病的稳定和治愈会起到良好的作用。

05
综合治疗

急性肾小球肾炎的病因

（1）急性链球菌感染后肾小球肾炎：是一种免疫损伤性肾炎，其发病与β溶血性链球菌A族致病菌株感染有关，往往1~3周后发病。虽然这种感染十分常见，但继咽炎或皮肤感染后肾小球肾炎的发生率仅在1%~10%。急性链球菌感染后肾小球肾炎的抗原来自β溶血性链球菌，与体内抗体结合，可能是一种循环性免疫复合物肾炎，沉积于肾小球的免疫复合物于局部激活补体，造成肾小球免疫性损伤而发病。

（2）非链球菌感染性急性肾小球肾炎：除β链球菌外，其他病原体感染（如细菌、病毒、寄生虫等）亦可引起急性肾小球肾炎。临床上可有急性肾炎综合征的表现，急性起病，几乎所有的病人都有血尿，且较明显（约有30%为肉眼血尿）；常有蛋白尿（多为0.2~3克/24小时）、高血压和水肿，可伴有少尿和氮质血症。水肿开始先见于眼睑，以后继而发展至下肢水肿，因此又称之为急性感染后肾小球肾炎。

（3）其他：近年来发现病毒感染后也可导致急性肾炎，包括传染性肝炎、腮腺炎、水痘、流感、传染性单核细胞增多症、麻疹及腺病毒等。此外，还有疟原虫感染后肾炎。

急性肾小球肾炎的临床表现

（1）水肿：轻时可仅有晨时颜面水肿；严重时可有双下肢及全身水肿，也可同时伴有咽炎、扁桃体炎，儿童常见皮肤脓疱疮或猩红热。

（2）腰部不适：可有低热、腰痛、脊肋角压痛、叩击痛。

（3）高血压：但一般为中等度升高，尿量增加后即下降。少数可明显升高，导致心力衰竭和高血压脑病。

急性肾小球肾炎的综合治疗

1. 西医治疗

（1）抗感染治疗.不论有无明显的感染灶，均应常规给予2周的抗感染治疗，一般选用青霉素或其他对溶血性链球菌敏感的抗菌药物。

（2）扁桃体切除。对病程迁延3~6个月，尿检仍有异常，或病程常有反复，且明显与扁桃体病灶有关者，可考虑扁桃体切除术，手术前后应使用青霉素2周。

（3）利尿消肿。水肿明显，经控制水盐而仍有尿少水肿、高血压者，均应给予利尿药。常用的利尿药为氢氯噻嗪，必要时可给予强利尿药，如呋塞米、依尼他酸、布美他尼（丁尿胺）等。

（4）降压药的应用。经利尿消肿后血压仍高者，则应给予降压药。降压药一般选用钙通道阻滞药，如硝苯地平；也可选用血管紧张素转换酶抑制药，如卡托普利、洛丁新、依那普利等。若血压明显升高，已出现高血压危象或急性左心衰竭，则应选用硝普钠、酚妥拉明等静脉给药。

（5）抗凝治疗。近年来研究证实，在肾炎的病程中存在高凝状态，故临床可给予抗凝药物治疗。常用的有双嘧达莫、复方丹参片、川芎嗪胶囊等，同时可给予肌苷片、复方阿司匹林片、维生素E胶丸等，对疾病的康复有一定的疗效。

（6）其他。尿蛋白每日超过3.5克者，仍可用糖皮质激素或合用雷公藤总苷片治疗，持续血尿者可用大量维生素C及雷公藤总苷片口服。如经一般治疗效果不佳，发生少尿性急性肾衰竭；尤其存在高血钾，或者严重水潴留，引起急性左心衰竭、肺水肿者，应及时行透析治疗，一般预后良好。其他症状可结合临床对症处置。

2. 中医治疗

（1）中成药选用

①肾炎康复系列药物。可选用肾炎四味片和肾炎康复片治疗，每日3次，饭后30分钟用白茅根水送服。

②肾复康系列药物。可选用肾复康系列药物的肾复康胶囊、肾保康胶囊和血尿康胶囊治疗，每日3次，饭后30分钟用白茅根水送服。

（2）汤药选用。可辅以肾炎2号汤剂，每日1剂，水煎，分2次服用。

（3）针剂选用。可选用肾炎1号注射液或肾炎2号注射液，或肾炎5号注射液，静脉滴注；有水肿者可选用肾炎3号注射液治疗。

（4）辨证论治

①风热证者。如恶风发热，鼻塞流涕，咽痛咳嗽，面浮肢肿或全身水肿，小便短赤，关节酸痛；舌红苔薄或薄黄，脉浮弦或沉数。治则疏风清热、利水消肿。辅以银翘散（金银花9克，连翘9克，牛蒡子9克，薄荷5克，荆芥穗6克，豆豉6克，桔梗6克，甘草4克，淡竹叶3克，芦根15克）加减，每日1剂，水煎，分2次服用。

②风寒证者。如恶寒无汗，发热不高，咳嗽，面浮肢肿或全身水肿，小便短少；舌苔薄白，脉浮紧或弦。治则祛风散寒、宣肺利水。辅以麻黄汤（麻黄3克，桂枝3克，杏仁9克，甘草3克）加减，每日1剂，水煎，分2次服用。

③湿热证者。如面浮肢肿，小便短赤或浓茶样，口干苦，皮肤生脓疱疮；舌苔薄黄或黄腻，脉弦或数。治则清热化湿、利水止血。辅以二妙丸（黄柏6克，苍术6克）合小蓟饮子（小蓟9克，生地黄15克，炒蒲黄6克，藕节5枚，关木通3克，滑石15克，甘草4.5克，焦栀子9克，当归9克，淡竹叶3克）加减，每日1剂，水煎，分2次服用。

④寒湿证者。如面浮肢肿或全身水肿，小便短少，纳呆腹胀，或大便溏，倦怠，或畏寒肢冷；舌苔白腻，脉沉弦或细。治则散寒燥湿。辅以胃苓汤（陈皮6克，厚朴6克，苍术9克，甘草3克，生姜9克，大枣2枚，茯苓9克，泽泻6克，白术9克，猪苓6克，桂枝3克）加减，每日1剂，水煎，分2次服用。

⑤湿热未清证者。如外感表证已解，无明显虚证，水肿已退，但湿热未清而阴伤故渴不欲饮，纳呆胸闷，小便黄，大便干；苔薄黄或黄腻，脉滑或数。治则清热化湿。辅以甘露消毒丹（飞滑石15克，绵茵陈10克，黄芩10克，石菖蒲6克，川贝母5克，关木通5克，藿香4克，射干4克，连翘4克，薄荷4克，白豆蔻4克）加减，每日1剂，水煎，分2次服用。

⑥气虚证者：如水肿已退或晨起面部稍肿，神疲乏力，腰痛，纳呆；舌淡红、苔薄，脉细濡。治则益气健脾。辅以金匮肾气丸（熟地黄15克，山药10克，山茱萸10克，茯苓10克，泽泻12克，牡丹皮6克，制附子3克，肉桂3克）或补中益气汤（黄芪9克，党参9克，炒白术9克，当归6克，甘草6克，陈皮6克，升麻2克，柴胡2克）加减，每日1剂，水煎，分2次服用。

3. 生活调理

（1）休息。在患病1~2周，不论病情轻重均应卧床休息。若水肿、血尿、高血压症状明显者应卧床4~6周。治疗后水肿及血尿消失，血压正常，肾功能正常后，可起床做室内一般活动，再经1~2周才可开始室外活动，但活动量不宜过大。但应注意的是，不宜参加体育活动，一旦活动量过大，可使病症加重，此时应继续休息。

（2）饮食。以清淡饮食为主。水肿期应控制水分，尿量增多时即可放宽限制。有明显水肿、少尿及高血压时，应忌盐。水肿不明显或已消退，血压正常，病情较轻者，可予低盐。蛋白质摄入量适当控制，普通饮食即可，不宜过高。总的原则是以清淡、低盐、低蛋白饮食为主。急性肾炎不应无限制地长期忌盐，以免导致厌食、乏力，甚至因低钠而降低肾的血流量，不利于肾炎的康复。

急性肾小球肾炎的食疗方法

1. 西医食疗

（1）饮食。应以清淡、易消化和含有多种维生素的水果及食物等为主。

（2）水。尿少、水肿严重者，其摄水量应根据排尿量决定，每日的入水量为前一日所排尿量加500毫升。

（3）盐。在水肿、高血压期，应戒盐（可服代盐佐膳）。即使血压下降、水肿消退后，仍应采取低盐饮食（每日1~3克），以利于肾炎的恢复及预防复发。

（4）蛋白质。发病初有氮质血症者，应减少食物中的蛋白质，每日不应超过每千克体重0.5克，并以动物蛋白（优质蛋白）为主，以减轻肾脏排泄氮质的负担。当病情好转后，蛋白质可逐渐增加至每日每千克体重1克。

（5）糖类和脂肪。一般不加限制，以保证热能的充足供应，因是人体所需热能的主要来源，这对于生长发育的儿童尤为重要。

2. 中医食疗

多选用一些有清热利尿解毒作用的食物和水果配合治疗，如冬瓜、西瓜、薏苡仁、赤小豆、绿豆等，忌油腻、辛辣、酸涩之品。恢复期可选用有健脾补肾、益气养阴作用的食物，如田鸡、鲤鱼、生鱼、鲫鱼、猪肾等。

（1）茅根竹蔗水。鲜白茅根150克（或干品30~60克），竹蔗300克（如无竹蔗可用大枣50克代替），加水1000毫升，水煎，代茶饮用。白茅根与竹蔗配伍，既加强了清热利尿之功效，又兼有和胃养阴之效，为民间最喜用的饮料之一，适用于急性肾炎的水肿、高血压、血尿等症，亦可用作尿道感染、尿道结石的配合治疗，但对慢性肾炎的证属脾肾虚寒的“阴水”则不适宜。

（2）茅根赤小豆汤。鲜白茅根200克，粳米100克，赤小豆50克。先将鲜白茅根煎汁去渣，再以汁煮粳米、赤小豆为粥，每日分3次服用。主要用于水肿、血尿者。

（3）冬瓜薏苡仁汤：冬瓜200~400克，薏苡仁30~60克，煎汤代茶，可加红糖或少量食盐调味后饮用。冬瓜薏苡仁汤功能清热解暑，健脾利尿，可用于急性肾炎初起，尿道感染，尿道结石等病，以及供暑天作饮料用之。

（4）黄芪糯米粥。黄芪50克、糯米100克。先将黄芪煮汁，去渣，再加糯米熬成粥，分早晚2次服用。用于肾炎恢复期气虚而见水肿、蛋白尿者。

慢性肾小球肾炎的病因

慢性肾小球肾炎，简称慢性肾炎，不是一个单独的疾病，而是一组可由多种病因引起，具有进行性发展倾向的慢性肾脏病，病情逐渐发展，经历一个长短不等的时期，从2~3年至30~40年，最后大都走向肾衰竭。慢性肾小球肾炎大都有慢性肾炎综合征的表现，慢性肾炎综合征的特征是长期持续性尿异常，如蛋白尿和（或）血尿；可有高血压、水肿和（或）缓慢进行性肾功能损害。慢性肾炎是一个临床概念，按目前的习惯，认为凡病情迁延不愈超过1年以上或就诊时疾病呈缓慢进行性，已出现肾功能不全表现者，均列入慢性肾炎中。

有上呼吸道感染病史，大多数隐匿发病，少数由急性肾小球肾炎迁延而来。除了原发性肾病综合征的微小病变外，所有原发性肾小球疾病及继发性肾小球疾病都可发生或发展至慢性肾炎，并有慢性肾炎综合征的表现。

慢性肾小球肾炎的临床表现

（1）水肿：由于肾脏对水的负荷能力差，可有轻度全身水肿，有时水肿间断出现，个别患者可始终无水肿。

（2）高血压：可有持续及波动性血压升高，以舒张压为主，程度差异很大，但迟早会发生。严重时，可有慢性肾炎的眼底改变：视网膜动脉变细、纡曲、反光增强，动静脉交叉压迹及絮状渗出等。

（3）尿异常：尿中有泡沫，有蛋白尿及血尿。

（4）心脏疾病：由于免疫功能低下、代谢紊乱、营养缺乏，常并发有感染；由于高血压、贫血、动脉硬化，常并发心脏病。

（5）全身表现：疲乏无力，腰背酸痛，失眠多梦。

慢性肾小球肾炎的临床分型

1. 以前对慢性肾炎临床分型

（1）普通型。有肾炎的各种症状（蛋白尿、血尿、管型尿），但无突出表现，临床上常见。

（2）高血压型。除具有一般肾炎的各种症状外，还伴有高血压的突出表现，或出现有肾功能不全的各种症状。

（3）急性发作型。在慢性肾炎过程中出现急性肾炎的表现，如伤风感冒，疲乏无力，血尿，蛋白尿增多等。

2. 目前对慢性肾炎临床分型

（1）普通型。较常见，病程迁延，相对稳定，多表现为轻度至中度水肿，高血压和肾功能损害，尿蛋白在（+~+++）。病理类型以系膜增殖性、局灶节段性、膜增殖性肾小球肾炎为多见。

（2）肾病型。除具有普通型表现外，主要表现为肾病综合征。病理类型以微小病变性、膜性、膜增殖性、局灶节段性肾小球硬化性等多见。

（3）高血压型。除上述普通型表现外，以持续性中度血压增高为主要表现，特别是舒张压持续增高。病理类型以局灶节段性肾小球硬化和弥漫性增殖为多见。

（4）混合型。临床既有肾病型表现又有高血压表现，同时多伴有不同程度的肾功能减退征象。病理改变，局灶节段性肾小球硬化性和晚期弥漫性增殖性肾小球肾炎等。

（5）急性发作型。在病情相对稳定过程中又出现类似急性肾炎的临床表现。病理改变，多在弥漫增殖、肾小球硬化基础上出现新月体及明显间质性肾炎。

慢性肾小球肾炎的综合治疗

1. 西医治疗

（1）抗感染治疗：有无感染者均应常规抗感染治疗。

（2）四联疗法。可选用激素、细胞毒类药、抗凝药和血小板解聚药等同步治疗。

①糖皮质激素治疗。用药原则为剂量要足、疗程要长、减药和停药要慢。泼尼松片每日每千克体重1.5~2.0毫克，每日清晨顿服。如用药后临床症状消失，尿蛋白连续3次转阴后（6~8周）应再维持1~2周，然后逐渐减量，可每周或两周减量1次，每次减原用药量的10%；如症状无反复，病情逐渐稳定，当减到每日用量10~15毫克时，应长时间维持，且在病情稳定情况下继续减量至最小有效剂量来维持病情，巩固疗效，总疗程不应少于1年。

近年来，国内学者采用大剂量的激素冲击治疗，可以很快控制病情、缓解症状，收到良好的效果，这种方法称为冲击疗法。甲泼尼龙注射液0.8~1.2克，溶于葡萄糖注射液250毫升内，60分钟内静脉滴注完，每日1次，连用3~5日为1个疗程。7~14日后再给1个疗程，以后2年内可每月予1个疗程冲击治疗。冲击治疗的间隔期可予以中、小剂量的泼尼松维持治疗。如无甲泼尼龙，可采取用地塞米松注射液每日30~80毫克替代，效果亦好。但大剂量冲击疗法应注意引起消化道出血、感染、尿糖、血压升高，精神症状出现，电解质紊乱及心律失常等。在临床使用中，对各类肾小球肾炎治疗时，我们采取了中等量的地塞米松每日30~80毫克冲击疗法，连用3~5日，1周后再用3~5日，也收到满意的效果，且未见到不良反应发生。

②细胞毒类药治疗。主要适用于激素无反应型及激素依赖型患者，应在激素诱导基础上使用。环磷酰胺多采用冲击疗法。每日每千克体重8~12毫克，加入生理盐水100毫升中，静脉滴注，时间不少于1小时，每日1次，连用2日，并嘱咐病人多饮水、勤排尿。1周后再每日1次，连用2日；这样连用7周，直至冲击累积总量≤每千克体重150毫克，以后每1个月冲击1次，亦为连续2日，3个月后改为3个月1次，冲击治疗稳定1~2年停止。在治疗中应经常监测血白细胞，如$<3\times10^9$/升时暂停药。本疗法不良反应不大，不影响继续给药。

③抗凝药治疗。临床上常用的抗凝药为肝素钙和尿激酶。

④血小板解聚药治疗。临床上常用的血小板解聚药为阿司匹林、双嘧达莫等。

（3）其他治疗。普通型对蛋白尿控制不理想时，也可用吲哚美辛、氯喹、枸橼酸乙胺嗪（海群生）联合使用，对控制蛋白尿有一定的作用。也可口服雷公藤总苷片治疗，病情好转后以每日10毫克，维持一段时间停药。高血压型控制好血压是治疗肾炎至关重要的一环，长期高血压可使肾脏病恶化。其他症状，可结合临床对症处置。

2. 中医治疗

（1）中成药选用

①肾炎康复系列药物。可选用肾炎康复系列的雷公藤片、肾炎四味片和肾炎康复片。

②肾复康系列药物。可选用肾复康系列的肾复康胶囊、肾炎康胶囊、肾保康胶囊，以血尿为主者加服血尿康胶囊。

（2）汤药选用。重度蛋白尿者可加服肾炎1号汤剂，每日1剂，水煎分2次服用；易感冒者，可服用玉屏风汤或八味地黄汤，温阳健脾，有利于慢性肾炎的康复。

（3）针剂选用。针剂可选用肾炎1号注射液和肾炎2号注射液交替使用，或选肾炎6号注射液使用。

（4）辨证论治

①肺肾气虚、水湿内聚型。症见面色萎黄且见水肿，少气无力，易感冒，腰背酸痛；舌淡、苔白润、有齿痕，脉细弱。治则固表益气、利水活血。辅以玉屏风散（白术20克，防风10克，黄芪10克）合防己黄芪汤（防己6克，黄芪8克，白术5克，甘草3克）加减，每日1剂，水煎，分2次服用。

②脾肾阳虚、水湿泛溢。症见面色苍白，畏寒肢冷，水肿明显、神疲倦怠，阳痿、遗精或月经失调，腰酸脊痛，腿软乏力，纳呆或便溏；舌淡胖有齿痕，脉沉细或沉迟细濡。治则温肾健脾、活血利水。辅以济生肾气汤（车前子9克，怀牛膝15克，熟地黄20克，山药10克，山茱萸10克，茯苓9克，泽泻9克，牡丹皮9克，制附子3克，肉桂3克），每日1剂，水煎，分2次服用。

③肝肾阴虚、湿热郁滞。如眩晕耳鸣，眼干视物模糊，口干咽燥，五心烦热，腰脊酸痛，或梦遗或月经失调，小便短涩，大便不爽；舌红少苔，脉弦细或细数。治则滋肝补肾、潜阳活血。辅以杞菊地黄汤（枸杞子10克，菊花10克，熟地黄15克，山药10克，山茱萸10克，泽泻9克，茯苓9克，牡丹皮9克）加减，每日1剂，水煎，分2次服用。

④气阴两虚、瘀血内阻型。如面色无华或晦暗，易感冒、乏力，或长期咽痛；舌偏红少苔，脉细或细数、细涩。治则益气养阴，清热活血。辅以参芪地黄汤（黄芪15克，人参6克，地黄15克、山茱萸10克，山药10克，泽泻9克，茯苓9克，牡丹皮9克）加减，每日1剂，水煎，分2次服用。

3. 生活调理

（1）休息。慢性肾炎活动阶段不论症状轻重均应休息，有明显水肿、血尿或高血压者，应卧床休息。病情稳定无肾功能异常的患者可从事轻的工作，但要防止劳累，避免较强的体力劳动。

（2）饮食。有水肿者应限制盐和水的摄入；蛋白质以优质蛋白为主，并应限量，高蛋白质饮食对肾脏负荷有很大的影响，由肾功能不全到肾衰竭，可能是高蛋白饮食所致，因此主张慢性肾炎患者适当的限制蛋白质的摄入，即使血中尿素氮不高也应限量。

（3）预防感冒。上呼吸道感染是肾炎复发的主要因素，所以一定要做好防止感冒的发生尤为重要。

慢性肾小球肾炎的食疗方法

1. 西医食疗

（1）水。一般不必限制，有水肿者适当加以限制。

（2）盐。应予低盐饮食（每日3~4克），高度水肿者应忌盐。

（3）蛋白质。一般肾炎，可按每日每千克体重1克给予，长期大量的蛋白饮食反而加重肾脏负担，加速肾功能损害。但对肾病综合征病人，由于从尿中丢失大量蛋白，故需要额外补充，以纠正低蛋白血症，若无氮质血症，可进高蛋白饮食，每日每千克体重2克左右，并应选择优质蛋白。若有肾功能不全，则应限制蛋白质的摄入。

（4）脂肪。一般不必限制，以植物油为主，对保护肾功能有益。对长期高脂血症者，应适当限制动物性脂肪食物，以防引起动脉硬化。

（5）维生素。可供给含丰富维生素的食物、蔬菜和水果。

2. 中医食疗

（1）鲍鱼煲鸡。鲍鱼20~30克，鸡100克。加水适量慢火熬煮，加少许食盐或代用盐调味后服用。鲍鱼煲鸡有较强的补肾填精、益气强肾作用。据观察，该方在减少蛋白尿、提高血浆蛋白、改善肾功能等方面均有效果，为慢性肾病患者的最佳食疗方。

（2）虫草炖老鸭。老雄鸭1只，冬虫夏草15克。老雄鸭去毛和内脏，冬虫夏草放入鸭腹内，加水适量用慢火炖熟，加低盐或代用盐调味后服用。该方滋阴补肾且能行水，为慢性肾炎及慢性肾衰竭患者的良好食疗方。

（3）芡果糯米粥。芡实30克，白果10枚，糯米30克。白果去皮，与糯米、芡实同入锅内熬煮成稀粥食用。每日3次，每次约1小碗，温服。可补肾健脾、固涩精微。适宜肾炎蛋白尿患者食用。

（4）黄芪山药粥。生黄芪50克，生山药50克，糯米50克，水500毫升。

先煮黄芪20分钟，然后去渣取汁，再入山药、糯米共熬煮成稀粥。每日1剂，分早晚2次温服，可长期服用。本方可健脾补肾、益气滋阴，利尿消肿，消除蛋白尿。阴虚火旺及外感发热者忌用。

（5）鲤鱼黄芪汤。鲤鱼300~500克，黄芪60克。先将黄芪煮水10分钟后加鲤鱼一块儿煮熟，食鱼肉并饮用汤汁（汤中可加少许食盐调味）。该方补肾健脾、利水消肿、消除蛋白尿。适用于肾病综合征低蛋白血症者。

（6）母鸡黄芪汤。母鸡肉250~500克，黄芪100克。一块入锅内炖烂，加少许食盐或代用盐，吃肉喝汤，每日3次。本方能补益五脏、填髓补精、益气固表、利水消肿。

（7）黄芪山药莲子汤。黄芪100克，山药100克，莲子肉（去心）100克。将上三味洗净，煮粥。每日3次，每次约150毫升，温服。功能和胃健脾、补中益气。是慢性肾衰竭患者的常用食疗方。

（8）北芪杞子炖水鱼（甲鱼）。黄芪30克，枸杞子20克，水鱼1只（400~500克）。先放水鱼于热水中游动，使其排尿后切开洗净，去内脏，然后将水鱼肉与壳一起连同药材放炖盅内，加水适量炖熟后服用，可稍加食盐调味。每日3次，温服。以上三味共方，有益气养阴及肝、脾、肾并补之效。对改善肾炎蛋白尿，提高血浆蛋白有一定效果，是肾病综合征患者的食疗方。

肾病综合征的病因、临床表现

肾病综合征并非是单一疾病，而是一组由很多原因引起，常具备大量蛋白尿、低蛋白血症、高脂血症及不同程度水肿四大临床特点的综合体征，多见于儿童及青少年。

最常见的病因有原发性肾小球疾病、系统性红斑狼疮、过敏性紫癜、糖尿病、多发性骨髓瘤、霍奇金病等。其病理组织改变以微小病变最常见，儿童占总患病率的70%~80%，成年人只占15%~25%。不同的病理类型决定其不同的自然病程及预后，其中以微小病变型预后最好，其他次之。由原发性肾小球疾病引起的称原发性肾病综合征，其他疾病引起的称继发性肾病综合征。

肾病综合征的临床表现：

（1）高度水肿：多呈全身性，常伴有腹水。

（2）尿少、尿浊：由于高度水肿，每日尿量可减少；尿中泡沫增多，持久不消。

（3）全身表现：精神萎靡，疲乏无力，腰酸，食欲缺乏。

肾病综合征的综合治疗

1. 西医治疗

（1）抗感染治疗：可选用青霉素800万单位，加入5%葡萄糖注射液250毫升中，静脉滴注，7~10日为1个疗程；也可选用具有清热解毒的双黄连或清开灵注射液，静脉滴注。

（2）糖皮质激素应用。激素是治疗肾病综合征的首选药物，用药原则为剂量要足、疗程要长、减药和停药要慢。

①泼尼松片口服法。每日每千克体重1.5~2.0毫克，每日清晨顿服。如用药后临床症状消失，尿蛋白连续3次转阴后（6~8周）应再维持1~2周，然后逐渐减量，可每周或2周减量1次，每次减原用药量的10%；如症状无反复，病情逐渐稳定，当减到每日用量10~15毫克时，应长时间维持，且在病情稳定情况下继续减量至最小有效剂量来维持病情，巩固疗效，总疗程不应少于1年。

②冲击疗法。近年来，国内学者采用大剂量激素冲击治疗，可以很快控制病情、缓解症状，收到良好的效果。甲泼尼龙注射液0.8~1.2克，溶于葡萄糖注射液250毫升内，60分钟内静脉滴完，每日1次，连用3~5日为1个疗程，7~14日后再给1个疗程，以后2年内可每月予1个疗程冲击治疗。冲击治疗的间隔期可予以中、小剂量的泼尼松维持治疗。如无甲泼尼龙，可采取用地塞米松注射液每日30~80毫克替代，效果亦好。但大剂量冲击疗法应注意引起消化道出血、感染、尿糖、血压升高，精神症状出现，电解质紊乱及心律失常等。在临床使用中，对各型肾病综合征患者采取了中等量的地塞米松（30~80毫克/日）冲击治疗，连用3~5日，1周后再用3~5日，也收到满意的效果，且未见到不良反应发生。

（3）细胞毒类药物应用。细胞毒类药物单独用于肾病综合征疗效逊于糖皮质激素，一般不作为首选或单独的治疗用药，主要用于“激素依赖型”或“激素无效型”的难治性肾病综合征，协同激素发挥疗效。在临床上常用的有环磷酰胺和盐酸氮芥。

①环磷酰胺。多采用冲击疗法，每日每千克体重8~12毫克，加入生理盐水100毫升，静脉滴注，时间不少于1小时，每日1次，连用2日，并嘱咐病人多饮水、勤排尿。1周后再每日1次，连用2日；连用7周，直至冲击累积总量≤每千克体重150毫克，以后每1个月冲击1次，亦为连续2日，3个月

后改为每3个月1次，冲击治疗稳定1~2年停止。在治疗中应经常监测血白细胞，如$<3\times10^9$升时暂停药。本疗法不良反应不大，不影响继续给药。

②盐酸氮芥。为肾病综合征常用的细胞毒类药物，每日每次每千克体重0.1毫克，溶于生理盐水40毫升，静脉推注，共用4日为1个疗程，间隔2~4个月后再用1个疗程，累积用量达到每千克体重0.8毫克时停药。当首选激素治疗后尿蛋白已转阴，即可用盐酸氮芥同时治疗，1个疗程4日，同时可撤减激素，1个月1个疗程，连用3个月后，隔3个月1个疗程，直至治愈为止。在治疗中应经常监测血白细胞，如$<3\times10^9$/升时暂停药。

（4）抗凝药物、血小板解聚药的应用。在对肾病综合征的治疗中，抗凝溶栓、活血化瘀应贯穿始终。

（5）利尿消肿。重度肾病综合征患者由于血浆中大量的蛋白质丢失，血浆胶体渗透压降低，可出现水肿。

（6）低蛋白血症的治疗：由于低蛋白血症，患者才出现全身性水肿，以往的治疗是每日补充一定量的白蛋白来消除水肿，所以白蛋白注射液滥用的现象较普遍。

2. 中医治疗

（1）中成药选用

①肾炎康复系列药物。可选用肾炎康复系列的雷公藤片、复肾宁胶囊和肾炎康复片，每日3次，饭后用白茅根水送服。

②肾复康系列药物。可选用肾复康胶囊、肾保康胶囊和肾炎康胶囊来治疗，每日3次，饭后用白茅根水送服。

（2）汤药选用。可选用肾炎1号方剂，水肿严重者，可用真武汤加减，每日1剂，水煎，分2次服用。

（3）针剂选用。可选用肾炎3号注射液、肾炎2号注射液交替使用。

（4）辨证论治

①脾肾阳虚证。如面色苍白，形寒肢冷伴全身水肿，按之没指，甚者可伴胸腔积液、腹水、尿短、便溏；苔薄或腻，脉沉细或沉紧。治则温阳补肾，利湿消肿。辅以人参健脾汤（白术10克，木香3克，黄连3克，甘草3克，茯苓9克，人参6克，神曲5克，陈皮5克，砂仁5克，麦芽5克，山楂5克，山药5克，肉豆蔻5克），合真武汤（茯苓20克，白芍9克，白术12克，制附子6克，生姜15克）加减，每日1剂，水煎，分2次服用。

②肝肾阴虚型。如水肿不甚，但口苦，咽干，头晕目眩，烦躁、腰酸、尿赤、盗汗；舌红，脉细或弦数。治则滋阴补肾。辅以六味地黄汤（熟地黄15克，山药10克，山茱萸10克，茯苓9克，泽泻9克，牡丹皮9克）或龙胆泻

肝汤（龙胆草9克，黄芩12克，栀子12克，泽泻12克，关木通6克，车前子12克，当归10克，柴胡12克，甘草6克，生地黄12克）加减，每日1剂，水煎，分2次服用。

③肾阳气虚型。如晨起面浮，傍晚跗肿，腰酸身重，不耐久立；舌淡红、苔薄白，脉沉细。治则温肾益气。辅以补中益气汤（黄芪9克，党参9克，炒白术9克，当归6克，炙甘草6克，陈皮6克，升麻2克，柴胡2克）和金匮肾气丸（肉桂3克，制附子3克，熟地黄15克，山药10克，山茱萸10克，茯苓9克，泽泻9克，牡丹皮9克）加减，每日1剂，水煎，分2次服用。

④瘀血内阻型。如面部水肿迁延日久，皮肤甲皱出现红丝赤缕、瘀点；舌下筋瘀血发绀、苔薄黄或腻，脉细涩。治则活血化瘀。辅以四物汤（熟地黄9克，白芍9克，当归9克，川芎6克）合五苓散（猪苓9克，茯苓9克，泽泻9克，白术12克，桂枝6克）加减，每日1剂，水煎，分2次服用。

⑤阴阳两虚型。如水肿反复发作，面色苍白，形寒肢冷，精神疲倦，头晕耳鸣，腰膝酸软，咽干口燥；舌嫩红、少苔，脉象细数。治则阴阳双补，利水消肿。辅以济生肾气汤（熟地黄20克，山药10克，山茱萸10克，泽泻9克，茯苓9克，牡丹皮9克，肉桂3克，制附子3克，怀牛膝15克，车前子9克）或地黄引子（熟地黄9克，巴戟天9克，山茱萸9克，石斛9克，肉苁蓉9克，制附子8克，五味子9克，茯苓9克，麦冬9克，石菖蒲9克，远志9克）加减，每日1剂，水煎，分2次服用。

3. 生活调理

注意休息，加强营养，给予高热能、高蛋白、高维生素、低盐饮食。预防着凉、感染等诱发因素。

难治性肾病综合征的特征

难治性肾病综合征是指原发性肾病综合征具备以下任何一种情况者：

（1）经泼尼松标准疗程治疗无效者，称激素无效型肾病综合征。

（2）经泼尼松标准疗程治疗能缓解，但易复发（1年内复发3次或6个月内复发>2次者），称常复发型肾病综合征。

（3）激素依赖型肾病综合征，可视为常复发型中之最严重的一类。

难治性肾病综合征占全部肾病综合征病例的39.9%~53.8%。激素无效型肾病综合征，其病例类型大多数为膜增生性肾炎、晚期的膜性肾病、晚期的局灶节段性肾小球硬化。常复发型肾病综合征，其病理类型大多为微小病变性、系膜增生性肾炎。

难治性肾病综合征的治疗

对难治性肾病综合征的治疗较为棘手，近年随着难治性肾病综合征临床研究的深入，在寻求有效的药物治疗和采用更完善的药物治疗方案上取得了较大的进展。

（1）泼尼松：对于常复发型的肾病综合征，其对激素的治疗尚能缓解病情，故在使用激素时，剂量要足够大，疗程要足够长。肾病综合征患者使用激素缓解以后或者减量过程中发生复发或反复，原则上再次回到初期用量。在用激素的疗程问题上，国外多采用国际方案治疗肾病。其治疗方法为：每日持续使用泼尼松60毫克/平方米体表面积，直到尿蛋白转阴后3日再改为每日40毫克/平方米体表面积，连续或隔日再治疗4周，才足以有效防止复发。国内一些专家认为，常复发型肾病综合征在激素标准疗程的初始阶段，强调泼尼松用量要足够大，成人每日每千克体重1毫克，疗程要用足8周，甚至可延长到12周，并在减至每日每千克体重0.4~0.5毫克时维持治疗6个月左右再缓慢减量，这是减少复发的关键。激素减量要慢，维持时间≥1年或更长。不同病理类型对激素的疗效也不同，微小病变、系膜增生性肾炎、局灶节段性肾小球硬化、膜增生性肾炎完全缓解率分别为80.4%、50%、19.4%、24.6%，部分缓解率分别为10%、27%、24%、17.2%。所以，对符合肾穿刺条件的肾病综合征患者，最好行肾穿刺做病理活检，明确病理类型，拟订治疗方案，判明疗效及预后。

（2）环磷酰胺：可通过杀伤免疫细胞，阻止其增殖而抑制免疫反应。其剂量越大，淋巴细胞减少愈明显，适用于激素不敏感的患者或者与激素联合使用。

①环磷酰胺每日每千克体重2~3毫克，分2次口服。

②环磷酸胺0.2克加0.9%氯化钠液40毫升，静脉推注，隔日1次。

③环磷酰胺每日每千克体重8~12毫克，加氯化钠液100毫升，静脉滴注，每日1次，连用2次，隔2~4周重复用1次。

④环磷酰胺1克加0.9%氯化钠液250毫升，静脉滴注，每月1次。以上环磷酰胺的总量达每千克体重150毫克，每种方法可根据患者具体情况应用。环磷酰胺的不良反应主要有肝脏损害、骨髓性腺抑制、化学性膀胱炎等，而在

国内化学性膀胱炎较为少见，不良反应大小与药物剂量呈平行关系。

（3）甲泼尼龙冲击疗法：免疫功能紊乱是难治性肾病综合征的重要发病机制，可采用大剂量甲泼尼龙静脉冲击加细胞毒类药物来治疗。

①第一个月每日每千克体重用甲泼尼龙15~20毫克，溶于5%葡萄糖注射液中，在1~2小时静脉滴注，连用3日为1个疗程，然后每日每千克体重用泼尼松0.5毫克，口服27日。

②第三个月每日单用苯丁酸氮芥每千克体重0.2毫克，口服30日。累计总量每千克体重7毫克，此后交替重复使用，总疗程6个月。

（4）环孢素A：可选择性抑制T辅助细胞和T细胞毒效应，作为二线药物用于激素及细胞毒类药无效的难治性肾病综合征的治疗。常用剂量为每日每千克体重5毫克，分2次口服，服药期间需临床监测并维持血浓度为100~200毫克/毫升，服用2~3个月后缓慢减量，总疗程在6个月左右，主要不良反应为肝肾毒性，并可导致高血压、高尿酸血症、多毛及牙龈增生等。

（5）霉酚酸酯：其作用机制是体内的活性代谢产物霉酚酸可非竞争性、可逆性地抑制次黄嘌呤、单核苷酸脱氢酶，阻断鸟嘌呤、核苷酸的经典合成途径，抑制脱氧核糖核酸的合成，从而选择性抑制T淋巴细胞和B淋巴细胞增殖，具有较强的免疫作用，适用于以增生病变为主的难治性肾病综合征。大多数学者认为成人剂量为0.75~1.0克，每日2次服用，疗程最少3个月，建议1年为最佳选择时间。

（6）血管紧张素转换酶抑制药：近年来，血管紧张素转换酶抑制药用于治疗肾病综合征，从微量蛋白尿到肾病综合征的蛋白尿均有显著疗效，同时也可保护肾功能。其作用机制是通过抑制血管紧张素的合成，降低机体动脉压，减少尿蛋白的排泄，保护肾功能。也有学者认为，是通过抑制肾小球毛细血管的通透性，降低血流动力学改变所引起的肾小球损害，还可阻止肾小球纤维化，延缓病变发展，保护肾小球滤过膜的完整性。可通过阻断肾小球基膜上血管紧张素Ⅱ特异结合作用，使肾小球基膜上固有负荷增多，蛋白尿减少。卡托普利每日75~450毫克，分3次口服；依那普利每日5~40毫克，分2次口服；贝那普利5~10毫克，每日1次口服。主要不良反应有咳嗽、血钾升高，而血钾升高与剂量有关。

（7）大剂量丙种球蛋白冲击疗法

①作用机制：丙种球蛋白上的Fad段（黄素腺嘌呤二核苷酸）+体内靶抗体免疫球蛋白G，可抑制靶抗体免疫活性，把肾内的免疫复合物溶解和清除；丙种球蛋白可结晶化段受体能封闭B细胞和单核-巨噬细胞的可结晶化段受体，抑制抗体形成使肾炎病情临床缓解。

②不良反应：首次注射可有胸闷、呼吸困难、发热、头痛、心动过速、嗜睡、过敏性休克及轻度流感综合征反应。

③方法：每日每千克体重0.4克，3~5日为1个疗程。由于丙种球蛋白的价格昂贵，选择病例时要慎重。

对难治性肾病综合征，不管是用何种方法治疗，长期以来是临床上比较棘手的问题。上述诸多的治疗难治性肾病综合征的方法均有一定疗效。这些方法单独运用疗效有限，应结合患者病情，联合应用方有显著疗效。

隐匿性肾小球肾炎发生的病因

隐匿性肾小球肾炎是一组病程绵长，病因病理改变多样，临床表现较少或毫无症状，往往只有尿检查异常的肾小球疾病。其预后一般良好，多数呈非进展性，部分可自愈，也可有间断性尿异常。但亦有部分病例病情缓慢进展、恶化，逐渐进入肾功能不全期。

导致隐匿性肾小球肾炎的原因可能有多种，包括链球菌和其他细菌、病毒、原虫等感染。病理改变可显示广泛不同的病理类型，包括微小病变型、系膜增殖性肾炎（包括IgA肾病）、局灶节段性增殖性肾炎，有时类似消散期链球菌感染后肾炎，少数病例可呈较严重的肾小球病变。此外，遗传性肾炎也可以无症状性血尿和（或）蛋白尿起病，因此需做肾活体组织检查才能明确病因。本病多见于青年，发病年龄大多在30岁以下，40岁以上者较少见。在我国比较常见的免疫球蛋白A性肾病，临床上归属于隐匿性肾小球疾病范畴。

隐匿性肾小球肾炎的综合治疗

1. 西医治疗

（1）抗感染治疗：可选用相应的抗生素或抗病毒药物，7~10日为1个疗程。

（2）蛋白尿、血尿较重者。可考虑使用糖皮质激素加免疫抑制药治疗，但疗效尚不确切。

2. 中医治疗

（1）中成药选用

①肾炎康复系列药物。可选用肾炎四味片、肾炎康复片和雷公藤片治疗。

②肾复康系列药物。可选用肾复康胶囊、肾炎康胶囊、肾保康胶囊来治疗，有血尿者加服血尿康胶囊。

（2）汤药选用。可加服玉仙汤，每日1剂，水煎，分2次服用。

（3）针剂选用。可选用肾炎1号注射液和肾炎6号注射液交替使用。

（4）辨证论治

①阴虚血热、迫血下行。小便短赤、带血，心烦难寝，口干口渴，目眩耳鸣，腰腿酸痛；舌质红、苔少，脉弦细数。治则滋养肾阴，清热凉血。辅以知柏地黄丸、大补阴丸和二至丸治疗，每次1丸（9克），每日2次，口服。

②脾胃气虚、统血无权。小便频数、带血，尿色淡红，每于过劳后出现，倦怠少气，食纳减少，面色萎黄；舌淡、苔白、脉细。治则健脾益气摄血。辅以归脾汤（白术10克，茯神10克，黄芪10克，龙眼肉10克，酸枣仁10克，人参5克，木香5克，甘草3克，当归2克，远志2克）或补中益气汤（黄芪9克，党参9克，炒白术9克，当归6克，炙甘草6克，陈皮6克，升麻2克，柴胡2克）等治疗，每日1剂，水煎，分2次服用。

③脾肾两虚、精微外泄。如小便频数，常有蛋白尿，精神困倦，食差，面色萎黄，头晕耳鸣，腰脊酸痛；舌质淡，脉虚弱。治则健脾益气，补肾固摄。辅以无比山药丸（熟地黄15克，山药15克，山茱萸10克，白茯苓9克，牡丹皮9克，泽泻9克，五味子6克，菟丝子10克，人参6克，淫羊藿9克）或大补元煎（升麻6克，人参6克，白术10克，甘草3克，芡实9克，金樱子9克，五味子6克）等治疗，每日1剂，水煎，分2次服用。

3. 生活调理

（1）积极控制和预防诱发因素，特别是上呼吸道炎症或病毒感染时，应积极治疗或清除。

（2）防冻、防湿，避免过度劳累。

（3）避免使用对肾脏有毒性的药物（如庆大霉素、磺胺类药、镇痛类药等），以免加重肾损害。

隐匿性肾小球肾炎的食疗方法

隐匿性肾小球肾炎，也叫做无症状性蛋白尿或血尿。也就是说，尿常规检查有异常，而没有水肿、高血压或肾功能损害等表现。隐匿性肾小球肾炎目前西药尚无有效的药物治疗，自我保健和饮食治疗具有特别重要的意义。

1. 大蒜煨鲤鱼

（1）配方及制法：鲤鱼1条（重400克左右），去鳃和内脏，洗净。取大蒜10克，与鲤鱼一起放入瓦煲内，加适量清水。大火煮沸后，慢火煮1小时，加适量食盐调味，喝汤吃鱼肉。鲤鱼也可以用鲫鱼代替。

（2）功效：鲤鱼性平，味甘，能补虚健脾，含丰富的蛋白质和维生素，是营养价值颇高的优良食品。大蒜煮熟后，性温味甘，能温胃健脾，助消化。大蒜煨鲤鱼具有补虚健脾、暖胃、助消化的作用，同时还可以补充优质蛋白质，增进食欲。

（3）适应证和禁忌证：隐匿性肾小球肾炎蛋白尿虽然不严重，但长期丧失蛋白质的量也是相当可观的。本方能增进食欲，提供优质蛋白质，非常适用。按照中医理论，蛋白尿的形成与脾肾不固、精微下泻有关，本方能补虚健脾，所以能治疗蛋白尿。但急性肾炎、以血尿为主的隐匿性肾炎、肾功能不全的患者及有外感发热症状的患者不宜食用。

2. 芡实白果煨猪肾

（1）配方及制法：芡实30克，白果（去壳）10个，猪肾1个。将猪肾剖开，除去筋膜，洗净，与前2味药物同时放入瓦煲内，加适量清水，煮熟后加食盐调味，喝汤吃猪肾。

（2）功效：芡实性平，味甘，能健脾止泻、补肾涩精；白果性平、味甘，能健脾止泻；猪肾性平味咸，有补肾的作用。综观全方，具有健脾、固肾涩精的作用。但白果中含有氢氰酸，生吃或熟食过多均易引起中毒，不能多吃。

（3）适应证和禁忌证：适用于以蛋白尿为主的隐匿性肾小球肾炎患者，肾功能不全的患者不可经常食用。此外，猪肾含有大量的嘌呤类物质，有高尿酸血症或痛风患者不可服用。

3. 三七炖鸡

（1）配方及制法：母鸡肉500克，三七4克。将鸡肉洗净，三七磨成粉。大火将水烧开，加入鸡肉煮3~5分钟，然后将鸡肉取出，移到炖盅内，于小火上炖至鸡肉熟烂，加入三七粉及适量的葱、食盐、味精调味后即可食用。

（2）功效：母鸡性温，味甘，能温中补脾、补肾益精；三七性温，味甘，能止血化瘀、消肿定痛，是一种优良的止血药。现代药理研究表明，三七有缩短血液凝固时间及使血管收缩的作用。本方具有补脾肾、益气血、止血消瘀的作用。

（3）适应证和禁忌证：本方适用于血尿为主的隐匿性肾小球肾炎，感冒发热或血虚无瘀者不宜服用。

肾功能不全、肾衰竭、尿毒症的概念

肾功能不全、肾衰竭、尿毒症，多半由慢性肾小球肾炎发展而来。肾功能不全是肾脏病时肾功能发生异常的总称，它包括肾功能不全代偿期，肾功能不全失代偿期，肾衰竭期，尿毒症期。也可以说，肾功能不全时已经形成了肾衰竭。慢性肾功能不全（肾衰竭）是指各种慢性肾脏病晚期，肾单位毁损，肾脏排泄、分泌及调节功能逐渐丧失，致使水与电解质代谢紊乱，酸碱平衡失调，氮质代谢产物潴留，以及多种内分泌代谢障碍，五脏六腑功能失衡，从而出现广泛的全身性中毒症状的一个临床综合征。尿毒症则为进行性肾衰竭的终末阶段，各种肾脏病变如持续进展，最终均可造成肾衰竭、尿毒症。最常见的是肾小球肾炎，占总患病率的50%~60%，其次是肾盂肾炎，患病率占人口的2~3/万，且预后严重，应当积极防治。

肾功能不全是一个广义的概念，在临床上常见的氮质血症、肾衰竭、尿毒症等均属肾功能不全范畴。

1. 氮质血症

氮质血症是一个生化名词，有广义和狭义两个方面的概念

（1）广义的概念。只要血中的尿素氮、非蛋白氮或肌酐超出正常范围，均称为氮质血症。

（2）狭义的概念。在肾脏病患者的慢性肾功能不全阶段，血中尿素氮、肌酐均超出正常范围，这一时期称为氮质血症期，或称尿毒症前期。

2. 慢性肾功能不全

慢性肾功能不全是指在失代偿阶段的早中期，血中肌酐水平>176.8微摩/升，而<442微摩/升。由于氮质潴留程度较轻，病情不如慢性肾衰竭期重。在这一时期，如能积极调治，特别是运用中医中药，则能明显取效，延缓终末期的到来。

3. 肾衰竭

肾衰竭是指各种因素引起的肾脏功能异常所致的临床综合征，而不是一个独立的病名，在临床上分急性肾衰竭和慢性肾衰竭两类。

（1）急性肾衰竭。是指急骤发生的肾功能损害，表现为少尿或无尿，进行性氮质血症及水盐代谢与酸碱平衡紊乱的一种临床综合征，如严重创伤、感染、手术、出血、溶血、中毒及各种肾脏病均可引起急性肾衰竭。

（2）慢性肾衰竭。是对肾功能的评定，也有广义与狭义两个方面的概念。

①广义的概念。慢性肾衰竭是各种慢性肾脏病恶化的结果，引起肾脏排泄、分泌及调节功能的减退、水与电解质的紊乱和在普通的饮食下出现氮质血症。也就是说，整个肾功能不全失代偿阶段均可统称为慢性肾衰竭。

②狭义的概念。在慢性肾功能不全失代偿阶段中，当血肌酐≥442微摩/升时，即称为慢性肾衰竭。病情严重，预后不佳。

4. 尿毒症

不是一个独立的疾病，而是各种晚期的肾脏病共有的临床综合征，是进行性慢性肾衰竭的终末阶段。血肌酐≥707微摩/升，肌酐清除率<10毫升/分，尿素氮28.6毫摩/升以上。水盐代谢紊乱，酸碱平衡失调，并可见消化道、心、肺、神经、肌肉、皮肤、血液等广泛的全身中毒症状。

5. 肾萎缩

肾萎缩是一个病理解剖名词，肾脏体积明显减小，也称终末期肾脏。这时肾脏的肾小球、肾小管已绝大部分或全部破坏，肾脏已失去生理功能。通常对慢性肾衰竭患者进行肾脏B超检查，就可以了解肾脏是否萎缩。

引起肾功能不全的病因

（1）肾小球肾炎：免疫复合物引起各种病理生理改变导致肾小球肾炎，最后引起肾衰竭。肾衰竭可以在几个月内出现，也可以迁延几年，直到血清尿素氮和肌酐上升，肾功能降至正常人的一半时才会出现临床症状。有时发病后几年，直到尿毒症症状出现后，才诊断患有肾小球肾炎。

（2）间质性肾炎：间质性肾炎占慢性肾衰竭发病率的第二位。肾小管萎缩、纤维化、瘢痕化，导致肾小球血液供应减少和肾功能减退。镇痛药引起的肾病、痛风性肾病和抗生素及其他肾毒性药物引起的肾病都属于间质性肾炎。

（3）糖尿病肾病：病程长的糖尿病患者，一部分人可出现肾脏并发症，特别是青年型或1型糖尿病患者可出现蛋白尿，这常常是肾脏受累的第一个指征。出现肾脏病的糖尿病患者，大约50%在5年后发生肾衰竭，而糖尿病的其他并发症，如网状内皮系统、血管系统和神经系统并发症也可同时出现。

（4）多囊肾：是一种先天性疾病，在同一家族中可有几个人发病。病理检查可见发育缺陷的充水小囊，压迫正常肾组织。病情可长期隐匿，直到40~50岁后出现肾脏增大，明显肾功能不全才诊断为多囊肾。

（5）严重高血压：可引起肾小动脉硬化、肾血流量减少、肾功能损伤。肾动脉本身的疾病也可是肾功能丧失的原因。

（6）下尿道梗阻：下尿道引流不畅，如前列腺良性肥大，或者某种解剖上的缺陷使尿液反流，引起肾盂、肾盏扩张，称肾积水。积水压迫正常肾组织，可引起肾衰竭。

（7）其他：严重肾脏损伤，导致慢性肾衰竭。

人体有很强的代偿能力，能适当地调节体内生化过程的紊乱，保持着内环境的稳定。据报道，发现仅残存10%正常肾功能的患者，仍能维持生命。

肾功能不全的临床表现

（1）水肿：病程的不同阶段，可分别有多尿、夜尿、少尿，可有脱水和水肿。

（2）神经系统：乏力、倦怠、眩晕、头痛、淡漠、感觉障碍、抽搐、肌阵挛、嗜睡、昏迷。

（3）消化系统：食欲缺乏、恶心、呕吐、溃疡及呕血。

（4）呼吸系统：可有肺部感染、尿毒症性肺炎、胸膜炎。

（5）循环系统：可有高血压、心肌炎、心包炎、各种心律失常、心力衰竭等，出现心包炎时示病情危重。

（6）贫血：有不同程度的贫血、低蛋白血症。

（7）骨骼系统：由于继发性甲状旁腺功能亢进和骨营养不良而出现骨软化、骨痛、纤维性骨炎。

（8）皮肤：皮肤干燥、痒，可有尿素霜。

（9）内分泌系统：可有甲状腺功能和性功能低下，以及其他内分泌功能紊乱症状。

（10）代谢性酸中毒：肾衰竭、尿毒症时，可有不同程度的二氧化碳结合力降低。

肾功能不全、肾衰竭、尿毒症的综合治疗

1. 西医治疗

（1）消除诱发因素。诱发和加重肾衰竭的因素很多，如感冒、咽部炎症、劳累、饮食、电解质紊乱等，应积极地矫治或避免。

（2）营养疗法。保证足够的热能摄入，热能摄入的要求是每日每千克体重30~40千卡，如热能摄入不足，可引起蛋白合成减少和肌蛋白分解。低蛋白、低磷饮食，这是营养疗法的基本措施。一般认为，每日每千克体重0.6克蛋白则可以维持病人的氮平衡。应选用优质的高生物效价的蛋白质，如鸡蛋、牛奶、瘦肉等。低磷饮食也很重要，应避免食用含磷丰富的食物，如奶酪、奶油、蛋黄、肉类，特别是动物的脑、肾和沙丁鱼，以及干果、硬果（如花生、瓜子、栗子）等。据研究认为，为了早期防治慢性肾衰竭的恶化，当肾功能不全尚属代偿阶段即应开始低蛋白饮食；开始较晚者，进入终末期的时间明显缩短。

（3）必需氨基酸疗法。在低蛋白饮食的基础上加必需氨基酸，使低蛋白饮食可以保持在低水平而不发生负氮平衡，使严格限制蛋白质成为可能，可减少血液中非蛋白氮，从而达到降低肾小球滤过的目的。

在低蛋白饮食的基础上，予以足够热能，然后加用必需氨基酸，一般每日用量为每千克体重0.1~0.2克，分3~5次餐后服用。亦可采用静脉滴入，如肾安注射液每日250~500毫升，静脉滴注，每日1次，每分钟1毫升左右即可，不宜滴得过快。

（4）α－酮酸疗法（肾灵）：α－酮酸是氨基酸前体，不含氮，能在体内转氨酶的作用下，利用机体潴留的尿素氮进行氨基化，从而合成必需的氨基酸，因此α－酮酸减轻氮质血症的作用比必需氨基酸更为优越。α－酮酸制剂（肾灵），每次4~8片，一般每日3次，于就餐时嚼服。

（5）补充维生素。慢性肾衰竭病人还应补充维生素，如叶酸5毫克，维生素C每日0.1克，维生素B_6每日5~10毫克等。

（6）纠正酸中毒和水、电解质紊乱。

①纠正酸中毒。可常规给予碳酸氢钠每日3~9克，分3次口服；或服用复方枸橼酸合剂10~20毫升，每日3次，该合剂还有促进钙吸收的作用。酸中毒严重者，应予静脉补碱，可用5%碳酸氢钠注射液做静脉注射。

②纠正水钠潴留。有水肿、高血压者要严格限制钠的摄入，每日食盐量在3克以下。利尿药应选用呋塞米为宜，每日40~80毫克，加入5%葡萄糖注射液中静脉滴注，每日1次。

③纠正高钾血症。利用低钾饮食及利尿药；重症病人还可以应用葡萄糖胰岛素及碳酸氢钠静脉滴注，并静脉给予葡萄糖酸钙等；还可口服降钾树脂，其中以钙型树脂较好，每次15~30克，每日1~2次。

④纠正钙磷代谢紊乱。限制摄入高磷饮食，并常规补充碳酸钙，每日3~10克，分3次随饮食服用。碳酸钙在肠道中与磷结合，从粪便排出，降低血磷水平，并还可以补钙。

（7）控制好高血压。高血压会加速肾脏的进行性损害，对慢性肾衰竭病人，如能经常观察血压变化，将其控制在140~150/90~95毫米汞柱，除可延缓肾功能恶化外，心力衰竭、脑血管意外等并发症也明显减少。降压药物主要选用利尿药、钙通道拮抗药、血管扩张药和血管紧张素转换酶抑制药等。尤其是血管紧张素转换酶抑制药，如卡托普利、洛丁新等。据研究表明，能明显减轻肾小球硬化和降低血肌酐水平，改善肾血流，因而可延缓肾衰过程，近年来备受临床重视。

（8）贫血的治疗。肾衰竭病人大都有贫血发生，轻度贫血者可用一些补血药进行治疗，如补血合剂、复方阿胶浆等；中、重度贫血者，可用促红细胞生成素正规治疗，对严重贫血者也可定期输一些新鲜血液。

（9）吸附剂治疗。吸附剂能结合肠道内尿素，使之从粪便排出，降低尿素氮。血肌酐较高时，可配服爱西特片，每次5片，每日3次口服；血尿素氮较高时，可配服包醛氧粉，每次5克，每日3次日服；尿酸较高时，可配服别嘌醇服用等。

（10）导泻药治疗。口服导泻药，增加每日大便次数，有利于尿素氮的排泄。例如，番泻叶每次3~5克，泡水代茶睡前服；或大黄皮，每次3~5克，每日2次，泡水服。

（11）中药灌肠。灌肠方为大黄15克，附子10克，槐花10克，紫花地丁10克，蒲公英10克，牡蛎30克。中药浓煎成150~200毫升汤液，每日1次高位保留灌肠。患者取右侧卧位，用灌肠器将肛管向肛门插入约15厘米，然后按每分钟100滴速度徐徐滴入（切勿过快），完毕后嘱患者取头低足高位，最好保留半小时或1小时以上再排便。该方的主药是大黄，自20世纪60年代以来，各地相继采用单味大黄或复方大黄，通过灌肠、注射等途径给药治疗尿毒症，取得一定疗效，特别是在以大黄灌肠方面积累了不少经验。其降低氮质及代谢产物的机制可能是：一方面通过刺激肠黏膜，使肠道充血，增加毛细血管的通透性，使体内的非蛋白氮及代谢产物随肠道分泌物排出；另一方面，通过泻下和解毒（抗菌）的作用，加速食物残渣的排泄和抑制胃肠道菌丛的生长，从而减少肠腔内蛋白质的分解，使肠源性的非蛋白氮吸收减少。总之，主要是通过泻下使一部分氮质及代谢产物从肠道清出体外。该方药液浓度大，渗透压高，可将肠道黏膜血管内的有毒物质析出，也可产生透析样作用，其清除氮质的效果已为临床所证实。本法1个疗程为10~14日，每日可施行1~2次，以保持患者每日大便3~5次为宜。如有结肠透析禁忌证者（如腹痛、腹泻等肠道疾患者）不宜采用。

又有人报道用中药汤剂灌肠方法，采用特制的灌肠机，灌注部位在回盲部，使灌肠液徐徐滴入，缓缓流出，循环不断。中药组方：生大黄30克，芒硝50克，煅牡蛎30克，木香15克，加水至500毫升，再加甘露醇200克，再加水至5000毫升。每周2次，每次2小时。

前者为低位灌肠法，药液在乙状结肠；后者为高位灌肠法，药液在回盲部以下，药液和肠道接触面积大，时间长，但操作复杂，不如前者方便，两种方法的疗效都较肯定。

（12）透析治疗

①结肠透析。是治疗肾功能不全的一种方法，其特点是操作方便，不需特殊设备，有一定疗效，在医院和家庭均可开展。常用的结肠透析液为每升含氯化钠6克，氯化钾0.4克，硫酸镁0.31克，乳酸钙0.77克，碳酸氢钠2克，葡萄糖15克（根据病情可适当调整）。用结肠透析机或灌肠器进行灌肠，每日1~2次，保留30分钟后排便。

②腹膜透析。腹膜透析对肾衰竭、尿毒症有一定疗效，它有以下优越性。第一，腹膜透析不用动脉、静脉造口，不使用肝素，可减少心血管并发症；第二，腹膜透析对残存肾功能的保护优于血液透析，患者早期存活率相对较高；第三，肾病患者常出现营养不良现象，而腹膜透析可持续进行超滤脱水，纠正酸、碱及电解质紊乱，使贫血得到改善；第四，患者在家中就能自行治疗，这样既能避免住院可能发生的交叉感染，又使患者有更多的自由活动空间，使其生活质量提高；第五，治疗费用相对减少。在医生指导下进行腹膜透析的患者，症状改善的在90%以上。有的患者不仅生活能够完全自理，还能操持家务、外出旅游。因此，我们更加重视腹膜透析。同时依靠具有益气扶正，温阳利水，泻浊排毒功效的系列药物配合透析治疗尿毒症，可明显延长透析间隔，临床应用取得了良好疗效。

③血液透析。也称替代治疗。肾衰竭病人终末阶段，出现明显的尿毒症临床表现，并对中西医非透析治疗效果不佳，此时的主要治疗应是血液透析

了。目前的观点认为，早一些开始做血液透析为好，长期存活率可明显增加。

④肾移植术。尿毒症晚期应进行肾移植术。

2. 中医治疗

（1）中成药选用。对慢性肾功能不全的代偿期和失代偿期有较明显的疗效，对肾衰竭期和尿毒症期也有一定的疗效。

①肾炎康复系列药物。可选用尿毒清颗粒、肾炎康复片和复肾宁胶囊治疗。

②肾复康系列药物。可选用肾特康胶囊、肾保康胶囊和肾衰康胶囊治疗。但应注意，服用肾衰康胶囊时，宜饭后1小时服用。先从小剂量开始，掌握每日大便的次数，以每日大便2~3次为宜，且无不适反应。也就是说，用肾衰康来调整每日大便次数，这就是肾衰康用药量的标准。

（2）汤药选用。根据病情，可加服肾炎3号汤剂，每日1剂，水煎，分2次服用。

（3）针剂选用。针剂可选用肾炎2号注射液或肾炎5号、肾炎6号注射液。据有关资料报道，用川芎嗪注射液240~400毫克，山莨菪碱20~40毫克，加入5%葡萄糖注射液250~500毫升，静脉滴注，每日1次，4周为1个疗程，可降低血脂、血黏度、血糖，并减少蛋白尿及改善肾功能疗效确切且满意。另有报道，用肝素50~80毫克（5000~10000单位）和尿激酶2万~8万单位，加入5%葡萄糖注射液250~500毫升，静脉滴注，每日1次，共2~8周，可使肾功能有不同程度的改善。

（4）辨证论治

①脾肾阳虚。先有全身疲乏，气短懒言，容易感冒，纳呆腹胀，腰酸膝软，大便溏薄，小便清长，继而畏寒肢冷，面色苍白或晦滞，口淡不渴；舌体淡胖有齿痕，苔白或白腻，脉沉弱或沉弦。治则益气，健脾，温肾。辅以真武汤（茯苓20克，白术12克，白芍9克，制附子6克，生姜15克）合补中益气汤（黄芪9克，党参9克，炒白术9克，当归6克，炙甘草6克，陈皮6克，升麻2克，柴胡2克）等加减，每日1剂，水煎，分2次服用。

②肺肾阴虚。面色少华，神疲乏力，动则气短，腰膝酸软，口干舌燥，或有手足心热，大便干燥，尿少色黄，夜尿清长；舌淡有齿痕，脉沉细。治则益气养阴补肾。辅以参芪地黄汤（黄芪10克，人参6克，熟地黄15克，山药10克，山茱萸10克，泽泻9克，茯苓9克，牡丹皮9克）合大补元煎（人参6克，升麻6克，白术10克，芡实9克，金樱子9克，五味子6克，甘草3克）加减，每日1剂，水煎，分2次服用。

③湿热中阻，浊邪犯胃。突然恶心呕吐，纳呆腹胀，便秘，口苦口干，

心烦失眠或痰多；舌红、苔黄腻，脉弦数或弦滑。治则清热化湿，和胃止吐。辅以黄连温胆汤（制半夏9克，橘红6克，茯苓9克，炙甘草3克，生姜5片，竹茹6克，枳实9克，大枣4枚，黄连6克），每日1剂，水煎，分2次服。

④脾肾虚弱，水瘀互结。水肿腰下为甚，畏寒肢冷，胸腹胀满，腰膝酸软，大便溏薄，小便短少；舌淡苔厚，脉沉或沉细。如病情加重，症见面色晦暗，唇色发绀，腰痛，女子月经延长或经闭，舌紫。治则健脾补肾，温阳利水，通络散瘀。辅以实脾饮（厚朴6克，白术12克，木瓜6克，木香3克，草果3克，大腹子6克，制附子6克，茯苓15克，干姜6克，炙甘草3克，大枣3枚）合血府逐瘀汤（当归9克，桃仁9克，红花9克，赤芍9克，川芎9克，生地黄9克，柴胡3克，枳壳6克，桔梗3克，甘草3克，牛膝9克）加减，每日1剂，水煎，分2次服用。

（5）皮透疗法。用于肾功能不全、肾衰竭、尿毒症患者。用喷流理疗浴盆盛入150升38~39℃热水，加入大黄末（纱布包）100克，桂枝50克，氯化钠450克，碳酸氢钠200克。令患者入浴盆浸全身透析治疗1小时，期间保持透析液温度在38~39℃，并持续喷流按摩皮肤。

（6）药浴疗法。用于肾功能不全、肾衰竭、尿毒症患者。取麻黄、桂枝、细辛、羌活、独活、苍术、白术、红花各30克，加水适量煮沸20分钟，倒入大盆中或浴盆内，洗浴30分钟，为保持温度应不断增加热水，使周身出汗，每日1次。

3. 生活调理

以休养、治疗为主，避免重体力活动。控制水盐的摄入，特别是有水肿及高血压时要严格限制，每日摄盐量控制在3克左右。控制蛋白质的摄入量，以优质蛋白质为主，每日应限制在30克左右为宜。保持乐观、开朗的情绪。应在医生指导下生活与工作，定期检查，接受正规治疗，并打持久战，特别要避免使用对肾脏有毒性的药物，以免加重肾损害。

肾功能不全、肾衰竭、尿毒症饮食原则与食疗方法

1. 饮食原则

（1）宜优质低蛋白饮食。通过限制蛋白质的摄入量，可以阻断或延缓慢性肾衰竭的过程。优质蛋白质含必需氨基酸量高，且在体内分解后产生的含氮物质较少，可减轻肾脏负担。优质蛋白质多为动物蛋白，如鸡蛋、牛奶、

瘦肉等。植物蛋白（如大豆、豆制品、玉米、大米、面粉等）含非必需氨基酸较多，含必需氨基酸量较少，生物效价低，在体内经过代谢后产生的含氮物质多，可增加肾脏的负担，对肾功能不利，应加以限制。同时应注意全日所供应优质蛋白食品要均匀分配在三餐，以利于更好地吸收和利用。

（2）低磷、高钙饮食。慢性肾衰竭患者磷的排泄已发生障碍，高磷饮食会加速肾功能恶化，应避免食用含磷丰富的食物，如奶酪、奶油、蛋黄、肉类、沙丁鱼、动物的内脏（脑、肾），以及干果、硬果（如花生、瓜子、栗子）等。钙不足时，可多食牛奶、钙片及维生素D。

应多补充钙类食物，慢性肾衰竭患者多伴有低钙血症，甚者可发生肾性骨病，如足跟痛、四肢及脊椎疼痛等，这些均为低钙血症所引起，重者可加服一些钙剂药品同时治疗。

（3）热能摄入要充足。热能来源主要靠糖类和脂肪，一般不应限制。食物中脂类的变化可以影响不同类型肾脏病的进展，其中不饱和脂肪酸可以预防肾功能恶化（植物油含不饱和脂肪酸高，动物油含饱和脂肪酸高），故为了保证食物中不饱和脂肪酸的供给，应该以植物油代替动物脂肪。

（4）注意补充维生素。慢性肾衰竭患者由于食欲缺乏，食入含维生素的食物较少，尿毒症可导致水溶性维生素代谢改变，所以慢性肾衰竭患者应注意B族维生素及维生素C、维生素D的补充，可以食用一些含维生素较多的蔬菜和水果等。

（5）注意水和电解质的平衡。有尿少、水肿时，应限制水和盐的摄入量；如有高血钾、高血磷、低血钙者，应限制含钾和含磷高的食物和药物，及时补充钙，保持机体水与电解质的平衡。

2. 食疗方

（1）参元汤。人参（或西洋参）6克，龙眼肉10枚，共煮内服，益气健脾，龙眼肉养血安神，适用于慢性肾功能不全病人贫血、心悸怔忡。

（2）参枣汤。人参（或西洋参）6克，大枣6枚，共煮内服。益气健脾，大枣功能健脾和胃，适用于慢性肾功能不全病人贫血，有提高血红蛋白的作用。

（3）小米、大枣粥。小米、大枣、赤小豆、山药（鲜）各适量，加水共煮成粥，熬时加适量食碱，经常服用；适用于慢性肾衰竭病人贫血时服用，有健脾利水、和胃养血之功效。

（4）桑椹蜜膏。以鲜桑椹100克（或干品50克），蜂蜜250克浓煎，加蜂蜜收膏，桑椹有养血补肾作用，蜂蜜可润燥养血，适用于慢性肾功能不全肾阴不足、失眠烦躁患者。

（5）五汁饮。鲜藕、鲜梨、鲜生地黄、甘蔗、鲜芦根各500克，切碎，榨汁分2~3次服用。鲜藕清热凉血、鲜梨清心润肺化痰，鲜生地黄清热凉血，甘蔗助脾健胃，鲜芦根解热生津。适用于慢性肾功能不全有鼻出血患者。

（6）燕窝汤。冰糖30克，加清水250毫升小火烧开溶化，以纱布滤去杂质，再倒入锅内。放入燕窝3克，烧至沸后，盛碗即可。可间断食用，适用于虚损劳积患者。

引发糖尿病肾病的病因

糖尿病肾病，是指与各种类型的糖尿病代谢异常有直接关系的糖尿病肾小球硬化症。糖尿病肾病是糖尿病常见的并发症，是糖尿病全身性微血管病变表现之一。临床特征为蛋白尿，渐进性肾功能损害，高血压，水肿，晚期出现严重肾衰竭，是糖尿病患者的主要死亡原因之一。其发病机制与糖尿病患者机体内环境紊乱、肾小球高滤过、高灌注、非酶性糖基化作用及遗传因素有关。早期为糖尿病的症候群表现，由于对糖尿病的治疗不及时或控制不当，因长期血糖增高可导致肾小球硬化性损害，则出现蛋白尿。糖尿病患者一旦出现肾脏损害，发展为持续性蛋白尿则病情难以逆转，往往进行性发展至终末期肾衰竭，所以目前把治疗和控制好糖尿病肾病的蛋白尿作为重要的一环，保护好肾功能，可延缓肾衰竭的发生。

糖尿病肾病的分期表现

糖尿病肾病的发生与发展临床分为五期。其分期及临床表现如下：

（1）Ⅰ期（诊断初期）：肾脏体积增大，肾小球滤过率增高，临床上无异常发现，不易查出。

（2）Ⅱ期（无临床表现的肾小球损伤期）：糖尿病病程超过5年，肾小球基膜开始增厚，毛细血管间的系膜区略见扩充，肾小球滤过率增加20%~30%，尿蛋白排出量偶可在应激状态下暂时增多。在糖尿病控制良好时，尿蛋白排出正常，体力活动使之增加，休息后恢复，肾穿刺发现肾小球形态有改变。

（3）Ⅲ期（早期糖尿病肾病期）：肾小球基膜增厚明显，球内系膜区扩大，肾小球硬化使毛细血管堵塞，部分肾小球缺血失用，肾小球滤过率高于正常，血压可升高。尿蛋白排出率升高，超过20微克/分（正常者<20微克/分），但尿常规化验蛋白定性仍为阴性，本期10~15年。

（4）Ⅳ期（临床糖尿病肾病期）：肾小球基膜增厚及系膜区扩大更为广泛，多数肾小球闭锁，肾小球滤过率下降。此期临床上出现典型的肾病表现，血压升高，轻度水肿，尿蛋白排出量>200微克/分，β_2微球蛋白增加，24小时尿蛋白定量>0.5克，尿常规化验蛋白定性阳性。本期特点是持续蛋白尿，肾小球滤过率下降，高血压，水肿。

（5）Ⅴ期（尿毒症期）：多在糖尿病病程20~25年的最后2~3年开始，肾小球滤过率自出现蛋白尿开始，大约平均每月可下降1%，常在6~7年后进入该期。此期因肾小球硬化，绝大多数肾小球闭锁，伴有肾小动脉玻璃样变，肾间质纤维化及肾小管萎缩。肾小球滤过率 < 正常人的1/10，临床上出现高血压、水肿、血尿素氮及血肌酐升高、贫血、酸中毒及电解质紊乱等。因肾小球硬化、闭锁，尿蛋白可减少；又由于肾糖阈升高，虽血糖高，但尿糖可减少，病人最后死于肾衰竭。

糖尿病肾病的综合治疗

1. 西医治疗

（1）控制血糖。控制好血糖可预防，延缓糖尿病肾病的发生和发展。长期高血糖，可加速肾病的恶化，应定期检查空腹血糖和餐后血糖，并积极地进行治疗。口服降糖药首选格列喹酮（糖适平），其次是格列吡嗪（美吡达），均比较安全。主要由肾脏排泄的格列本脲（优降糖）及格列齐特（达美康）在肾功能不全时应慎用，氯磺丙脲则应禁用。对单纯饮食和口服降糖药控制不好并已有肾功能不全的病人，应尽早使用胰岛素，使血糖控制到接近正常水平。

（2）有效地控制高血压能减少蛋白尿和延缓肾小球滤过率的下降。近些年来，则主张首选血管紧张素转换酶抑制药，如卡托普利或贝那普利，使血压降至正常范围。血管紧张素转换酶抑制药不但可有效地控制血压，而且还可以消除肾小球的高灌注和高滤过状态，防止或减少蛋白尿，可缓解肾小球损伤，延缓肾脏病的进展。

贝那普利不含巯基，口服吸收后可经胆汁清除，轻、中度肾功能受损时用量不受限制。贝那普利不影响胰岛素的分泌和作用，且可加强其在脂肪组织、肝脏和肌肉中的作用，所以它是目前治疗糖尿病肾病高血压的首选药物。

（3）终末期肾衰竭的治疗与一般肾衰竭的治疗原则相同，但开始透析时间的选择宜稍早于非糖尿病患者，有条件的可做肾移植治疗。

（4）补充足够的维生素。

2. 中医治疗

（1）中成药选用。系列药物对糖尿病肾病的治疗有一定的疗效，在控制好血糖的基础上使用，可改善肾功能。

①肾炎康复系列药物。可选用肾炎康复片和肾炎四味片治疗。

②肾复康系列药物。可选用肾复康胶囊、肾保康胶囊和肾炎康胶囊治疗。

（2）汤药选用。蛋白尿重者，可加服参苓白术汤合六味地黄汤加减，每日1剂，水煎，分2次服用。

（3）针剂选用。针剂可选用肾炎4号注射液或肾炎2号注射液（葡萄糖改成生理盐水）静脉滴注；有水肿者，可用呋塞米80~120毫克加入以上注射液中。

（4）有下列见证者可辨证论治

①阴虚内热型。烦渴多饮，多食，多尿，善饥，口干舌燥；舌边尖红，苔薄黄，脉洪数。治则清热养阴。辅以人参白虎汤（人参6克，石膏30克，知母9克，甘草3克，粳米20克）合消渴饮（山药9克，知母10克，天花粉10克，黄芪10克，葛根9克，五味子6克）加减，每日1剂，水煎，分2次服用。

②气阴亏损型。形体消瘦，面色黑黄，疲乏多汗，心悸气短，口渴多饮，小便频数，头晕眼花，便秘；舌尖红，苔薄脉濡。治则益气，清热，养阴。辅以生脉散（人参6克，麦冬6克，五味子12克）合玉女煎（石膏10克，熟地黄10克，麦冬6克，知母4.5克，牛膝4.5克）加减，每日1剂，水煎，分2次服用。

③阴阳两虚型。小便频数，混浊如膏，面色黯黑，腰膝酸软，甚者阳痿早泄，面足微肿；舌淡、苔白，脉沉细。治则益肾固精。辅以金匮肾气丸。每次1丸（9克），每日3次，口服。或六味地黄丸每次1丸（9克），每日3次，口服。

④阳虚水泛型。面浮身肿，下肢尤甚，按之凹陷不起，眩晕心悸，腰冷酸重，尿少，口淡不渴，肠鸣溏泄；舌淡胖、苔白，脉沉细。治则温肾健脾，化气行水。辅以真武汤（茯苓20克，白术2克，白芍9克，制附子6克，生姜15克）合五苓散（猪苓6克，茯苓9克，泽泻6克，白术9克，桂枝3克）加减，每日1剂，水煎，分2次服用。

3. 其他

结合临床对症处置。应注意以下几点：

（1）多饮水，保持每日饮水量和尿量在1500~2000毫升，以利于代谢废物的排出。

（2）严格控制饮食中蛋白质的含量，每日每千克体重0.6~0.8克，并选择优质蛋白质（如鱼和肉）等。

（3）严格控制好血糖，因为高血糖会加重糖尿病肾病病变的发展。

（4）严格控制好血压，尽量使血压控制在130/80毫米汞柱以下。

（5）避免服用对肾脏有损害的药物。

（6）禁止吸烟，这是因为高血糖、高血压、高蛋白饮食、吸烟等是加重糖尿病肾病的重要因素。

（7）糖尿病肾病不宜用糖皮质激素，它不但对蛋白尿和肾病综合征无效，而且会招致感染和使糖尿病更难于控制。对肾病综合征水肿较严重的，可用利尿药。

（8）糖尿病有时会同时有原发性肾病综合征，这时就应使用皮质激素治疗，否则会加速肾脏的损害。

（9）糖尿病肾病发生肾衰竭时，对胰岛素用量需做精细调节。应监测血糖作为用药指标，而不能用尿糖作指标。

（10）糖尿病肾病在需要透析时，由于病人常有动脉硬化、冠心病、视网膜病变等，故不适宜做血液透析。

（11）注意休息，防止劳累，预防感冒发生。

（12）讲究个人卫生，防止皮肤感染。

（13）忌烟酒，忌食辛辣、油腻食品。

糖尿病肾病的食疗方法

1. 西医食疗

糖尿病肾病早期，宜采用糖尿病饮食，定量主食，多食富含维生素及纤维素的新鲜蔬菜，适当限制蛋白质摄入量，以每日每千克体重0.8克为宜，可使肾小球滤过率的下降速度减慢。

对已进入慢性肾功能不全患者，更应进一步限制蛋白质的摄入，以限量保质为原则，每日每千克体重给予0.6克高生物效价的动物蛋白为主。

在有效控制血糖的基础上，应适当增加糖类的入量以保证足够的热能供应，避免蛋白质和脂肪分解增加。脂肪宜选用植物油。合并有高血压者，应限制水、盐的摄入。

2. 中医食疗

（1）三七参鸡汤。雌鸡1只（250~300克），三七、党参各20克，太子参、沙参各30克，雌鸡去毛及内脏，将中药入鸡腹内，用线缝好，炖至鸡烂，分数次食鸡肉喝汤（有肾功能不全者应限制蛋白摄入量）。功能为益气养阴，活血养血。适用于阴虚血瘀型糖尿病肾病。

（2）山药汤。鲜山药100克，莲子10个，莲须10克，同加适量水煎服，每日1剂。功能为健脾，固肾，利水。适用于糖尿病肾病，症见蛋白尿长期不消者。

（3）菠菜银耳汤。菠菜根100克，银耳10克。菠菜根洗净，银耳泡发，共煎汤食用，每日1~2次，连服3~4周。有润燥滋阴，生津止渴之功效。

（4）枸杞鸡蛋糕。枸杞子10克，鸡蛋2个。把鸡蛋去壳打入碗内，加入洗净的枸杞子和适量的水，隔水蒸熟食用，每日1次，连用10~15日。具有补肾滋阴，益精明目功效。

紫癜性肾炎的病因及表现

紫癜性肾炎是由过敏性紫癜引起的肾小球疾病。过敏性紫癜是一种变态反应性出血性疾病，是由多种因素引起的抗原-抗体反应及其所形成的免疫复合物造成的弥漫性细小动脉血管炎所致，表现为皮下出血或瘀血。肾脏损害的患病率可达20%~100%，男性患者多于女性，过敏性紫癜所引起的肾脏损害称为过敏性紫癜性肾炎，简称紫癜性肾炎。其病因可为细菌、病毒及寄生虫等感染所引起的变态反应；或因某些药物、化工产品、食物等过敏；或因植物花粉、虫咬、寒冷刺激等引起。

临床表现除有皮肤紫癜、关节肿痛、腹痛、便血外，主要为血尿和蛋白尿，后二者多发生于皮肤紫癜后1个月内，有的可并见皮肤紫癜、腹痛，有的仅是无症状性的尿异常。如果蛋白丢失过多，亦可出现肾病综合征的表现，如果血尿、蛋白尿长期持续存在，亦可伴有肾功能减退，最后导致慢性肾衰竭。

1. 肾外表现

（1）皮肤损害：全身皮肤有出血性紫癜，多少不等，呈对称或不对称分布。

（2）胃肠表现：有腹痛、胃肠出血、恶心、呕吐，有时可有类似脓血便，易误诊为痢疾，需注意。

（3）关节表现：类似关节炎样表现。

（4）其他：少数患者有心肌炎或神经系统表现。可有血压升高。

2. 肾炎表现

临床可分为4型。

（1）急性紫癜肾炎综合征。临床特点为血尿、蛋白尿、水肿、高血压。起病急，似急性肾炎，多数属此型，少数患者可发生少尿及肾功能进行性损害，呈急进性肾炎，预后差。

（2）慢性紫癜肾炎综合征。起病缓慢，皮疹消失后皮损持续存在，常伴肾功能减退，此型以成年人多见。

（3）紫癜肾病综合征。有过敏性紫癜表现，又具备肾病综合征表现，常有严重肾小球病变。

（4）无症状性尿异常。有过敏性紫癜，同时存在无泌尿系症状的尿异常，如蛋白尿、血尿。

紫癜性肾炎的综合治疗

1. 西医治疗

（1）西医对本病尚无特异治疗，应根据临床表现、病理类型，采用不同的治疗措施。轻型病例多可自行缓解，仅需给予对症治疗，不主张使用糖皮质激素。

（2）急性期应卧床休息，服用维生素C、维生素B等。

（3）感染引起者，应控制感染，选用抗生素治疗。

（4）使用抗组胺药物，如苯海拉明、氯苯那敏、布克利嗪（安其敏）、赛庚啶等。

（5）有大出血者，可选用酚磺乙胺、卡巴克洛及其他止血药。

（6）对临床表现为肾炎综合征、肾病综合征和急进性肾炎者，应予积极治疗，包括使用糖皮质激素、免疫抑制药、抗凝治疗和血浆置换等。

（7）终末期肾衰竭者，可做透析或肾移植治疗。

2. 中医治疗

（1）中成药选用

①肾炎康复系列药物。可选用肾炎四味片、雷公藤片和肾炎康复片治疗。雷公藤片和肾炎康复片对紫癜性肾炎疗效确切，效果稳定。

②肾复康系列药物。可选用肾复康胶囊、肾保康胶囊、肾炎康胶囊治疗，血尿明显者可加服血尿康胶囊。

（2）汤药选用。可加服玉仙汤，每日1剂，水煎，分2次服用。

（3）针剂选用。针剂可选用肾炎1号注射液或肾炎2号注射液交替使用，每日1次，静脉滴注；也可选用肾炎5号注射液或肾炎6号注射液交替使用，每日1次，静脉滴注。

（4）辨证论治

①风热毒瘀型。发热咽痛，皮肤紫癜或关节痛，腹痛，便干，尿血；舌红苔薄黄。治则祛风活血，清热解毒。辅以益肾汤（金银花10克，鱼腥草10克，生地黄9克，川芎6克，当归6克，白芍6克，红花6克，桃仁6克，牡丹皮6克）加减，每日1剂，水煎，分2次服用。

②血热夹瘀型。如热退后皮肤起紫斑，便血尿血，小便短赤，或有关节肿痛兼水肿；舌红或有瘀斑、苔薄黄，脉滑数或细数。治则清热散瘀，凉血止血。辅以犀角地黄汤（犀角粉3克，生地黄30克，赤芍12克，牡丹皮9克）加减，每日1剂，水煎，分2次服用。

③脾肾两虚夹瘀型。神倦乏力，腰膝酸软，皮肤紫癜消退，或有水肿，食欲缺乏，便溏；舌体胖、边有齿痕，脉沉细。治则健脾补肾，活血化瘀。辅以十全大补汤（熟地黄9克，当归9克，川芎6克，白芍9克，党参9克，白术9克，茯苓9克，甘草6克，黄芪10克，肉桂6克，大枣4枚）加减，每日1剂，水煎，分2次服用。

④气阴两虚夹瘀型。四肢无力，易感冒，口干咽燥，手足心热，紫癜消退或有反复发作；舌红、苔薄黄，脉沉或细。治则益气养阴，活血化瘀。辅以参芪地黄汤（黄芪10克，人参6克，熟地黄15克，山药10克，山茱萸10克，泽泻9克，茯苓9克，牡丹皮9克）加减，每日1剂，水煎，分2次服用。

3. 生活调理

（1）消除病因，避免再次接触致敏物质。

（2）急性期应注意休息、保暖、控制和预防感染。

紫癜性肾炎的食疗方法

1. 西医食疗

多食富含维生素的食品，如各类蔬菜、水果等。有水肿者应限盐或戒盐。

2. 中医食疗

（1）花生仁（连衣）30克，龙眼肉15克，搅拌生吃，每日2次，连服5~7日。有滋补强壮，止血补血作用，可辅助治疗紫癜性肾炎。

（2）鲜马齿苋汁、鲜藕汁、鲜柏叶汁、鲜白茅根汁适量调服，适用于本病血热证。

（3）白背木耳15克，青皮黑豆30克，煎粥常服。

（4）桃仁18克，粳米100克。先将桃仁捣烂如泥，同粳米煮成粥，分早晚食用。

红斑狼疮性肾炎的病因及临床表现

红斑狼疮是一种临床上原因未明的全身结缔组织疾病。它几乎影响全身所有器官，而以肾脏损害最为常见（>75%）和最严重，其发病系由DNA-抗DNA抗体复合物在肾脏沉积引起肾脏损害所致，故特称之为系统性红斑狼疮性肾炎，简称狼疮性肾炎，是系统性红斑狼疮的主要致死原因之一。因而及早而正确的防治，对于提高存活率具有重要的意义。

80%的患者有皮肤损害，出现对称性皮疹。典型患者两面颊和鼻梁部位呈蝶形或盘状红斑。90%的患者出现对称性手的近端指间关节、足、膝、腕和踝关节肿痛。10%~20%的患者有雷诺现象和（或）血管炎，活动期有口腔溃疡，脱发少见。30%的患者有单侧或双侧胸膜炎。其他尚有光过敏及神经精神症状（如癫痫样发作）和器质性脑病，但极少见。

狼疮性肾炎的综合治疗

1. 西医治疗

对狼疮性肾炎的治疗，目前仍是以糖皮质激素及免疫抑制药物为主。

（1）一般治疗。有感染者，应选用相应的抗生素治疗。避免接触致敏原。

（2）糖皮质激素应用。近年来，国内学者采用大剂量的激素冲击治疗，可以很快控制病情、缓解症状，收到良好的效果，这种方法称为冲击疗法。甲泼尼龙注射液0.8~1.2克，溶于葡萄糖注射液250毫升内，60分钟内静脉滴注完毕，每日1次，连用3~5日为1个疗程，7~14日后再给1个疗程，以后2

年内可每月给予1个疗程冲击治疗。冲击治疗的间隔期可予以中、小剂量的泼尼松维持治疗。如无甲泼尼龙，可采取用地塞米松注射液每日30~80毫克替代效果亦好。但大剂量冲击疗法应注意引起消化道出血、感染、尿糖、血压升高，精神症状出现，电解质紊乱及心律失常等。在临床使用中，我们采取地塞米松每日30~80毫克治疗，连用3~5日，1周后再用3~5日，也收到满意的效果，且未见到不良反应发生。

（3）免疫抑制药应用

①环磷酰胺。对抑制特异性抗体产生的效应特别好，对消除非特异性炎症反应也有作用，故环磷酰胺能抑制狼疮性肾炎的活动期，稳定其病程，减少激素的用量。环磷酰胺隔日200毫克静脉注射，总量6~8克。但目前认为，采用环磷酰胺冲击疗法较持续用药疗效更好，不良反应更少。冲击疗法方案是，在标准激素治疗的同时加用环磷酰胺，首次治疗阶段环磷酰胺每千克体重8~12毫克，加入生理盐水100毫升中静脉滴注，每日1次，连用2日，并嘱咐病人多饮水、勤排尿。以后2周冲击1次，直至冲击累积总量≤每千克体重150毫克，以后每3个月冲击1次，亦为连续2日，冲击治疗稳定1~2年才停止。在治疗中应经常监测血白细胞，如$<3\times10^9$/升时暂停药。本疗法不良反应不大，不影响继续给药。

②环孢素A。是一种很强的免疫抑制药，主要用于脏器移植后的排异反应。近年来，亦用于治疗狼疮性肾炎，目前只用于常规治疗无效者和病情特别严重者，首始剂量为每日每千克体重4~7毫克，3个月后视病情减量或停用，与泼尼松合用可增强疗效。本药无骨髓抑制、周围血细胞下降的不良反应，但肝肾毒性是应用中需注意的问题。

（4）血浆置换。对激素及细胞毒类药治疗无效且肾功能急剧恶化时，可进行血浆置换。

（5）免疫吸附。免疫吸附疗法用于临床后，对狼疮性肾炎的治疗取得了满意的疗效。

（6）替代疗法或肾移植。进入尿毒症的患者，可行替代疗法或行肾移植治疗。

2. 中医治疗

（1）中成药选用

①肾炎康复系列药物。可选用雷公藤片、肾炎康复片和复肾宁胶囊治疗；雷公藤片和肾炎康复片治疗狼疮性肾炎疗效确切，临床治愈率高。

②肾复康系列药物。可选用肾复康胶囊、肾保康胶囊和肾炎康胶囊治疗。

（2）汤药选用。辅以1号汤剂，每日1剂，水煎，分2次服用。

（3）针剂选用。可选用肾炎1号注射液，或肾炎2号注射液、肾炎5号注射液、肾炎6号注射液交替使用。

（4）辨证论治

①热毒炽盛型。高热不解或有低热，面颊部红斑或全身有皮疹，肢体水肿，关节酸痛，心悸，甚至神昏谵语，或呕血、衄血，皮肤瘀斑，口干，便秘；舌红、苔黄腻，脉细滑数。治则清热解毒，凉血止血。辅以犀角地黄汤（水牛角粉3克，生地黄30克，赤芍12克，牡丹皮9克）加减，每日1剂，水煎，分2次服用。

②阴虚内热型。水肿渐退，低热，咽干，面红，手足心热，腰膝酸软，盗汗；舌光红或光滑无苔，脉细数。治则养阴清热。辅以参麦地黄汤（麦冬10克，人参6克，山药10克，生地黄15克，山茱萸10克，泽泻9克，茯苓9克，牡丹皮9克）加减，每日1剂，水煎，分2次服用。

③脾肾亏损型。全身水肿，面色苍白，腰膝酸软无力，足跟痛，耳鸣、腹泻、腹胀纳呆，肢端冷；舌淡胖、边有齿痕，脉沉细。治则温补脾肾，调气和血。辅以济生肾气汤（熟地黄15克，山药10克，山茱萸10克，茯苓9克，泽泻9克，牡丹皮9克，制附子3克，桂枝3克，牛膝10克，车前子10克）加减，每日1剂，水煎，分2次服用。

④气虚血瘀型。眩晕，神疲乏力，口干舌燥，面色灰滞，皮下瘀点，腰酸，脱发，食欲缺乏；舌偏红、有紫斑、苔薄白，脉细。治则益气养阴，活血化瘀。辅以生脉饮（人参3克，麦冬3克，五味子6克）合桃红四物汤（桃仁9克，红花6克，熟地黄10克，川芎6克，白芍10克，当归10克）加减，每日1剂，水煎，分2次服用。

3. 生活调理

（1）急性期应卧床休息；慢性期或病情稳定的患者，可适当参加社会活动和一般工作，并注意劳逸结合，保持乐观情绪。

（2）饮食以清淡为主，多食富含维生素的食品和蔬菜；忌烧烤、香燥、辛辣之品。

（3）有光过敏者，应避免皮肤直接暴露于阳光下。

（4）避免使用可能诱发狼疮活动的药物，如青霉素、磺胺类、避孕药及预防接种等。

狼疮性肾炎的饮食注意事项

（1）狼疮肾炎患者的饮食应以清淡为主，摄取足够的营养，如蛋白质、维生素、无机盐。

（2）水分、盐分宜适度限制。避免大量刺激性食物。骨质疏松患者可以使用维生素D。

（3）下列食物会诱发或加重狼疮病情，应引起注意。

①海鲜，俗称发物。红斑狼疮患者大多为高过敏体质，食用后可诱发或加重病情。

②羊肉、狗肉、鹿肉、龙眼肉性温热，红斑狼疮表现为阴虚内热现象者，食后能使患者内热症状加重。

③香菜、芹菜久食引起光过敏，使患者面部红斑皮损加重，故不宜食用。

④辣椒、生葱、生蒜等辛辣食物能加重患者内热现象，不宜食用。

⑤绝对禁止吸烟、饮酒。

狼疮性肾炎的中医食疗方

（1）土茯苓猪骨汤：猪脊骨500克，土茯苓30~50克。将猪脊骨加适量水煎成3碗，去猪骨和上浮油，加入土茯苓，煎至2碗，分2次饮，连服5~7日。具有健脾利湿，补阴益髓之功效。

（2）蛋白尿食疗方：黄芪60~90克，加水1000毫升，煮沸5~10分钟，去渣，当饮料每日饮1剂。

（3）血尿食疗方

①黑木耳30克，大枣50克，粳米100克。将木耳用温水浸泡约30分钟，然后将全部原料共入锅中，加水适量，煮烂后加冰糖适量，分早晚食用。

②金樱子15克，山药30克，芡实15克，糯米100克。先煮金樱子、山药、芡实，去渣取汁，用药汁煮糯米成粥。每日服1剂。

（4）高血压食疗方：银耳10克，鲜莲子100克，胡萝卜100克，冰糖、水各适量。将银耳洗净，温水浸泡30分钟；莲子去心，胡萝卜洗净切块，共同放入锅中，加水用文火煮烂，再加入冰糖即可食用。

尿酸性肾病的病因及临床表现

尿酸是嘌呤代谢的最终产物，它在pH值7.4时主要以尿酸钠的形式存在于血液和组织间液中。人体尿酸有2/3通过肾小球滤过，以尿酸盐形式从肾脏排出，其余1/3由肠道细菌分解为尿素，由粪便排出体外。嘌呤代谢失常导致尿酸产生过多而排泄减少，引起高尿酸血症（>390微摩/升）。尿酸产生过多的原因除嘌呤类物质生成过多，使体内合成嘌呤类物质经次黄嘌呤转化外，尚有恶性肿瘤在化学和放射治疗后，组织核酸分解过多及大量摄入高嘌呤食物，增加了外源性嘌呤而产生尿酸过多和高尿酸血症。正常饮食中每日含嘌呤600~1000毫克。尿酸排泄障碍亦是导致高尿酸血症原因之一，尿酸除由肾小球滤过外，肾小管也参与尿酸重吸收和分泌，因此除特发性高尿酸血症外，各种肾脏病引起的肾功能减退，使滤过或分泌尿酸的功能损害而形成血尿酸过高。

尿酸性肾病是由高尿酸血症及高尿酸尿症导致肾脏损害。肾脏内尿酸盐微结晶沉积，引起肾间质炎症反应，肾小管阻塞，肾单位受损性改变。尿酸性肾病可有两种肾损害：形成尿道结石；尿酸所致肾实质损害，这两种肾损害亦可同时并存。

（1）急性尿酸性肾病：起病急，多见于骨髓增殖性疾病及恶性肿瘤放疗、化疗后。临床表现为少尿，甚至无尿，以及肾功能急剧恶化（即急性肾衰竭），尿中可见大量尿酸结晶和红细胞。如不及时治疗，则病情继续恶化，患者最终死于肾衰竭。

（2）慢性高尿酸血症：为原发性高尿酸血症所致，也称痛风性肾病。多见于中年以上男性，多伴有痛风性关节炎或痛风石；肾损害早期表现为轻度蛋白尿，少量红细胞及尿浓缩功能减退；后期有高血压、肾功能减退，少数导致尿毒症。肾活检可见髓质内有放射状针形尿酸结晶及肾间质慢性炎症改变。痛风性肾病多见于中老年患者，大部分患者在30岁以后发病，男性多见，女性少见，少数患者有家族遗传史，病程绵长。早期可无任何临床表现或仅有轻微腰痛及轻微蛋白尿，随后由于尿酸结晶沉积于肾间质、肾小管，可使肾小管功能受损，尿浓缩稀释功能障碍为肾受累的最早指征。如病情继续发展，可使肾小管受损加重或累及肾小球。晚期可出现肾功能不全，终末期可出现尿毒症的临床表现，有17%~25%患者死于尿毒症。在临床工作中，发现尿酸性肾病患者若能早期诊断和治疗，肾脏病变可缓解或停止发展，甚至可以临床治愈。因此，早期诊断和及时治疗有着重要的意义。

（3）尿酸性结石：多无症状，可发生血尿，伴或不伴肾绞痛，结石为透光性，腹部X线平片多不显示，往往要经过静脉肾盂造影才能发现，尿石成分为尿酸或其盐类。

尿酸性肾病的综合治疗

1. 西医治疗

（1）碱化尿液。可预防尿酸结石形成并可使已形成的结石溶解，常用的药物有碳酸氢钠（小苏打）、复方枸橼酸钠合剂等。

（2）抑制尿酸合成和促进尿酸排泄。常用的药物有别嘌醇和丙磺舒等。

（3）镇痛。关节炎急性发作时，可选用吲哚美辛、芬必得、吡罗昔康（炎痛喜康）等配合治疗。

（4）忌用影响尿酸排泄、分泌及增加尿酸合成的药物。如噻嗪类、氨苯蝶啶及小剂量阿司匹林等。

（5）慢性肾衰竭。可进行替代治疗，或进行肾移植。

2. 中医治疗

（1）中成药选用

①肾炎康复系列药物。可选用肾炎康复片、肾炎四味片治疗；肾功能不全者，可选用尿毒清颗粒和大黄苏打片治疗。

②肾复康系列药物。可选用肾复康胶囊、肾保康胶囊和肾炎康胶囊治疗；肾功能不全者可选用肾特康和肾衰康治疗。

（2）汤药选用。可选用肾炎1号汤剂，每日1剂，水煎，分2次服用。

（3）针剂选用。可选用肾炎1号注射液或肾炎2号注射液交替使用。

（4）辨证论治

①腰酸无力，疲倦尿浊。指发病潜证阶段，无明显自觉症状，主要是血尿酸增高，或有轻微的蛋白尿或血尿，或有肾功能的轻度损害；舌质淡、舌苔偏厚，脉缓。治则调养脾胃，渗湿化浊。辅以胃苓汤（苍术9克，厚朴6克，陈皮6克，甘草3克，猪苓6克，茯苓9克，白术9克，泽泻6克，桂枝3克），或六君子汤（人参6克，白术9克，茯苓9克，甘草3克，陈皮6克，半夏6克），或六味地黄汤（山药10克，山茱萸10克，熟地黄15克，茯苓9克，泽泻9克，牡丹皮9克），或萆薢分清饮（益智仁9克，川萆薢9克，石菖蒲9

克，乌药9克）等加减。每日1剂，水煎，分2次服用。

②脾肾阳虚，寒湿痹阻。如颜面或下肢水肿，疲倦无力，腰膝疲软，小便清长，夜尿增多，畏寒肢冷，面色苍白；舌质淡胖而瘀、苔白滑或白腻，脉沉缓。若痛风发作时，可出现关节肿痛，不甚剧，得温可减；亦可出现腰腹绞痛，小便刺痛，血尿或砂石淋等。治则健脾补肾，温宣降浊。辅以防己黄芪汤（防己10克，黄芪15克，甘草6克，白术10克），或独活寄生汤（独活9克，桑寄生6克，杜仲6克，牛膝6克，细辛6克，秦艽6克，茯苓6克，肉桂心6克，防风6克，川芎6克，人参6克，甘草6克，当归6克，芍药6克，生地黄6克），或桂枝芍药知母汤（桂枝9克，芍药9克，生姜9克，甘草6克，大枣10枚，知母9克）等加减。每日1剂，水煎，分2次服用。

③肝肾阴虚，湿热痹阻。头晕耳鸣，目涩口干，五心烦热，尿黄赤，或血尿或砂石尿；舌红、苔少，脉弦细数。若痛风发作，可出现关节红肿热痛，发病急骤，痛势加剧，舌苔黄腻。治则滋养肝肾，清宣降浊。辅以知柏地黄汤（熟地黄15克，山药10克，山茱萸10克，茯苓9克，泽泻9克，牡丹皮9克，知母6克，黄柏10克），或四妙散（黄柏10克，苍术10克，牛膝10克，薏苡仁10克），或宣痹汤（防己9克，薏苡仁9克，滑石15克，杏仁6克，连翘9克，山栀子9克，半夏6克，晚蚕沙9克，赤小豆皮9克）等加减。每日1剂，水煎，分2次服用。

④脾肾衰弱，湿浊壅滞。神情淡漠，甚或昏蒙纳呆，恶心呕吐，口臭尿味，胸闷腹胀，喘促心悸，皮肤瘙痒，肢颤抽搐，尿少水肿，大便溏稀或秘结，面色晦暗；舌淡瘀肿、苔白浊腻，脉沉弱或沉弦。实际上，此期已为肾衰尿毒症阶段。治则扶正温阳、通腑泄浊。辅以温脾汤（大黄12克，附子9克，干姜6克，人参6克，甘草6克），或大黄附子汤（大黄6克，附子9克，细辛3克），或济生肾气丸（熟地黄15克，山药10克，山茱萸10克，茯苓9克，泽泻9克，牡丹皮9克，桂枝6克，附子6克，车前子10克，牛膝10克）等加减。神志昏蒙者，加安宫牛黄丸；齿衄鼻衄者，加白茅根、茜草；肢颤或抽搐者，加白芍、钩藤；皮肤瘙痒者，加地肤子、榕树须等。每日1剂，水煎，分2次服用。

3. 一般治疗

（1）避免吃嘌呤含量高的食物，如动物内脏、鱼卵、牛羊肉、火腿、沙丁鱼等。避免酗酒，多吃新鲜蔬菜、水果和富含维生素的食物。

（2）应多饮水，使尿量增加。每日尿量应在2000~3000毫升，以促进尿酸和小结石的排泄。

（3）忌食酸性食物。

（4）金钱草30~50克，每日泡水当茶饮，可碱化尿液及促使小结石排出。

高血压性肾病的病因及临床表现

高血压性肾病是指原发性高血压所致的肾损害，也称高血压性肾损害。由于血压长期升高，可导致肾脏细小动脉发生纤维化，乃至硬化，逐渐影响肾功能。当肾功能在代偿期中，临床上可无明显的肾功能不全症状，但尿常规检查可有血尿或蛋白尿和管型尿。如伴有高血压性心脏病心力衰竭时，则蛋白尿和血尿等发现更多。肾功能开始失代偿或肾功能不全时，可出现多尿、夜尿、口渴、多饮等，说明肾脏浓缩尿的能力减低，此时尿比重较低，且固定在1.010左右，称等渗尿。当肾功能不全进一步加重时，尿量可减少，血中非蛋白氮、肌酐、尿素氮常增高，酚红排泄试验示排泄量明显减低，尿素廓清率或内生肌酐清除率明显低于正常，并随高血压及肾脏病变的加剧而症状加重，最后发生尿毒症。在临床上，根据患者的情况和实验室检查的资料，将高血压性肾病分为下述几个时期，为治疗提供理论依据。

（1）Ⅰ期（微量白蛋白尿期）：尿中白蛋白排泄率异常为特征，肾功能正常，尿常规蛋白阴性。

（2）Ⅱ期（临床蛋白尿期）：尿常规蛋白阳性，24小时尿蛋白定量>0.5克，肾功能正常。

（3）Ⅲ期（肾功能不全期）：肌酐清除率下降、血肌酐升高。分非透析期和透析期（尿毒症期）。

①非透析期。肌酐清除率在80~10毫升/分，血肌酐>133微摩/升而<707微摩/升。

②透析期（尿毒症期）。肌酐清除率<10毫升/分，血肌酐>707微摩/升。

年龄多在40~50岁或以上，高血压病史在5~10年或以上。早期仅有夜尿增多，继之出现蛋白尿，个别病例可因毛细血管破裂而发生短暂性肉眼血尿，但不伴明显腰痛。常合并动脉硬化性视网膜病变、左心室肥厚、冠心病、心力衰竭、脑动脉硬化和（或）脑血管意外史。病程进展缓慢，少部分渐发展成肾衰竭，多数肾功能常轻度损害和尿常规异常。恶性高血压者舒张压常超过120毫米汞柱，伴有明显心脑合并症且迅速发展，大量蛋白尿，常伴有血尿，肾功能进行性减退。

高血压性肾病的综合治疗

1. 西医治疗

（1）早期、轻度高血压和尿常规大致正常者可予非药物治疗，如保持良好的情绪、减肥、限盐、限酒、养生功及太极拳等。

（2）可选用利尿药、β受体阻滞药、钙拮抗药、血管紧张素转换酶抑制药等降血压药物。其中钙拮抗药、血管紧张素转换酶抑制药对肾脏的血流动力学更有利，血管紧张素转换酶抑制药降低尿蛋白优于其他的降血压药物。使血压有效地控制到正常或接近正常，能够预防、稳定或延缓高血压肾损害。

（3）恶性肾小动脉硬化症患者短期内肾功能迅速恶化，在合并有高血压脑病、视力迅速下降、颅内出血等及不能口服药物时，可静脉给药。常用硝普钠，力争在12~24小时控制血压。米诺地尔（长压定）能够迅速降低血压，适合恶性高血压的最初治疗。

（4）伴发高脂血症、糖尿病及高尿酸血症者，应给予相应的治疗。同时应用抗血小板聚集和黏附的药物，如双嘧达莫、阿司匹林等，可阻止肾小动脉硬化。

（5）有肾功能不全时还应给予非透析治疗和替代治疗。

（6）保持大便通畅，宜用清宁丸、莫家清宁丸。中药宜用柴胡枳桔汤、天麻钩藤饮等。

2. 中医治疗

（1）中成药选用

①肾炎康复系列药物：可选用肾炎四味片和肾炎康复片治疗。

②肾复康系列药物：可选用肾复康胶囊、肾炎康胶囊治疗。

（2）汤药选用：辅以六味地黄汤合三物汤加减，每日1剂，水煎分2次服用。

（3）针剂选用：可选用肾炎1号注射液或肾炎2号注射液交替使用。

（4）辨证论治

①肝火亢盛：头目胀痛，心烦易怒，面红目赤，口苦胁痛，睡眠不宁，大便干结；舌红、苔少或薄黄，脉弦。治则平肝泻火。辅以龙胆泻肝汤（龙胆草9克，黄芩9克，栀子6克，泽泻9克，车前子9克，当归6克，关木通3克，生地黄9克，柴胡6克，甘草3克），合天麻钩藤饮（石决明18克，钩藤12克，

川牛膝12克，天麻9克，山栀子9克，黄芩9克，杜仲9克，益母草9克，桑寄生9克，夜交藤9克，茯神9克）加减，每日1剂，水煎，分2次服用。

②阴虚阳亢：头晕眼花，目涩而干，耳鸣健忘，腰膝酸软，五心烦热；舌红、苔少或无苔，脉沉细而数。治则育阴潜阳。辅以杞菊地黄汤（熟地黄15克，山药10克，山茱萸10克，茯苓9克，泽泻9克，牡丹皮9克，枸杞子9克，菊花10克）合天麻钩藤饮（天麻9克，石决明18克，钩藤12克，川牛膝12克，山栀子9克，黄芩9克，杜仲9克，益母草9克，桑寄生9克，夜交藤9克，茯神9克）加减，每日1剂，水煎，分2次服用。

③阴阳两虚：头晕目眩，耳鸣、失眠多梦，腰酸腿软，怕冷；舌淡或红、苔白，脉弦细。治则育阴潜阳。辅以二仙汤（仙茅10克，淫羊藿9克，当归6克，巴戟天6克，黄柏10克，知母6克）加龟板10克，杜仲10克，牛膝10克，每日1剂，水煎，分2次服用。

④痰湿壅盛：如头痛头重，头晕发昏，心烦欲吐，少食多眠，腹泻痞满、不适；舌胖、质淡、苔白腻或厚腻，脉弦滑。治则祛痰化湿。辅以半夏白术天麻汤（半夏4.5克，天麻3克，茯苓3克，橘红3克，白术9克，甘草1.5克）加减，每日1剂，水煎，分2次服用。

3. 生活调理

（1）饮食：限盐，低动物脂肪、低胆固醇饮食。

①芹菜拌花生：芹菜200克洗净，去叶并切碎，花生100克，用开水烫熟后放凉，加少许食盐和醋凉拌食用。

②决明子茶：取决明子100克，加入开水泡茶饮用。

（2）休息：适当休息，劳逸结合。睡眠要充足，生活有规律，情绪要稳定，心胸要开阔。

（3）改善不良嗜好：应戒烟、戒酒，不饮浓茶等。

（4）体育锻炼：如跑步、散步、竞走、游泳、打太极拳等。

肾盂肾炎的病因及临床表现

肾盂肾炎是由细菌或其他致病微生物侵袭肾盂、肾盏黏膜、肾小管及肾间质的非特异性炎症性疾病，多发生于女性。肾盂肾炎临床上分为急性肾盂肾炎和慢性肾盂肾炎两种。前者发病急，可有发热、白细胞计数升高、全身不适、尿道刺激症状明显，尿检可见白细胞、红细胞及微量蛋白尿；后者为上尿路感染性疾病，病变在肾盂，由下尿路感染逆行肾盂所致，可呈慢性反复发作，迁延日久，如不治疗，最终可导致慢性肾衰竭。晚期可因肾功能损害而出现头晕、头痛、恶心、呕吐等尿毒症症状。亦可出现多尿、夜尿增多、低血钾、低血钠或慢性肾小管性酸中毒。部分患者病情隐匿或不典型，宜注意。

（1）致病菌：引起肾盂肾炎的致病菌以大肠埃希菌为最多，其次为副大肠埃希菌、变形杆菌、粪链球菌等。

（2）感染途径

①上行感染。上行感染是最常见的途径当机体抵抗力下降、尿道黏膜有轻微损伤后，细菌易侵袭膀胱和肾脏造成感染。由于女性尿道远较男性短而宽，女婴尿道口常被粪便污染，故易致病。上行至肾脏的细菌首先侵犯肾盂黏膜，引起炎症，然后经肾盏、乳头部、肾小管上行，侵犯肾实质。

②血行感染。细菌从身体内的病灶侵入血流，到达肾脏引起炎症。血行感染时，细菌首先到达肾皮质，并在该处形成多数小脓肿，然后沿肾小管向下行扩散到肾乳头和肾盂。

③淋巴道感染。下腹部和盆腔器官的淋巴管与肾的淋巴管有多数的交通支，结肠肝曲与肾之间有淋巴管沟通，当盆腔感染或有结肠病变时，细菌可沿淋巴道感染肾脏。

④直接感染。外伤或邻近肾脏的器官发生感染时，细菌可直接侵入肾脏引起炎症。

肾盂肾炎的综合治疗

1. 西医治疗

（1）抗感染治疗：选用相应的抗生素，如青霉素类、磺胺类、头孢类、氨基糖苷类、喹诺酮类等。

抗菌药使用原则：依据药敏试验的结果选用对细菌敏感的抗生素。急性肾盂肾炎和慢性肾盂肾炎急性发作期，可选用2~3种抗生素联合用药，以提高治疗效果。病情稳定后，可维持一段时间。

（2）抑菌疗法。肾盂肾炎经抗感染治疗后，症状已控制，但尿菌仍阳性者，可改用抑菌疗法治疗。方法是每晚睡前排尿后，口服一单剂量抗菌药，剂量为每日剂量的1/3~1/2，如复方新诺明、阿莫西林、呋喃妥因及头孢菌素等，连续服3~6个月，必要时服至1年，以控制复发。

2. 其他

结合临床对症处置。如出现肾功能不全时，可按“肾功能不全”施治。

3. 中医治疗

（1）中成药治疗

①肾炎康复系列药物。可选用肾炎片、肾炎康复片和三金片治疗。

②肾复康系列药物。可选用肾复康胶囊、肾保康胶囊和肾炎康胶囊治疗，血尿明显者加服血尿康胶囊。

（2）汤药治疗。辅以黄连解毒汤，每日1剂，水煎，分2次服用。

（3）针剂治疗。可选用肾炎5号注射液或肾炎2号注射液，静脉滴注。

（4）辨证论治

①湿热蕴结，表里同病者。如发热寒战，小便淋漓频涩，尿道刺痛，腹胀或腹痛；舌苔白腻或黄腻，脉滑数。治则清热利湿。辅以八正散（瞿麦12克，萹蓄12克，关木通6克，栀子6克，车前子9克，滑石12克，大黄6克，甘草3克，灯心草3克）加减，每日1剂，水煎，分2次服用。

②气阴两虚，湿热蕴滞者。小便频急，淋漓不已，反复发作，遇热尤甚，常伴有头晕耳鸣，乏力多汗，腰膝酸软，手足心热，口唇干燥；舌红少苔，脉细数或滑濡。治则益气养阴，清热利湿。辅以参芪地黄汤（人参6克，黄芪10克，熟地黄15克，山药10克，山茱萸10克，茯苓9克，泽泻9克，牡丹皮9克）或知柏地黄汤（黄柏10克，知母6克，熟地黄15克，山药10克，山茱萸10克，泽泻9克，茯苓9克，牡丹皮9克）加减，每日1剂，水煎，分2次服用。

③脾肾亏虚，湿浊缠绵者。小便不适，频数淋漓，时好时发；纳呆腹胀，便溏呕吐，畏寒肢冷；舌淡苔白或有齿痕，脉沉细弱或滑。治则益肾健脾，利湿化浊。辅以参苓白术散（炒扁豆12克，党参9克，炒白术9克，茯苓9克，山药12克，炙甘草4.5克，莲子肉9克，薏苡仁12克，陈皮6克，砂仁3克，桔梗3克，大枣5枚）合二仙汤（仙茅10克，淫羊藿9克，当归6克，巴戟天6克，黄柏10克，知母6克）加减，每日1剂，水煎，分2次服用。

4. 生活调理

（1）急性肾盂肾炎及慢性肾盂肾炎发作期应注意休息，禁房事，并防止劳累。

（2）多饮水，勤排尿。

食疗：竹壳茶30克，金钱草30克，车前子30克，萹蓄30克，鸭跖草30克。以上任选一种中草药，洗净，切碎，放入热水瓶中，用沸水冲满，加盖30分钟，即可随意饮用。每周换一种中草药，可长期服用。

（3）注意阴部的清洁卫生，内裤应经常换洗，以防止尿道感染加重肾损害。

镇痛药性肾病的病因及临床表现

镇痛药性肾病是由长期服用镇痛药引起的肾损害。镇痛药分为两大类，一类是中枢镇痛药，主要是指吗啡类药物；另一类镇痛药主要指的是解热镇痛药，属于非处方药物。我们所说的镇痛药性肾病，主要是指服用解热镇痛类药物造成的损害。

镇痛药性肾病的起病特点隐匿而缓慢。镇痛药性肾病经常因头痛、肌肉痛、关节痛等慢性疼痛疾患长期服药引起。起病之始，病人会逐渐出现尿多、夜尿及频渴等症状，表明肾脏浓缩功能已发生减退。早期出现无菌性脓尿是镇痛药性肾病的临床特点之一，发生率高达50%以上，这是由于变性坏死的肾乳头脱落所造成的。肾乳头坏死后容易合并急性尿道感染（如急性肾盂肾炎），即出现发热、畏寒、腰痛及尿急、尿痛、尿频等膀胱刺激症状，并且可引起败血症，诱发感染和中毒性休克。脱落坏死的肾乳头组织还能引起肾或输尿管绞痛和血尿现象，一些病人的血压可轻度增高，或并发高血压，或并发急性心力衰竭。但此种病人一直到晚期也很少出现水肿现象，尿常规有时有微量尿蛋白，凸显出此病隐匿而缓慢的特点。因此，往往得不到应有的重视，而导致病情的迁延加重。

镇痛药性肾病的综合治疗

1. 西医治疗

（1）当患者被确诊为镇痛药性肾病后，首先应停服一切镇痛药，并且禁用对肾脏有毒性的药物，以避免加重肾脏损伤。

（2）如有确切的尿道梗阻病史的患者，可用手术取出脱落的肾乳头组织，然后采取积极的治疗方案进行治疗。

（3）有不少病人因长期使用镇痛药已经成瘾，因此在药物治疗的同时，应多加注意精神支持疗法，以戒除患者对镇痛药的依赖。

（4）如需要服用镇痛药时，要注意多饮水，以增加尿量，提高药物的溶解度，避免析出结晶而损伤肾组织。长期服用镇痛药者，则要定期进行全面的泌尿系统检查，一旦出现夜尿增多，轻度贫血、血压升高时，则要及早去医院诊治，以防止镇痛药性肾病的发生及加重。

（5）患者所出现的高血压、水肿等一系列的症状，可以采取降血压药，利尿药治疗。

2. 中医治疗

（1）中成药选用

①肾炎康复系列药物。可选用肾炎四味片、肾炎康复片治疗。肾功能不全者，可选用尿毒清颗粒和肾炎康复片治疗；有泌尿系感染者，加服三金片。

②肾复康系列药物。可选用肾复康胶囊、肾保康胶囊和肾炎康胶囊治疗。血尿明显者，加服血尿康胶囊。

（2）汤药选用。可选用黄连解毒汤合桃红四物汤加减，每日1剂，水煎，分2次服用。

（3）针剂选用。可选用肾炎1号注射液或肾炎2号注射液或肾炎6号注射液，活血化瘀，改善血黏度，有利于肾间质及肾功能的改善和恢复。

3. 其他

结合临床对症处置。

中毒性肾病的病因

由肾毒物质引起的肾脏损害称为中毒性肾病，常以肾毒物质的名称命名。随着工业发展，金属、冶炼业增多，化工原料、医药及各种农药的出现，增加了环境污染，使人群接触肾毒物的机会增加，中毒性肾病的患病率亦随之增长。肾毒物质引起的肾损害，常表现为急性肾衰竭。由中毒性肾病所致的急性肾衰竭占5%~25%，若处理恰当及时，肾功能可恢复正常；延误诊治可致死亡。

1. 发病原因

（1）肾脏血流量大，全身血流量的1/5~1/4流经肾脏，每分钟1000~1200毫升，毒性物质随血流进入肾脏，可导致肾损害。

（2）由于肾脏的逆流倍增机制，使髓质和肾乳头部肾毒物质的浓度升高，故中毒性肾病时髓质及肾乳头部病变显著。

（3）肾毒性物质被肾小管上皮细胞重吸收和排泄，故毒性物质在肾小管腔或小管上皮细胞内浓度增高，可直接损伤肾小管上皮细胞。

(4)肾小球毛细血管内皮的总面积，远远超过体内其他器官，故免疫复合物易沉积于肾小球而引起免疫性肾损害。此外，肾毒物质通过肾小球三层不同滤膜时，使毒物或免疫复合物在肾小球内沉积。

2. 引起肾损害的物质

(1)内源性。许多物质具有潜在的肾脏毒性，如高钙、高磷、高尿酸及高草酸血症时均可引起肾间质-肾小管病。

(2)外源性。如重金属(铅、镉、汞、金、铀、铜、铋、铊、砷、锂、锌等)，化学毒物(包括有机溶剂、碳氢化合物、农药、杀菌剂及煤酚等)。

(3)药物。几乎所有药物均有肾毒性(包括抗生素、解热镇痛药、金属制剂、造影剂、利尿药、中草药等)，经代谢后大都要经肾脏排出，在正常剂量及短期使用时可不产生肾损害；但大剂量及长期使用就可产生肾损害。

①直接损伤肾脏的药物。如氨基糖苷类抗生素(如庆大霉素、卡那霉素、链霉素等)、先锋霉素、多黏菌素、万古霉素、杆菌肽、紫霉素、两性霉素B、四环素类、二甲金霉素、磺胺类、金制剂、青霉胺、依地酸，保泰松、吲哚美辛、布洛芬、非那西汀、对乙酰氨基酚、水杨酸盐，甲氨蝶呤及造影剂等。

②表现为过敏性肾损害的药物。如青霉素类、先锋霉素类、磺胺类、利福平、氨基己酸、呋塞米、噻嗪类利尿药、硫唑嘌呤、别嘌醇、三甲双酮、苯妥英钠、苯巴比妥等。

③表现为结晶体肾病或尿道梗阻性肾病的药物。如磺胺类药物等。

④引起中毒肾病的常见中药。如乌头类(包括川乌、草乌、附子)、铁脚威灵仙、雷公藤、苍耳子、防己、细辛、商陆、斑蝥、蟾酥、六神丸、关木通、水蛭、苦楝皮、使君子、马兜铃、蜈蚣、全蝎、朱砂、雄黄、砒霜、棉酚、鱼胆等。

(4)生物毒(动物性、植物性毒素)类。如蜂毒、蛇毒、生鱼胆、蕈毒及花粉等。

(5)物理因素。如放射线、中暑、电休克等。

3. 引起肾损害的机制

各种肾毒物引起的中毒性肾病，其发病机制亦不同。

(1)细胞毒作用。外源性肾毒物主要以原浆毒素对肾组织细胞产生直接毒性作用，肾损害严重性与毒物的剂量及接触毒物的时间长短有关。接触毒物剂量小、时间短，常表现肾小管的功能减退。近端小管受损表现为肾小管吸收功能障碍，出现尿糖、氨基酸尿及钾、钠、磷，尿酸排出增多，尿酶升高，出现肾小球源性蛋白尿等。远端肾小管受损，可产生尿浓缩功能减退（低比重尿或肾性尿崩症）或尿酸化功能减退。当毒物剂量大，接触时间长者，可由于肾小管坏死，而呈急性肾衰竭综合征表现，多为非少尿型急性肾衰竭。

（2）免疫性损害。由于外源性毒物本身具有抗原性或半抗原性，故进入人体可产生免疫反应性肾脏损害。病变的严重性与接触毒物的剂量多无关。原位免疫复合物的形成，多见于金属毒物造成肾损害。免疫介导的肾脏病变以肾小管病变为主，亦可以肾小球病变为主，亦可为小管与小球联合性肾病变。

（3）其他。肾毒物引起的过敏性休克、水电解质及酸、碱平衡紊乱，可使肾供血减少，肾小球滤过率降低，血肌酐与尿素氮升高。由于磺胺结晶、尿酸结晶导致肾小管内阻塞和肾外梗阻（堵塞输尿管）可引起结晶体肾病或梗阻性肾病。

中毒性肾病的临床表现

（1）肾小管功能障碍症候群：近端肾小管功能障碍表现为范可尼综合征，如葡萄糖尿、氨基酸尿、磷酸盐尿，有时有低血钾，见于某些重金属中毒性肾病、过期四环素中毒性肾病；远端肾小管功能减退表现为肾性尿崩症，如烦渴、多饮、多尿，见于锂、氟化物、地美环素所致中毒性肾病；肾小管性酸中毒，可有高氯性酸中毒、水电解质平衡失调，如低钾或高钾血症、低钠、低钙血症、多尿、烦渴多饮等；肾性骨病，可有肾性佝偻病或骨软化症，肾钙化或肾结石等，见于两性霉素B引起的中毒性肾病。

（2）急性肾衰竭综合征：轻者仅有微量尿蛋白、红细胞尿、白细胞尿及管型尿、少尿或无尿的氮质血症。重者可出现典型的急性肾衰竭综合征表现，见于氨基糖苷类抗生素、无机汞引起的中毒性肾病。

（3）急性过敏性间质性肾炎：发热、皮疹、淋巴结肿大、关节痛、血嗜酸细胞增多等全身过敏表现，也可出现大量蛋白尿呈肾病综合征表现。严重者表现急性肾衰竭，见于各种药物，特别是青霉素类、磺胺药及抗结核药等中毒。

（4）慢性肾衰竭综合征：临床表现与其他原因引起的中毒性肾病相似，有时停止接触毒物后肾功能仍持续缓慢恶化，见于慢性铅中毒肾病。

（5）肾炎与肾病综合征：外源性毒素，如青霉胺、重金属、蛇毒、蜂毒、花粉等引起的免疫性肾小球疾病，表现为肾炎综合征或肾病综合征。这些表现很难与其他原因引起的肾小球疾病相区别。此时应详细询问病人是否有肾毒物接触史，为鉴别诊断提供依据，否则易误诊和漏诊。

中毒性肾病的综合治疗

1. 西医治疗

（1）停止接触毒物。

（2）促进毒物的排泄，可输液，应用解毒药物，必要时予以透析治疗。凡分子量小，与蛋白结合少，在体内分布均匀者，可通过血液透析排出。凡与蛋白结合率高者腹膜透析效果好。应慎用血浆置换疗法。

（3）根据肾损害的类型采取措施，如急性药物中毒致过敏性间质性肾炎，表现为肾病综合征者，无禁忌证时，可用肾上腺皮质激素、免疫抑制药或肾上腺皮质激素冲击疗法。肾衰竭者可用腹膜透析或血液透析治疗。

2. 中医治疗

（1）中成药选用

①肾炎康复系列药物。可选用肾炎四味片、肾炎康复片治疗。肾功能不全者可选用尿毒清颗粒和肾炎康复片治疗。有泌尿系感染者加服三金片。

②肾复康系列药物：可选用肾复康胶囊、肾保康胶囊和肾炎康胶囊治疗，血尿明显者加服血尿康胶囊。

（2）汤药选用。可选用黄连解毒汤合桃红四物汤加减，每日1剂，水煎，分2次服用。

（3）针剂选用。针剂可选用肾炎1号注射液或肾炎2号注射液或肾炎6号注射液，活血化瘀，改善血黏度，有利于肾间质及肾功能的改善和恢复。

3. 其他

结合临床对症处置。

肾囊肿的病因及临床表现

肾囊肿是肾脏内出现大小不等的与外界不相通的囊性肿块的总称。常见的肾囊肿可分为成人型多囊肾、单纯性肾囊肿和获得性肾囊肿。

成人型多囊肾是一种先天性遗传性疾病，肾脏实质内充满大小不等的与外界不相通的圆形囊肿，囊内含有液体，小的肉眼看不到，大的可有数厘米，故称之为多囊肾。表现为夜尿增多、腰痛、高血压等。尿检有血尿、少量蛋白尿，常会缓慢地发展成为慢性肾衰。有10%的人伴有肾结石，30%的人伴有多囊肝。有经验的医生借助B超、静脉肾盂造影可确诊。

单纯性肾囊肿可能是一种先天性异常，是单侧或双侧肾及有一个或数个大小不等的圆形与外界不相通的囊腔，多数是单侧，故称单纯性肾囊肿。其患病率可随年龄增长而增高，50岁以上的人做B超，有50%可以发现这种囊肿，获得性肾囊肿主要是因尿毒症或透析治疗后才发生的，与年龄无关，而同血液透析的时间有关。肾脏原本没有囊肿，透析时间超过3年的，大多数病人会出现囊肿。一个肾内至少有4个囊肿，直径多为2~3厘米。有些囊肿可以发生感染，甚至癌变，B超或CT检查可确诊。

肾囊肿临床常见，是一种先天性常染色体显性遗传性疾病，也是人类患病率最高的遗传性疾病，占终末期肾病的5%~10%。本病进程缓慢，随着年龄的增长，囊肿数目及大小逐渐增加，但一般无明显症状，往往被人们所忽视。有症状者（腰酸腰痛）就医时被发现，无症状者偶在体检时被发现。本病往往在40~50岁之后才出现症状，临床以腰痛、腹块、血尿、高血压等为其特征，后期可因肾组织遭到严重破坏而引起肾衰竭，所以应引起高度重视。据统计，至59岁时约有半数病人已丧失肾功能而需替代疗法。

肾囊肿有何临床表现：

（1）腰腹不适或疼痛：疼痛的特点为隐痛、钝痛，固定于一侧或两侧，向下部及腰背部放射。

（2）血尿：可表现为镜下血尿或肉眼血尿。

（3）腹部肿块：有时为患者就诊的主要原因，60%~80%可触及肿大的肾脏，肾脏愈大，肾功能愈差。

（4）蛋白尿：一般量不多，24小时尿内不会超过2克，故不会发生肾病综合征。

（5）高血压：囊肿压迫肾脏，肾缺血，肾素分泌增多引起。

肾囊肿的综合治疗

1. 西医治疗

（1）抗生素治疗：有泌尿系感染症状者，可选用相应的抗生素治疗。

（2）控制高血压：首选血管紧张素转换酶抑制药，其他降压药（如钙通道拮抗药、血管扩张药和β受体阻滞药等）亦可使用。

（3）囊中减压术。对表浅而较大的囊肿，尤其是伴有顽固性疼痛，进展性高血压或进行性肾功能不全者，可在B超引导下行囊肿穿刺减压术。

（4）慢性肾衰竭。按“慢性肾衰竭”施治。

2. 中医治疗

（1）中成药选用。系列药物对肾囊肿有一定的疗效，可以缓解症状，亦可使囊肿稳定或缩小（轻者）。

①肾炎康复系列药物：可选用肾炎四味片、肾炎康复片和肾炎温阳片治疗。

②肾复康系列药物：可选用肾复康胶囊和肾保康胶囊治疗，有血尿者可加服血尿康胶囊同服。

（2）汤药选用。可选用黄连解毒汤合桃红四物汤加减，每日1剂，水煎，分2次服用。

（3）针剂选用。可选用肾炎1号注射液或肾炎2号注射液交替使用。

（4）辨证论治

①气滞血阻。腹部肿块软而不坚，腰酸腹胀，胀多于痛；舌质暗、苔薄白，脉弦实有力。治则行气活血，消积通络。辅以大七气汤（三棱15克，莪术15克，青皮10克，当归10克，白术10，木香6克，槟榔10克，郁金10克，甘草6克）加减，每日1剂，水煎，分2次服用。

②气结血瘀者。腹部肿块明显增大、质硬、按之痛甚，腰肋胀痛，体倦无力，形体消瘦，面色晦滞；舌质瘀暗，脉弦细涩。治则活血化瘀，软坚散结。辅以膈下逐瘀汤（炒五灵脂6克，当归9克，川芎4.5克，桃仁9克，牡丹皮9克，赤芍6克，乌药6克，延胡索9克，香附6克，红花9克，枳壳6克，甘草3克）加减，每日1剂，水煎，分2次服用；或大黄蟅虫丸[大黄（蒸）75克，黄芩60克，甘草90克，芍药120克，干地黄300克，牛膝30克，桃仁74克，虻虫74克，蛴螬74克，水蛭74克，蟅虫37克，上药研为末，蜜制丸如小豆大]，酒饮服5丸，每日3次。

③正虚瘀结，湿浊停滞。有腹部肿块，较坚硬、疼痛加剧，精神萎靡，食欲缺乏，腹胀，或有恶心、呕吐、尿少、水肿等，面色晦暗或黧黑，舌质紫暗，苔白或浊腻，脉沉细。临床表现已到肾衰竭阶段，治则活血化瘀，扶正泄浊。辅以温脾汤（大黄12克，附子9克，干姜6克，人参6克，甘草6克）合四物汤（熟地黄9克，川芎6克，当归9克，赤芍9克）加减，每日1剂，水煎，分2次服用。

3. 生活调理

（1）避免剧烈运动和重体力劳动，腰腹部防止挤压碰撞。当肾脏肿大较明显时，腰带勿束之过紧，以防囊肿破裂。

（2）女性应经常注意外阴卫生，预防尿道感染。

（3）有高血压者需限盐。

（4）肾功能不全时需限制蛋白质摄入。

肾囊肿患者的饮食注意事项

（1）忌吃的食物：忌食过咸类食物（包括腌制类），辛辣刺激类食物（包括辣椒、酒类、虾、蟹），被污染的食物（包括腐烂变质、剩饭剩菜等），烧烤类食物等；而肾功能不全或发生尿毒症者，还应注意不吃豆类及其制品，限制动物类高蛋白食品、油腻类食品等。

（2）宜吃的食物：肾囊肿患者宜食含优质蛋白质高的食物，注意高维生素食物的补充，应低脂肪，适当糖类饮食。五谷杂粮，新鲜蔬菜和水果，牛、羊、猪的瘦肉，禽蛋类，牛奶，鱼虾等均可食用。

（3）中医食疗：西瓜皮100克，冬瓜皮30克。洗净后加水1000毫升煮沸，去渣代茶饮，每日可饮1000毫升。有清热、利尿、消肿作用。

肾结石的发病机制及临床表现

肾结石又称肾石病，是常见的和重要的肾脏病。肾结石多数位于肾盂肾盏内，肾实质结石少见。X线平片显示肾区有单个或多个圆形、卵圆形或钝三角形致密影，密度高而均匀，边缘多光滑，但也有不光滑呈桑椹状。在肾盂肾盏内的小结石可随体位而移动，较大结石的形态与所在腔道形态一致，可表现为典型的鹿角形或珊瑚形。有时结石可充满整个肾盂肾盏而类似肾盂造影的表现。侧位观，肾结石大多与脊柱相重叠。本病多见于20~40岁青壮年人，发病呈递增趋势。

1. 发病机制

（1）晶体沉淀学说：认为结石是由于尿液中晶状体浓度增加，超过尿液的溶解度，成过饱和状态，以致晶状体发生沉淀所致。

（2）基质核心学说：认为结石的形成与骨的钙化相似，是先有机质物质（一般为有机物）作为结石的核心，然后吸附晶状体物质，形成结石。

（3）晶状体、基质共积学说：认为结石是由于晶状体和基质同时沉积所致。

（4）抑制剂缺乏学说：认为正常的尿液中有抑制尿液沉淀的一种物质，当这种抑制物质缺乏时，尿液中的有机物或无机物就会发生沉淀，形成结石。

（5）中医学认为：肾结石的形成，是由于邪热煎熬尿液浓缩所致。

在临床上发现，尿液结晶成分排泄异常（如高钙尿、高草酸尿、高尿酸尿、高磷酸盐结晶），尿液酸碱度改变，尿道感染与梗阻，饮食与药物等，均可引起结石。肾结石分布以肾盂内最常见，肾盏次之，结石可以引起肾盂肾盏的损伤、感染和阻塞，肾盂肾盏可扩大，最终有纤维瘢痕形成和皮质萎缩。

2. 临床表现

（1）无症状：结石小，无感染，临床上无任何症状表现出来，偶然在体检时发现。

（2）腰痛与肾绞痛：肾结石移动时可出现肾绞痛，表现为突然发作的腰部剧痛，有如刀割样，难以忍受，辗转不安，向下腹部、腹股沟、大腿内侧放射，常伴有恶心、呕吐，严重者可出现休克虚脱。亦可表现为钝痛，患者只感到腰部或上腹部不适、酸胀，且难以忍受。

（3）血尿：有不同程度的肉眼或镜下血尿，多在疼痛发作时出现，但有20%~25%患者没有血尿。

（4）并发感染：可出现畏寒、发热，以及尿频、尿急、尿痛等膀胱刺激症状。

（5）腰腹部不适：患侧脊肋角区有压痛和叩击痛，并发肾积水和肾脓肿时可在腹部触到肿大的肾脏。

肾结石的综合治疗

1. 西医治疗

（1）利尿药的应用：如噻嗪类利尿药，可增加尿量和尿镁的排泄。多用于特发性尿钙增多。

（2）调节尿液酸碱度：常用柠檬酸钠，每次3克，每日3~4次；或碳酸氢钠使尿碱化，pH值不超过7.0对防止胱氨酸和尿酸结石有利；或用氯化铵、水解酪蛋白或酸性磷酸钠等使尿酸化，有助于草酸钙、磷酸钙、磷酸铵镁等结石溶化。

（3）增加尿内葡萄糖苷酸浓度：对草酸钙结石者可用维生素B_6和氧化镁，每次0.1克，每日3次服用；对复发磷酸钙结石可口服氢氧化铝乳剂，每次20毫升，每日3次服用；阿司匹林，每次1克，每日3次服用，以增加尿内葡萄糖苷酸浓度，借以降低结石表面张力，防止结石复发或增大。

（4）降低血尿酸。对高尿酸血症和高尿酸者，可用别嘌醇治疗。每日200~300毫克，分3次服用。

（5）对症治疗。肾绞痛发作时，应给肌内注射哌替啶50毫克与异丙嗪25毫克并用；或吗啡10毫克与阿托品0.5毫克肌注；硝苯地平10毫克舌下含服，效果快速、明显；吲哚美辛25毫克，口服，有镇痛作用。有合并感染者，可给予相应的抗生素治疗。

（6）体外震波碎石：是一种安全、有效和无创伤治疗结石的方法。肾结石>5毫米以上者，应采取体外震波碎石，然后再服用排石汤排石，效果更佳。

2. 中医治疗

（1）中成药选用：肾结石<5毫米以下者，可选用砂淋丸和肾炎四味片治疗。

（2）汤药选用：中医中药在治疗肾结石方面已有优势，溶石排石的中药，包括金钱草、海金沙、车前子、瞿麦、丹参、威灵仙、夏枯草、半边莲、滑石、核桃肉、芒硝、乌梅、鸡内金等。金钱草为排石专药，其对尿石及胆石的促排作用已被临床及实验所证实。威灵仙其性好走，通十二经，民间认为可软化骨头。现代药理学证明其有直接缓解平滑肌痉挛的作用，由此推断，该药可能有溶化结石及促进排石之效。常用的方剂如下：

①排石汤1号。金钱草30克，滑石30克，冬葵子30克，石韦15克，瞿麦15克，萹蓄15克，车前子15克，海金沙15克，泽泻9克，枳壳9克，牛膝9克，甘草6克。每日1剂，加水500毫升，水煎至250毫升，分2次服用。14~21日为1个疗程。具有溶石化石，利尿排石之功效。

②排石汤2号。金钱草30克，三棱15克，莪术15克，穿山甲15克，皂角刺10克，桃仁10克，牛膝9克，赤芍9克，红花9克，乌药10克，木香9克，生薏苡仁9克。每日1剂，加水500毫升，水煎至250毫升，分2次服用。14~21日为1个疗程。具有活血化瘀，利尿排石之功效。适用于结石较重者。

（3）针剂治疗：可选用肾炎1号注射液或肾炎2号注射液交替使用。

（4）辨证施治

①下焦湿热，湿结成石。症见腰痛如绞，牵引少腹，连及外阴，小便艰

涩不畅，窘迫难忍，尿色黄赤或大量血尿，或尿中杂有细碎砂石排出，尿道刺痛；舌苔黄腻，脉弦数或滑数。本病多见于结石初起，患者体质尚好或合并感染者。治则清热利湿、通淋排石。方用八正散（瞿麦12克，萹蓄12克，关木通6克，栀子6克，车前草10克，滑石12克，熟大黄6克，甘草3克，灯心草3克）合金钱草30克，威灵仙10克；或石韦10克，槟榔10克，金钱草30克，威灵仙10克；或生地黄15克，生甘草6克，金钱草30克，威灵仙10克。每日1剂，水煎，分2次服用。

②结石已久，气滞血瘀。症见腰酸胀痛或刺痛，少腹胀满隐痛，痛处固定，小便滴沥不畅，血尿或尿夹血块；舌质紫暗或有瘀点，脉弦涩。本型多见于结石久滞难排，或合并梗阻、积水等情况。治则活血祛瘀，通淋排石。方用血府逐瘀汤（桃仁12克，红花9克，当归9克，生地黄9克，牛膝9克，川芎5克，桔梗5克，柴胡3克，赤芍6克，枳壳6克，甘草3克）合金钱草30克，石韦10克，威灵仙10克等；或沉香5克，石韦10克，滑石15克，王不留行10克，当归6克，冬葵子10克，白芍10克，甘草3克，橘皮10克，金钱草30克。疼痛严重者，可选加乳香6克，没药6克，三七5克，厚朴10克，川楝子10克等。每日1剂，水煎，分2次服用。

③结石久停，脾肾两虚。症见腰脊酸痛，足膝乏力，脘腹胀闷，食少纳呆，小便频数，排尿不畅，大便溏薄；舌淡苔白，脉沉细无力。此型多见于结石久滞难排，或过量服用通淋排石药，致机体虚弱，或合并输尿管梗阻、肾盂积水等情况。治则健脾补肾，通淋排石。方用黄芪15克，白术10克，茯苓15克，薏苡仁20克，熟地黄15克，核桃仁15克，杜仲10克，菟丝子10克，肉桂5克，牛膝10克，海金沙10克，车前子15克。每日1剂，水煎，分2次服用。腹痛明显，痛处固定者，加当归10克，川芎10克，三七5克，以活血化瘀；腰酸胀坠明显者，加党参15克，升麻10克；背寒肢冷者，加附子10克，淫羊藿10克，干姜6克；如出现血尿、肾绞痛、排尿中断，表明结石在移动，可选加金钱草30克，石韦10克，冬葵子10克，枳实10克，以助结石排出。

3. 生活调理

（1）多饮水可增加尿量，减少沉淀机会，并可促进微小的结石排出。

（2）多吃蔬菜、水果，如西瓜、冬瓜、梨、鲜藕等。忌吃过多含钙高的食物，如牛奶、奶酪、豆类、虾皮等。草酸盐结晶者，少吃含草酸高的食物，如竹笋、菠菜、西红柿、土豆、苹果、红茶等。尿酸结石者，少吃含嘌呤多的食物，如家禽肉类、动物内脏、啤酒、咖啡、巧克力等。

（3）调整尿的酸碱度，可促进结石有关成分溶解。如为草酸钙、磷酸钙、磷酸镁结石宜酸化尿液；如为尿酸结石、胱氨酸结石宜碱化尿液。

（4）加强身体活动，如跳跃、跑步等，可促进结石排出。

肾结石患者的饮食注意事项

1. 饮食

（1）多饮水、多排尿。

（2）控制钙的摄取量，避免摄入过多的钙质，但并非禁止。

（3）勿吃过多富含草酸盐的食物，包括豆类、甜菜、芹菜、巧克力、葡萄、青椒、香菜、菠菜、草莓及茶。

（4）服用镁及维生素B_6，可减少90%的复发率。

（5）吃富含维生素A的食物，可维持尿道内膜健康，也有助于避免结石复发。这类食物包括胡萝卜、花椰菜、洋香瓜、番木瓜、牛肝。

（6）减少蛋白质的摄取量，包括肉类、干酪、鱼和鸡。

（7）减少盐分的摄取；少吃各种高盐分的食物

（8）黑木耳中富含多种有机盐和微量元素，能对各种结石产生强烈的化学反应，使结石剥脱、分化、溶解，排出体外。常吃黑木耳，还能预防血栓等症的发生。

（9）核桃仁500克，冰糖100克，香油适量。用香油炸酥核桃仁后与冰糖共研为末，每次30~60克，每日3次，用白开水吞服，可连续服至结石排出，症状消失为止。本方有溶石、排石、镇痛之功效。

（10）每日取金钱草100克，泡水代茶饮用，不仅可以排石，而且还可以预防结石的发生。

2. 药物

限制维生素C的用量，特别是草酸钙结石的患者。勿服用过多维生素D。

06

自然疗法

肾病按摩疗法的作用

按摩是在中医经络脑穴学说等理论的指导下，通过在人体体表一定的部位施以各种手法，或配合某些特定的肢体活动来防治疾病的一种方法。按摩具有疏通经络气血，调整脏腑功能，增强人体抗病能力等综合效应，具有不干扰或影响人体正常的生理活动，方便实用，简单易行，不受设备等外界条件限制等特点。疾病的发生主要是因为人体脏器的功能发生紊乱，而人体又失去了平衡和调节的能力。按摩是通过各种被动性的手法刺激，引起局部和全身反应，从而调整机体功能，消除致病因素，以达到祛病养生的目的。按摩具有平衡和调节的作用。按摩可扶正祛邪、增强体质。按摩时局部皮肤往往发红，测量皮肤温度则明显增高，这是血管扩张，局部充血和血液循环改善的结果。按摩作为一种无创伤、非介入性的自然疗法，在药源性疾病日益增多、药物毒副反应难以克服的今天，其所具备的各方面优势引起了人们的高度重视，被广泛应用于临床各科疾病。按摩疗法包括患者自我按摩和他人被动按摩，后者又可分为家庭按摩与医生按摩。按摩在肾病之水肿、腰痛等症的治疗及整体康复方面具有悠久历史，其疗效平稳、安全易行，是一个不容忽视的辅助措施。

肾病患者的按摩方法

按摩疗法也是肾病的一种辅助治疗措施。以按摩部位来分，可分为头面颈部按摩、胸腹部按摩、腰背部按摩、肢体按摩、足部按摩等，长期坚持，也有一定作用。当然，肾病患者进行按摩治疗，仅是一种辅助措施，对此患者应有所认识，应该全面理解肾病的综合治疗。适用于肾病患者的常用保健按摩方法较多，患者可根据病情选择运用，对所用穴位不明者，应在医生指导下选准穴位，方可进行。自我穴位按摩的方法如下：

（1）浴面：两手搓热，手指并拢，手掌摊开，紧贴面部，以双手中指的指腹部为先导，分别从鼻翼两旁的迎香穴开始，沿鼻柱两侧缘向上推擦，经目内眦、眉头等处到达前额部，然后两手左右分开，横推至两鬓，两掌心也随之掩眼而过，由两鬓再向下，经过颞部的太阳穴及耳前、面颊等部，返回到鼻翼两旁之起点，再重新开始，按上述路线循环进行。浴面具有畅通气血、祛散风寒、明目通窍、醒脑提神及美容等功效，适用于感冒、头痛、神经衰弱等。对肾病之体虚易感冒者甚宜。

（2）擦鼻：用两手中指指腹擦鼻的两侧，由攒竹至迎香。具有通鼻开窍的功效，适用于防治肾病引起的体虚感冒。

（3）运顶：五指略为张开，按于额上，由前向后，顺手运顶摩发，宛如梳头之状。因五指分开，正好作用于分布在头顶部的五条经脉，头领两侧又是胆经的分野，故运顶具有疏通气血、散风行湿、清泄肝胆之火的功效，适用于防治肾病之高血压、失眠、头痛、神经衰弱等。

（4）抹项：两手手指相互交叉，手掌合拢，抱于脑后项枕部，掌根部分别安置于后枕骨下项后大筋（斜方肌）外两侧凹陷处的风池穴，后沿着脊柱，由上往下按抹数次。风池穴为体表的“感风之处，停风之所，治风之穴”，用力按抹，可祛头面之风，散巅顶之寒，宣肝胆之火、清耳目之热。适用于防治感冒、头痛、高血压、神经衰弱等。对肾病高血压型及体虚易感冒者均宜。

（5）推胸胁：用一手的手掌平放在同侧胸部的乳头上方，斜行向下推抹，途经前胸正中两乳头之间（膻中穴），推向对侧的胁肋部。推胸胁法有宽胸利气、止咳化痰、平喘降逆、疏肝利胆、和胃消食、散瘀除积等作用。经常练习，可产生增强呼吸功能，促进血液循环，宣散郁滞之气血等综合效应。对肾病引起的水肿、高血压、纳差等均有效。

（6）揉中脘：以一手掌大鱼际部紧贴中脘穴，另一手叠于掌背之上以助其力，两手协调作顺时针方向揉动。有健脾和胃助消化之功，适用于肾病及慢性肾功能衰竭而见胃脘痞满、胀痛、食欲不振、恶心呕吐等。

（7）摩腹：用一手手掌心掩于脐部，另一手手掌重叠其上，从脐下两横指处的气海穴开始，手掌紧贴腹壁，作以脐为中心的顺时针方向、直径由小到大、呈螺旋状的揉摩运动，一直扩展到整个腹部，如此反复数次。摩腹可健脾和胃、消食导滞、化湿散瘀、利水通淋、补气生血、温养下元。因六腑以通降下行为顺，脐下气海穴为“元气蓄藏之海”，故摩腹不仅能理气通腑，而且能激发振奋元气而起强壮作用，是较常用的自我保健法之一。适用于防治肾病所致之消化不良、腹胀、泄泻及下元虚冷、夜尿频多等。

（8）擦少腹：两手掌分别紧贴两侧胁部，由外上向内下方斜擦。具有温补脾肾的功效，适用于肾病之脾肾阳虚证。

（9）搓腰：两手掌根紧按腰部脊柱两侧，稍用力上下擦动，动作要快速有劲，配合腰部活动，以腰部发热为度。搓腰活腰有壮腰健肾作用，如同时按摩两侧胁肋部，谓之“运动水土法”。“水”指肾，“土”指脾，具有加强脾肾两脏功能的作用，适用于肾病之脾肾两虚证。

（10）揉腰眼：两手握拳，以食指掌指关节突起部（拳尖）按揉腰眼穴。具有健腰益肾作用，适用于防治肾病的腰酸、腰痛。

（11）捶骶：手握空拳，敲打骶部，两拳交替，一起一落。用劲轻重适当，灵巧而有节奏。因骶部正中一线为督脉的起始段，捶之可振奋督脉的阳气，上病下取而用于肾病之高血压，若将捶打范围扩大至两臀部，对防治腰腿痛也有较好效果。

（12）拿肩：以一手的四指指端与拇掌部相对合，用力攀拿对侧肩胛骨上的斜方肌肌腱，食指、中指指端着力于肩井穴处。然后，一捏一放，一紧一松，逐渐向肩胛、肘臂处挪移，可直拿至腕掌。拿肩法可通行气血；拿曲池穴（臂弯纹头外侧）能疏风解表、清热降压，适用于肾病之高血压或伴有风热感冒者；拿内关穴（掌侧腕上约两横指处）能和胃宽胸、养心安神，适用于肾病及尿毒症而见恶心、呕吐、胃病、纳差、心慌、胸闷等。

（13）运膏肓：两手自然下垂，转摇两侧肩关节，带动肩胛骨，以作用于背部的膏肓穴。适用于肾病体虚日久或伴有肩背酸痛者。

（14）揉膝：膝关节屈曲，将两手掌近拇指根的大鱼际肌部，分别同时紧按在膝关节髌韧带两侧的凹陷处（膝眼穴）。随后带动该处皮肉作轻柔缓和的回旋揉动。一膝揉毕，再揉另一膝。揉膝有和气血、活筋络的作用。揉完膝眼后，膝内侧手掌上行至大腿内侧距髌骨上缘二横指处的血海穴按揉，可活血通经，清血分之热，适用于治疗肾病之血瘀有热者；同时膝外侧手下行至外膝眼下四横指处的足三里穴按揉，可健脾扶正、和胃降浊，这是肾病以脾虚为主者的必选穴，也是常用的强壮穴之一。

（15）擦足：屈膝盘腿，用一手靠小指一侧的手掌部，反复摩擦对侧一足的内侧面或底部。一般从内踝的后方开始，经内踝向下，斜行至脚掌心，来回摩擦。因“湿从足入、寒从脚起”，上述按摩部位是足少阴肾经的一部分，常行擦足之法，可促进肾气流动，精气充溢。既能温肾壮阳，祛除寒湿之邪，又能引热下行、导火泄降，此即所谓“引火归原”法。适宜于肾病患者长期习用。

肾病针刺疗法的作用

针刺疗法的作用机理正在不断地得到阐明，其对于肾病的防治，历代积累了丰富的经验，并在实践中不断创新，疗效也日益得到肯定。有人报道，针刺肾病患者的肾俞穴，可使肾脏的泌尿功能增强，酚红排出量比针前也明显增多，患者尿液中的红、白细胞和蛋白也减少甚至消失，血压降低，浮肿减轻。环磷腺苷是细胞对外源性刺激反应的一个关键性中间递质，影响着细胞的分泌、通透、合成及神经传导、激素作用、免疫反应等，研究人员通过针刺肾经及膀胱经的复溜、志室两穴对健康的影响，观察尿中环磷腺苷、肌酐及尿量的变化，发现尿量、肌酐、环磷腺苷的排出量显著升高，反映了针刺志室、复溜对肾脏活动的调整作用。针刺中脘、水分、关元、肾俞、膀胱俞等穴可影响肾脏功能，增加肾血浆流量，提高肾小球滤过率。针刺关元、气海、足三里，可以加强机体免疫能力，还能调节肾病细胞免疫。

至于针刺对肾脏泌尿功能的影响，一方面可能通过神经反射机制影响肾小球的滤过率，另一方面可能通过抗利尿激素的分泌，影响肾小管的重吸收过程。总之，针刺对肾病的病理变化的影响主要是通过整体调节而实现的。此外，还可能与针刺对血小板有良性调整作用以及改善电解质的紊乱状态等有关。

肾病患者的针刺治疗方法

1. 体针

体针疗法又称为“毫针疗法”，是以毫针为针刺工具，通过在人体十四经络上的腧穴施以一定的操作方法，以调通营卫气血，调整经络、脏腑功能而治疗相关疾病的一种方法。体针疗法是我国传统针刺医术中的最主要、最常用的一种疗法，是针刺疗法的主体。

方法一：

取穴：中脘、水分、肓俞、气海、身柱、大杼、脾俞、肾俞、京门、次髎、尺泽、足三里、照海、三焦俞、大肠俞、水道、上髎、中髎、下髎、天枢、腹结、关元、阴交、中脘、三阴交、曲泉、阴陵泉等。

施术：通调三焦气机为主，可根据不同的情况，每次选3~5穴，阳证兼调肺与膀胱，毫针用泻法，一般不灸；阴证宜调补脾肾，毫针用补法，多灸。

方法二：

取穴：肾俞、脾俞、中脘、足三里。

配穴：脾肾阳虚加水分，关元；浮肿加水分，气海，三阴交；血压高加大冲。

施术：用平补平泻手法，留针30分钟，每日1次，10次为1个疗程，疗程间隔7日。

方法三：

取穴：复溜、肾俞、三阴交、中极、飞扬、关元俞。

施术：每次取3~4穴，弧度提拉刮针法，中强刺激，每日1次。

2. 耳针

耳针疗法是用针或其他方法刺激耳穴来防治疾病的一种方法，其适应证较广，奏效迅速，操作简便，副作用少。

取穴：肾、脾、膀胱、交感、神门。

治法：每次选3~4穴，施以中刺激，留针0.5~1小时，每日1次，10次为1个疗程。

3. 梅花针

梅花针又称“七星针”，是用5~7枚不锈钢针，集束固定在针柄的一端而成，它是由我国古代的“半刺”“浮刺”“毛刺”等针法发展而来，属丛针浅刺法，是以多支短针浅刺入体穴位的一种针刺方法。

方法一：

取穴：委阳、委中、京骨、肾俞、膀胱俞、三焦俞、八髎。

施术：以上穴位作常规消毒，取梅花针轻轻叩击，使穴位局部皮肤发红为度。隔日1次。

方法二：

取穴：腰阳关、肾俞、膀胱俞、脾俞、太溪、交信、三阴交、上髎、中髎、下髎、次髎、第7~21椎夹脊穴。

施术：用重强刺法，以微出血为度，每日1次。

肾病艾灸疗法的作用

艾灸疗法是用艾绒或其他药物放置在体表的穴位部位上烧灼、温熨，借灸火的温和热力以及药物的作用，通过经络的传导，起到温通气血，扶正祛邪，达到治病和保健的目的的一种外治方法。它能治疗针刺效果较差的某些病症，或结合针法应用，更能提高疗效，是针刺疗法中的一项重要内容。施灸材料主要是艾叶制成的艾绒。其易于燃烧，气味芳香，且燃烧时热力温和，直达肌肤深部。

肾病患者的艾灸治疗方法

1. 肾炎的辨证施灸

（1）风水相搏证

取穴：外关、肺俞、合谷、大椎、水分、阴陵泉、三焦俞。

施术：按艾炷灸法常规施术，每日施灸1~2次，每次每穴。

（2）水湿浸渍证

取穴：脾俞、膀胱俞、三焦俞、气海、阴陵泉、三阴交、足三里。

施术：采用隔姜灸或隔盐灸，每日施灸1~2次，每次每穴灸3~5壮；或用艾条灸，每次灸5~10分钟。

（3）脾肾阳虚证

取穴：水分、足三里、三阴交、命门、关元、肾俞、膀胱俞、三焦俞等。

施术：可采用间接灸，如隔姜灸、隔盐灸、隔附子灸，每次每穴灸5~7壮，每日灸1次。而用艾条灸较为方便，每次每穴灸10~15分钟，每日灸2次。不宜使用化脓灸。每次可灸3~5穴。

（4）气虚血瘀证

取穴：肝俞、膈俞、气海、关元、血海、足三里。

施术：可用隔盐灸或隔附子灸，每次每穴灸5~7壮，每日灸1次；也可用艾条灸，每次每穴灸10~15分钟。

注意事项：肾阴不足和湿热内盛者不宜施灸治疗。

2. 肾病水肿的艾灸治疗

（1）取穴：水道、水分、三焦俞、膀胱俞、足三里、三阴交、气海。阳证配肺俞、合谷；阴证配脾俞、肾俞、阴陵泉。

施术：可采用隔姜灸、隔盐灸，每次每穴灸5~7壮，每日灸1次；或用艾条灸，每次每穴灸10~15分钟，每日灸2次，每次可灸3~5穴。

（2）取穴：风池、肝俞、行间、侠溪、太冲、太溪。

施术：每次选用2~4个穴位，用艾条灸，每穴灸15~20分钟，每日或隔日灸1次。

3. 肾病血尿的艾灸治疗

取穴：脾俞、肾俞、三阴交、足三里、血海、气海、关元。

施术：可采用艾条灸，每次选用2~4个穴位，每穴灸5~10分钟，每日灸1次。

4. 小便不利的艾灸治疗

取穴：阴谷、三焦俞、膀胱俞、气海、肾俞、脾俞、委阳。

施术：可用艾条温和灸，每次选用3~5个穴位，每穴灸10~15分钟，每日灸1次；或隔姜灸，每次选用3~5个穴位，每穴灸5~10壮，每日灸1~2次。

5. 泌尿系结石的艾灸治疗

取穴：膀胱俞、肾俞、志室、水道、三阴交、三焦俞。配穴：疼痛加太冲、归来，气血虚弱加气海、足三里。

施术：可用艾条悬灸，每日施灸1~2次，每穴3~5壮。

6. 施灸的注意事项

（1）防止烫伤：施灸时艾炷要放置平正，防止滚动。艾条灸应不时向上下或向左右移动，防止过于灼热，患者呼烫时即应略为抬起，并时时弹去艾灰，注意勿使火星下落，以避免烫伤皮肤或烧坏被褥。

（2）灸后处理：灸治以后，患者被灸的局部皮肤一般呈现浅红晕，不久自然消失，无须加以处理。如红晕色深或有灼痛感，应涂以油膏少许，加以保护。如局部起泡，这就叫“灸疮”，应涂消毒油膏，并以纱布包扎，防止继发感染，一般7天左右即可自愈，下次改换穴位施灸。

肾病患者刮痧疗法的作用

刮痧疗法是一种起源于民间、深受广大群众欢迎的自然疗法，是从推拿、针灸、拔罐、放血等疗法变化而来。刮痧疗法是指应用边缘光滑的硬物器具蘸上润滑液体在体表部位进行刨刮，或用手指牵拉患处，造成皮肤表面瘀血点、瘀血斑或点状出血，以刺激人体经络，改善气血流通状态，达到治疗有关疾病的目的。

肾病的刮痧治疗方法

1. 急性肾炎的辨证刮痧

（1）风水相搏证

取穴：风门、肺俞、合谷、列缺、大椎、水分、阴陵泉。

施术：患者俯卧，用刮痧板沿膀胱经刮风门、肺俞二穴，然后在督脉上刮大椎；患者仰卧，先刮小腿前内侧脾经的阴陵泉，然后刮任脉上的水分，最后刮手臂上的合谷和列缺。以上每穴刮拭20~30次，手法以泻法为主。痧退或3~6日后，再刮第二遍，至愈为度。

（2）湿毒浸淫证

取穴：曲池、大椎、足三里、三焦俞、膀胱俞、肾俞、中极、阴陵泉。

施术：患者俯卧，用刮痧板在其腰骶部沿膀胱经刮肾俞、三焦俞、膀胱俞三穴，然后刮督脉的大椎。患者仰卧，沿任脉重点刮其中极，随后沿小肠经重点刮手背部的后溪穴，再刮小腿前侧胃经的足三里和小腿内侧脾经的阴陵泉，最后刮手太阴肺经的曲池。以上每穴刮拭20~30次，手法以泻法为主。痧退或3~6日后，再刮第二遍，至愈为度。

（3）水湿浸渍证

取穴：脾俞、肾俞、膀胱俞、三焦俞、阴陵泉、三阴交、足三里、水分、中极。

施术：患者俯卧，用刮痧板在其腰骶部沿膀胱经刮脾俞、肾俞、膀胱俞、三焦俞四穴。患者仰卧，沿任脉重点刮其中极和水分，最后刮小腿前侧胃经的足三里和小腿内侧脾经的阴陵泉和三阴交。以上每穴刮拭20~30次，手法以泻法为主，以出痧为度，但不应片面追求出痧效果。痧退或3~6日后，再刮第二遍，14日为一个疗程。

（4）气阴两虚证

取穴：脾俞、肾俞、中脘、中极、关元、气海、足三里、三阴交、血海。

施术：患者俯卧，重点用刮痧板在其腰骶部沿膀胱经刮脾俞、肾俞二穴。患者仰卧，沿任脉重点刮其中脘、气海、关元、中极，随后再刮下肢前侧脾经的血海及胃经的足三里，最后刮下肢内侧脾经的三阴交。以上每穴刮拭20~30次，以出痧为度，手法以补法为主。痧退或3~6日后，再刮第二遍，14日为一个疗程。

（5）肾阴不足证

取穴：脾俞、肝俞、肾俞、命门、志室、太溪、照海、足三里、三阴交、中极、涌泉。

施术：患者俯卧，用刮痧板在其腰骶部由上向下，先刮督脉后刮膀胱经和夹脊穴，重点刮脾俞、肝俞、肾俞、命门、志室等穴；患者仰卧，沿任脉重点刮其中极穴，再刮下肢前侧脾经的足三里，下肢内侧肾经的太溪、照海以及脾经的三阴交，最后刮足底肾经的涌泉穴。以上每穴刮拭20~30次，以出痧为度，手法以补法为主。一般3~6日后痧退，再刮第二遍，14日为一个疗程。

2. 慢性肾炎的辨证刮痧

（1）湿热内蕴证

取穴：肾俞、气海、膀胱俞、三阴交、足三里、后溪、行间、中极。

施术：患者俯卧，用刮痧板在其腰骶部沿膀胱经刮肾俞、气海、膀胱俞三穴；患者仰卧，沿任脉重点刮其中极穴，随后沿小肠经重点刮手背部的后溪穴，再刮小腿前侧胃经的足三里和小腿内侧脾经的三阴交，最后刮足背肝经的行间。以上每穴刮拭20~30次，可以出痧为度，但不应片面追求出痧效果。手法以泻法为主。痧退或3~6日后，再刮第二遍，至愈为度。

（2）气阴两虚证

取穴：脾俞、中脘、肾俞、志室、中极、水分、气海、血海、足三里、三阴交。

施术：患者俯卧，用刮痧板在其腰骶部由上向下，先刮督脉后刮膀胱经和夹脊穴，重点刮脾俞、肾俞、志室等穴；患者仰卧，沿任脉重点刮其中极、水分、中脘、气海，最后刮下肢前内侧脾经的血海、足三里和三阴交。以上每穴刮拭20~30次，以出痧为度，手法以补法为主。一般3~6日后痧退，再刮第二遍，14日为一个疗程。

（3）脾肾阳虚证

取穴：脾俞、肾俞、志室、复溜、中脘、中极、足三里、三阴交。

施术：患者俯卧，用刮痧板在其腰骶部由上向下，先刮督脉后刮膀胱经和夹脊穴，重点刮脾俞、肾俞、志室等穴；患者仰卧，沿任脉重点刮其中极和中脘，再刮下肢前侧胃经的足三里以及脾经的三阴交，最后刮足底肾经的复溜穴。以上该穴刮拭20~30次，以出痧为度，但不应片面追求出痧效果。痧退或3~6日后，再刮第二遍，14日为一个疗程。

（4）气虚血瘀证

取穴：肝俞、肾俞、气海、血海、足三里、三阴交、关元、中极、期门。

施术：患者俯卧，用刮痧板在其腰骶部由上向下，先刮督脉后刮膀胱经和夹脊穴，重点刮肝俞、肾俞等穴；患者仰卧，沿肝经重点刮期门，沿任脉重点刮其气海、关元、中极，最后刮下肢前侧脾经的血海、三阴交和下肢内侧胃经的足三里。以上每穴刮拭20~30次，以出痧为度，以平补平泻手法为主。一般3~6日后痧退，再刮第二遍，14日为一个疗程。

（5）肝肾阴虚证

取穴：肝俞、肾俞、志室、足三里、三阴交、太溪、复溜、水分、中极。

施术：患者俯卧，用刮痧板在其腰骶部由上向下，先刮督脉后刮膀胱经和夹脊穴，重点刮肝俞、肾俞、志室等穴；患者仰卧，沿任脉重点刮其中极和水分，再刮下肢前侧脾经的三阴交，下肢内侧肾经的太溪、复溜以及胃经的足三里。以上每穴刮拭20~30次，以出痧为度，手法以补法为主。一般3~6日后痧退，再刮第二遍，14日为一个疗程。

3. 肾病水肿的刮痧治疗

患者可根据水肿的程度，参考上文的辨证刮痧进行治疗。同时应注意，若患者出现刮痧疗法的禁忌证时，要避免刮痧。

4. 肾性高血压的刮痧治疗

取穴：风池、肩井、头后部、肩部、背部膀胱经、曲池、足三里、三阴交。

施术：用平补平泻法，先刮风池、肩井、头后部、肩部，再刮背部膀胱经，然后刮上肢曲池，最后刮下肢足三里、三阴交。以出痧为度，痧退后，再刮第二遍，至愈为度。

5. 肾病血尿的刮痧治疗

取穴：膀胱俞、中极、脾俞、胃俞、肾俞、关元、足三里。

施术：用平补平泻法，先从背部脾俞刮至膀胱俞，再刮腹部关元至中极，最后刮下肢足三里。以出痧为度，痧退后，再刮第二遍，至愈为度。

6. 小便不利的刮痧治疗

取穴：关元、命门、膀胱俞、肾俞。

施术：用补法，先刮背部肾俞至膀胱俞，再刮命门，最后刮腹部关元，以出痧为度，痧退后，再刮第二遍，至愈为度。

7. 泌尿系感染的刮痧治疗

取穴：肾俞、次髎、膀胱俞、水道、中极、三阴交。

施术：用刮痧和点揉法。先刮双侧肾俞、次髎、膀胱俞至出现痧痕为止，再点揉水道、中极各3~5分钟到有得气感为止，然后刮三阴交。每日1次。

8. 泌尿系结石的刮痧治疗

取穴：肝俞、脾俞、肾俞、膀胱俞、京门、志室、中极、三阴交。并随证配穴：下焦湿热配三焦俞、阴陵泉、大敦；气滞血瘀配气海、血海、关元、阳陵泉。

施术：用刮痧法。先刮主穴至出现痧痕为止，每日1次，再随证加刮配穴，手法力度中等，操作范围较广泛。

9. 刮痧疗法的注意事项

（1）刮痧应避开皮肤黑痣、肿块、手术瘢痕等部位。

（2）体部有孔处，如肚脐、眼、鼻、口、乳头、生殖器等处不宜刮痧。

（3）刮痧力度适中，不宜过轻或过重，同时结合患者耐受力而定。

（4）刮痧后介质不宜立即擦干净。

（5）刮痧后休息30分钟，方可活动。

（6）刮痧后3~4小时才能洗澡，禁洗冷水澡。

（7）刮痧部位可左右交替，若刮拭同一部位，应间隔3~5日，待肤色由紫红或暗红逐渐变浅淡后方可进行再次刮痧。

（8）刮痧晕厥处理方法：平卧，松开衣领、腰带，刮拭人中穴，待清醒后喝温糖水，休息半小时即可。

另外，刮痧时不必过分追求痧的出现，因为痧的出现受多方面的影响，例如患者的体质、病情、室内温度以及刮痧的部位都能影响到痧的出现。所以，对不易出痧的病证和部位，只要刮拭方法和部位正确，就有治疗效果。

肾病患者拔罐疗法的作用

拔罐疗法是以罐为工具，利用燃烧、蒸气、抽气等造成负压，使罐吸附于施术部（穴）位，产生温热刺激，使局部发生充血或瘀血现象，从而达到治疗目的的一种自然疗法。

中医经络理论将人体分为经脉、络脉、经筋、皮部等部分，拔罐法即利用皮部治疗疾病，通过刺激皮部，改善经脉、络脉、经筋的气血运行，从而起到活血化瘀、解痉止痛的作用。

罐的种类有竹罐、玻璃罐、瓷罐（陶罐）、金属罐、抽气罐、胶皮罐、电动拔罐治疗仪等。临床比较常用的是竹罐、瓷罐和玻璃罐三种。

肾病的拔罐治疗方法

1. 急性肾炎的拔罐治疗

（1）湿毒浸淫证

取穴：肺俞、三焦俞、膀胱俞、大椎、足三里、中极、阴陵泉。

施术：先令患者取俯卧位，以三棱针点刺膀胱俞、大椎穴，再选用中等口径的玻璃罐以闪火法吸拔肺俞、三焦俞、膀胱俞、大椎穴，留罐8~10分钟；再令患者取仰卧位，选取中等口径的玻璃罐以闪火罐吸拔足三里、中极、阴陵泉，留罐10~15分钟。每日1次，7日为1个疗程。

（2）水湿浸渍证

取穴：肾俞、脾俞、合谷、三焦俞、足三里、三阴交。

施术：患者取坐位，选用中等口径的玻璃罐以火罐法吸拔单侧肾俞、脾俞、合谷、三焦俞、足三里、三阴交诸穴，留罐8~10分钟，第二天再以同法拔吸另一侧穴位，留罐10~15分钟。双侧交替进行，每日1次，7日为1个疗程。

（3）气阴两虚证

取穴：脾俞、膈俞、气海、关元、足三里、三阴交。

施术：患者取坐位，选用中等口径的玻璃罐以火罐法吸拔单侧脾俞、膈俞、气海、关元、足三里、三阴交诸穴，留罐5~10分钟，第二天再以同法拔吸另一侧穴位，留罐5~10分钟。双侧交替进行，每日1次，10日为1个疗程。

（4）肾阴不足证

取穴：脾俞、肾俞、内关、中极、三阴交。

施术：患者取坐位，选用中等口径的玻璃罐以火罐法吸拔单侧脾俞、肾俞、内关、中极、三阴交诸穴，留罐5~10分钟，第二天再以同法拔吸另一侧穴位，留罐5~10分钟。双侧交替进行，每日1次，10日为1个疗程。

2. 慢性肾炎的拔罐治疗

（1）湿热内蕴证

取穴：膀胱俞、三焦俞、中极、三阴交、阳陵泉。

施术：先令患者取俯卧位，选用中等口径的玻璃罐以火罐法吸拔膀胱俞、三焦俞穴，留罐约10~15分钟；再令患者取仰卧位，选取中等口径的玻璃罐以火罐法吸拔中极、三阴交、阳陵泉，留罐8~10分钟。每日1次，7日为1个疗程。

（2）气阴两虚

取穴：脾俞、膈俞、气海、关元、足三里、三阴交。

施术：可参考急性肾炎“气阴两虚证”的拔罐治疗。

（3）脾肾阳虚证

取穴：脾俞、肾俞、中极、关元、三阴交、足三里。

施术：先令患者取仰卧位，选用中等口径的玻璃罐以火罐法吸拔中极、关元穴和双侧三阴交穴，留罐5~10分钟；再令患者俯卧位，选取中等口径的玻璃罐以火罐法吸拔脾俞、肾俞，留罐5~10分钟，每日1次，10日为1个疗程。

（4）气虚血瘀证

取穴：肾俞、肝俞、膀胱俞、三焦俞、中极。

施术：先令患者取仰卧位，选用中等口径的玻璃罐以火罐法吸拔中极穴，留罐约5分钟；再令患者俯卧位，选取中等口径的玻璃罐以火罐法吸拔一侧肾俞、肝俞、膀胱俞、三焦俞，留罐5~10分钟。第二天再以同法拔吸另一侧穴位。双侧交替进行，每日1次，10日为1个疗程。

（5）肝肾阴虚证

取穴：肝俞、肾俞、胆俞、内关、足三里、三阴交。

施术：先令患者取俯卧位，选用中等口径的玻璃罐以火罐法吸拔一侧肝俞、肾俞、胆俞穴，留罐8~10分钟；再令患者仰卧位，选取中等口径的玻璃罐以火罐法吸拔另一侧内关、足三里、三阴交诸穴，留罐10~15分钟。两侧交替进行，每日1次，10日为1个疗程。

3. 肾病水肿的拔罐治疗

取穴：肺俞、三焦俞、水分、脾俞、三阴交。

施术：取口径合适的罐，用火罐法吸拔上穴，留罐10~15分钟，每日1次，10日为1个疗程。

4. 肾病血尿的拔罐治疗

取穴：三焦俞、膀胱俞、中极、血海、三阴交、气海、关元。

施术：取口径合适的罐，用火罐法吸拔上穴，留罐10~15分钟，每日1次，10日为1个疗程。

5. 小便不利的拔罐治疗

取穴：中极、曲骨、膀胱俞、关元、肾俞。

施术：取上穴，应用闪罐法，将罐子拔上后立即取下，如此反复吸拔多次，至皮肤潮红为度。隔日1次，7次为1个疗程。

6. 肾结石的拔罐治疗

取穴：肾俞、次髎、肾区压痛点、阳陵泉、三阴交。

施术：采用留针拔罐法。嘱患者屈膝侧卧，患侧朝上，针刺患侧肾俞、次髎、肾区压痛点，健侧阳陵泉、三阴交，用泻法，留针30~40分钟，不拔罐；肾俞、次髎，肾区压痛点针刺，捻针2次后，留针拔罐10~15分钟。

7. 拔罐的注意事项

（1）应选择适当的体位，拔罐过程中不能移动体位，以免火罐脱落打碎。

（2）应用闪光法拔罐时，应避免酒精滴下，烫伤皮肤。

（3）应用水罐法拔罐时，应甩去罐中的热水，以免烫伤患者的皮肤。

（4）应用刺络拔罐时，出血量以每次总量不超过10毫升为宜。

（5）应用针罐时，须避免将针撞压入深处，造成损伤，尤其在胸背部要慎用。

（6）坐罐时，注意掌握时间的长短，以免起泡。

（7）起罐时，以指腹按压罐旁皮肤，待空气进入罐中，即可取下。切忌用力硬拔。

（8）皮肤有过敏、溃疡及大血管部位不宜拔罐。孕妇腹部腰骶部须慎用。

肾病患者贴敷疗法的作用

贴敷疗法是将鲜药捣烂，或将干药研成细末后以水、酒、醋、蜜、植物油、鸡蛋清、葱汁、姜汁、蒜汁、菜汁、凡士林等调匀，直接涂敷于患处或穴位。由于经络有“内属脏腑、外络肢节、沟通表里、贯串上下”的作用，不但可以治疗局部病变，并且也能达到治疗全身性疾病的目的。使用时可根据“上病下取、下病上取、中病旁取”的原则，按照经络循行走向选择穴位，然后敷药，可以收到较好的疗效。

从现代透皮制剂给药方式看，贴敷外治法有下列优点：

（1）不经消化系统破坏和肝脏的分解。

（2）提供较长而稳定的药物作用时间。

（3）药物可随时停止进入体内。

（4）由于皮肤局部吸收，可使血药浓度稳定。

（5）配合选穴给药，其作用是一般贴剂所难以达到的。

和其他中医疗法相比，贴敷疗法还有高效、价廉、方便、简捷的优点。

但仍需加强研究的是：①基础研究，应注重穴位贴敷药物的体外经皮（穴位）渗透性研究，如穴位和其他部位吸收药物的差异性。②药物及剂型研究，应筛选出疗效好、易吸收的药物和剂型。③应借鉴西医透皮吸收治疗的新技术、新方法，以提高外治法的疗效。

自20世纪80年代后，贴敷疗法以前所未有的速度，迅速渗透到内、外、妇、儿、五官、皮肤各科，不论是急性病，如出血热、尿毒症，还是难治病，如中风后遗症、肝硬化、糖尿病；不论是常见病，还是罕见病，均可用本法治疗。据统计，近十余年来，我国医学刊物所报道过的用贴敷疗法治疗的病症种类有一百多种，覆盖了针灸有效病种的大部分。穴位贴敷疗法，除有良好的治疗效果外，尚有独特的预防作用，如对慢性支气管炎、支气管哮喘、过敏性鼻炎等呼吸道病症，采取冬病夏治，夏病冬治之法，常能收到事半功倍之效。目前，已将预防对象进一步扩展至痛经、纠正胎位以预防难产等方面。

天然药物贴敷有时会引起水肿、过敏，导致皮肤破损、细菌感染，并使病情加重。因此，肾病患者如果需要采用天然药物外敷疗法，应在医生指导下治疗。

肾病患者贴敷治疗的方法

（1）方法一：取巴豆霜4克，轻粉6克，生硫黄3克，葱白适量。将3味药共研成细粉末，瓶贮密封备用。临用时取粉3~5克与葱白共捣烂如泥，制成圆形药饼，将饼贴在患者脐孔上，外以布覆盖，再用纱布固定之。3~5小时后揭去药饼，吃温粥以补之。隔日敷药1次，至病愈停药，禁忌食盐。治水肿。

（2）方法二：取大活田螺1个，生大蒜1片，鲜车前草1棵。将田螺去壳，用大蒜瓣和鲜车前草一齐捣烂成膏状备用。用时取药膏1团填敷入患者脐孔中，外加纱布覆盖，胶布固定。待小便增多，水肿消失时，即去掉药膏。如1次未痊愈，可待脐孔不痒时，再敷1~2次，直至肿消为止。治水肿。

（3）方法三：取甘遂、大戟、芫花各等量，将药共研成极细末，备用。临用时先用75%酒精消毒脐窝皮肤，趁湿取药末10克填满患者脐孔，外加纱布敷盖，胶布固定，每日换药1次，10次为1个疗程。治水肿。

（4）方法四：取甘遂100克，甘草10克，取药末适量（10~15克），加入米汤适量调和成稠糊状，将药糊涂敷患者脐孔处，外以蜡纸或纱布盖至肿消为止。治水肿。

（5）方法五：取田螺1个，甘遂5克，雄黄3克，麝香0.3克。先将3味药混合捣烂，制成小圆形饼5枚，略大而稍厚，另将麝香研为极细末，取麝香0.1克先放神阙穴内，然后用药饼盖在上面覆以纱布，胶布固定，每日换药1次，根据小便通利及水肿消失情况停药。一般2~3次见效。

（6）方法六：取商陆100克，粉末过筛，每次取药末3~5克，葱白1茎，捣融成膏，再加适量的凉开水，调如糊状，并将麝香研细备用。先取麝香0.1克，放入神阙穴内，再将调好的药糊敷在上面，盖以纱布，胶布固定。每日换药1次，一般贴药后24小时，尿量即可明显增加，3~5日见效，7日为1个疗程。

（7）方法七：取滑石研为极细末，外涂治尿毒症阴囊湿疹及皮肤溃烂瘙痒。

（8）方法八：取煅龙骨研为极细面外搽，治肾病或尿毒症湿疮痒疹及疮疡溃后不愈合。

（9）方法九：荔枝草（鲜草）60克，洗净捣烂，加少许盐，敷脐部，每日1次。可治疗急性肾炎水肿、小便不利。

（10）方法十：取葱白250克，切碎、白酒喷、炒热，装入布袋，敷脐上，再以热水袋熨其上，反复熨引。适用于肾病之水肿、小便不利者。

（11）方法十一：取葱白500克，麝香1.5克，捣烂拌匀后，分装两药袋。

先以一包置脐，热水袋熨30~60分钟，如尿仍不利，继以另一包药袋置脐用冷水袋熨之，再另换热袋热熨，直至尿利为止。适用于水肿较甚，尿少或尿闭者。

肾病患者沐浴疗法的作用及方法

沐浴不但可清洁身体，还可促进全身细胞的新陈代谢，肾病患者每天可以入浴1次。

1. 矿泉浴

有条件的肾病患者可进行矿泉水浴，以选单纯泉、碳酸泉、重碳酸钠泉、硫酸盐泉、食盐泉等地热泉水为好。

2. 砂浴

砂浴疗法是以河砂、海砂、田野砂作为介体，通过太阳光照晒，或人工加热，使砂保持一定温度，敷于患处，或全身埋入砂中以达到治疗目的的方法。砂浴疗法始载见唐代。《千金要方》中记载：“以砂敷面，上下有砂，但出鼻、口、耳，砂冷湿即易。”陈藏器的《本草拾遗》中亦记载有：“六月河中诸热砂，主风温顽痹不仁，筋骨挛缩，风掣瘫痪，血脉断绝。取干砂日暴令极热，伏坐其中，冷则更易之。”陈氏将砂浴疗法的适应证扩大至类风湿关节炎之类疾病。《本草纲目》中载录用砂浴疗法治疗关节疼痛等疾病。我国黄河下游满滩金色河土，当地居民经常赤脚在河滩上行走，因此很少患脚癣。说明砂浴疗法已愈来愈显出它的天然价值。砂浴疗法主要是利用热砂的温热作用和机械压迫作用来治疗疾病。由于热砂的温热作用，砂浴后局部气血运行加快，经络通畅，祛邪外出，因此对寒性湿性疾病尤宜，另外，热砂加强局部甚至全身汗腺分泌，常可见到局部大量出汗，这些热作用又有利于血肿的吸收，加速水肿的消散，促使新陈代谢加快，故有消炎作用。热砂压在局部或全身，产生柔和的机械压迫作用，防止淋巴液和血液渗出，促进了渗出液的吸收。

①准备：砂的选择以河砂、海砂、田野砂为好，颗粒大小宜以细为佳，并先晒干备用。砂土的加温以人体耐受为度，一般加热至46℃左右，初次砂浴者温度不宜过高，以后可慢慢升高。在家里砂浴时，也可采用铁锅加热。

②砂浴：肾病可采用腰部砂浴法，在床单上均匀铺上10厘米厚的热砂，然后将腰或腹贴卧其上，再加床单裹好以保温，每次30分钟，每日1次，砂浴后用温水冲洗，16次为1个疗程。患者如见下肢浮肿，用四肢砂浴疗法，将患肢埋入热砂中，并加盖热砂和床单以保温，治疗后用温水冲洗，每日1次，每次1小时，80次为1个疗程。病情控制后可采用60℃左右砂袋热敷双侧肾区，每日1次，每次20分钟，15次为1个疗程。

3. 药浴

药浴疗法是在中医理论指导下，选用天然草药加工制成浴液，熏蒸洗浴人体外表，以达到养生治病的目的。药浴疗法的作用机制包括了刺激作用和药效作用两个方面：一是指洗浴时浴水对体表和穴位的温热刺激或冷刺激、化学刺激和机械物理刺激等。水的温度刺激、静水压力等物理作用以及水中（水蒸气中）含有微量的无机盐的化学刺激作用，可以通过经络、腧穴将刺激信息传入内脏或至病所，发挥调节或治疗作用，从而达到治病养生的目的。二是人们在药浴后，浴液中的天然药物可以通过透皮吸收，使局部或全身的血药浓度提高，从而产生治疗作用。药浴可以使药物透过皮肤、穴位等，而直接进入经络血脉，分布全身，再发挥其药理作用。药浴方是根据不同的病症来选择相应的药物配伍，因而可以产生不同的治疗作用。

方法一：取黄芪、防风、川断、桂枝、苍术、白术各60克，浮萍100克，忍冬藤、冬瓜皮各120克，泽泻45克，水煎，加入盛温水的浴池或浴盆内，沐浴30~40分钟，药浴完毕用温清水冲洗，干毛巾擦干，穿衣后稍休息。每日或隔日1次。适用于各种慢性肾炎患者。

方法二：取麻黄、羌活、苍术、柴胡、荆芥、防风、紫苏梗、柳枝、葱白各10~15克，煎汤热浴，令汗出。沐浴法同上。适用于肾病有水肿者。

方法三：取川椒、红花、苍术、防风、羌活、独活、麻黄、桂枝、细辛、艾叶各25克煮沸后泡足，每次40分钟，使患者周身汗出。适用于慢性肾功能衰竭的患者。

方法四：取麻黄、桂枝、细辛、附子各20克，羌活、防风、当归各45克，益母草60克。先用煎煮后的药液熏蒸，再淋浴，以患者舒适为度，每日2次，1周为1个疗程。适用于慢性肾功能衰竭的患者。

07

日常预防

保护好肾脏的方法

肾脏是人体的一个重要器官，中医学早就有精辟的论述："肾为先天之本、五脏六腑之根。"现代医学认为肾脏有两大生理功能，一为排泄和调节功能；二为内分泌功能。人体的物质代谢产物大都要经过肾脏排出体外，以保持机体各脏器、各组织的正常生理功能，可见肾脏的重要性了。保护好肾脏就是保护好自己的生命，应从以下几个方面给予重视：

（1）多饮水：除一日三餐外，必须饮用一定量的水（1000~2000毫升）。多饮水可帮助人体把代谢产物排出，减少有毒物质在肾脏中的浓度，避免肾脏损伤。菜肴不宜过咸，因为血中钠离子浓度过高，就会增加肾脏负担，而且也是造成高血压的一大危险因素。

（2）注意对肾脏有损害的药物：如庆大霉素、卡那霉素及磺胺类药物、抗炎镇痛药等对肾脏是有损害的，使用时应引起警惕。卡那霉素、庆大霉素可引起第八对脑神经和肾脏的损害；抗炎镇痛药可引起肾小管损伤；磺胺类药在肾脏易结晶，形成血尿、结晶尿、尿闭等，服用时应加服碳酸氢钠，使尿呈碱性，并多喝水，增加溶解度，避免结晶形成。

（3）注意腰部保暖：可免受风寒袭击，使肾脏有良好的血液循环，保证肾脏正常功能。

（4）注意预防感冒和扁桃体炎经常发生：因为引起肾炎发生率最高的原因为咽部疾病。特别是扁桃体经常发炎、化脓、发热者应积极治疗，必要时可手术摘除。

（5）注意个人卫生：保护好外阴部的卫生，防止尿道感染，有病早治，以免逆行感染上行至肾脏时引起肾炎。

（6）注意原发病的治疗：有糖尿病、痛风、高血压病患者要积极进行治疗，以免引起继发性肾损害。

（7）注意过度劳累：过度劳累，过量烟酒，过度性生活均可引起肾损害。

（8）树立良好的健康意识：定期做个人的体格检查，早发现疾病，早日得到治疗，保护好自己的肾脏。

（9）重视肾脏病的治疗：一旦发现有肾脏病时应积极地进行治疗，控制好第一阶段。

（10）克服十大不良习惯：有人认为，在生活中的一些不良习惯可以损伤肾脏，易引起肾脏病的发生，所以应当引起人们的重视。

①不爱喝水。大部分人对喝水都没有多大兴趣，甚至不觉得它重要，这种认识是错误的。因为体内新陈代谢的废物主要是由肝脏和肾脏处理，仅占人体体重1%的肾脏却要接受全身1/4的心排血量，每分钟会有1000~2000毫升的血液经过肾脏，因此肾脏接受的废物远远多于其他的脏腑器官。

②用饮料代替白开水。大部分人不爱白开水的平淡无味，汽水、可乐等碳酸饮料或咖啡等饮品理所当然地成了白开水的最佳替代者。但这些饮料中所含的咖啡因，往往会导致血压上升，而血压过高亦是伤肾的重要原因之一。

③爱喝啤酒。如果已经患上了肾脏方面的疾病，又无限制地大量喝啤酒，会使尿酸沉积导致肾小管阻塞，造成肾衰竭。如果尿检和血检发现有肾脏病时，请不要饮用啤酒或少饮啤酒，以免加重肾损害。

④吃盐太多。盐是加重肾脏负担的重要元凶。饮食中的盐分95%是由肾脏代谢的，摄入量太多，肾脏的负担就会加重，再加上盐中的钠会导致人体水分不易排出，又进一步加重了肾脏的负担，从而可导致肾功能的损害。每天摄盐量应该控制在6克以内，而其中有3克可以直接从日常食物中获得。因此，食盐调味时应该保持在3克以内。

⑤吃肉太多。肉类、蛋类食品主要含大量的蛋白质。美国食品协会曾建议，人类每天每千克体重的蛋白质摄取量为0.8克，也就是说一个体重50千克的人，每天只能摄入40克的蛋白质，因此一天内不需要太多的肉和蛋，可减轻肾脏负担，避免肾损害。如果发现有蛋白尿及肾功能异常时，不宜食用太多的肉类、蛋类，可避免加重肾损害。

⑥不当食用蔬菜水果。多吃蔬菜、水果有益于健康，这是众所周知的。对于有慢性肾功能损害的人来说，这些平常被认为有天然降血压的食物中含有高钾成分，长期食用反而会加重肾功能的损害。如果患有慢性肾功能不全，就应当注意不要食用含钾过高的蔬菜和水果；不喝太浓的蔬果汁、火锅汤、菜汤等。饮食以清淡为宜，可减轻肾损害。

⑦食用来路不明的药食。因为食用蛇胆或草鱼胆等奇特食物而引发急性肾衰竭的情况屡见不鲜。其实很多中药里都含有马兜铃酸等成分，不仅会给肾脏带来巨大的伤害，有的甚至会给全身造成危害。鱼胆或蛇胆在使用时必须经过特殊的炮制，切勿盲目食用。

⑧滥服镇痛药。有研究表明，长期服用混合性镇痛药，人体的血流速度会被迫降低，将严重影响肾功能。此外，镇痛药引起的肾衰竭患者也比较容易发生膀胱癌。不管服用哪种镇痛药，都只适合偶尔服用。如果长期需要依赖镇痛药，就必须到医院去做彻底检查。

⑨滥服滋补药。对滋补药要有正确的认识，有些属于热性，有些属于凉性。阳虚者可服用热性的滋补药，阴虚者可服用凉性的滋补药。阳虚者温阳，阴虚者滋阴。

⑩工作压力太大。长期超负荷的脑力劳动，可导致大脑皮质功能紊乱，出现头昏脑涨、失眠多梦、神经衰弱、记忆力减退等症状，久之可使血压升高。血压升高，已经成为对现代人的身体健康的一大威胁，很大一部分人是因为生活工作压力太大造成，从而可间接地影响到肾脏的正常运作。每日的工作生活应保持劳逸结合，安排好衣、食、起、居，保持轻松愉快的心态，并经常检测血压情况，如发现血压升高，应及时给予治疗。

肾脏病的预防

（1）预防上呼吸道感染：肾脏病的发生与上呼吸道感染密切相关，常以感受风寒、风热、风湿之邪为始因。所以，要预防肾脏病的发生，关键要预防上呼吸道感染，应注意天气冷暖的变化，及时增减衣服，避免阴雨天外出，避免汗出当风、涉水冒雨、穿潮湿衣服，时刻警惕外邪的侵袭。

（2）锻炼身体，增强体质：生命在于运动，运动在于适度，体育锻炼就是为健康投资。锻炼身体的方式有多种，如散步、长跑、跳舞、登山、划船、武术、太极拳等，但锻炼要适度，才有利于增强体质，提高机体抵抗力，防止感染细菌及病毒后引起免疫反应性损害的发生。

（3）劳逸结合，起居正常：养成良好的生活习惯，对身体健康非常重要。因生活无规律、睡眠不充足、暴饮暴食、酒色过度、劳累过度，均可降低人体对外邪的抵抗力，增加患病的机会。所以，日常生活中，应劳逸结合，按时作息，以维持人体阴阳平衡与气血调畅。

（4）节制房事：肾为先天之本，生命之源。肾藏精，肾精充则元气旺、脑海充、身体健壮、大脑聪颖。反之，则元气虚、脑海空、身体虚弱、抗病力下降、大脑反应迟钝。房事过频易伤肾精而致肾亏，故房事应节制。

（5）讲究卫生，有病早治：皮肤的疮疖痒疹、上呼吸道感染、扁桃体炎反复发作等，有发生肾炎的可能，因此有病早治非常必要。保持下阴清洁，勤换衣裤，可防止泌尿系感染。保持大便通畅，定时排便，有利于代谢废物的排除。

（6）精神乐观，预防为先：先天禀赋不足的人，应警惕肾炎的发生，但不必悲观，应消除对疾病的恐惧心理，定期到专科医生那里去咨询，除加强体育锻炼外，肾阴不足者可服六味地黄丸，卫气不足者可服玉屏风散，以补肾培元，固护卫表，防止外邪袭表诱发肾脏病。

（7）纠正六种坏习惯

①暴饮暴食。见了好吃的不懂得节制，就不计后果、胡吃猛喝，这些过量的“美味”最终都会产生废物——尿酸及尿素氮等。这些废物大多经过肾脏排出，饮食无度无疑会增加肾脏的负担。另外，营养过剩还容易导致肥胖、高血压、糖尿病、痛风等，可引起慢性肾脏病。清淡饮食对保护肾脏很有好处，已患肾病的人更应避免暴饮暴食。

②经常憋尿。有些人因工作忙而长时间憋尿，一整天不喝水或很少喝水。尿液在膀胱里太久很容易繁殖细菌，细菌会经输尿管逆行到肾，可导致尿道感染和肾盂肾炎。这类感染一旦反复发作能引发慢性感染，不易治愈。患者不仅会出现腰酸背痛、尿频尿急等症状，还可能发展成为急性尿毒症。

③饮水过少。如果长时间不喝水，尿量就会减少，尿液中携带的废物和毒素的浓度就会增加。临床常见的肾结石、肾积水等都与长时间不喝水密切相关。充分喝水可稀释尿液，保护肾脏，有利于充分排出废物和毒素。

④饮料过度。软饮料和运动饮料的过度摄取会间接地损伤肾脏。人体内的酸碱度为7.2，这些饮料普遍为高度酸性，有些饮料酸碱度甚至为2.5，饮用后体内酸碱度明显下降。肾脏是调节体内酸碱度的主要器官，长期过度摄取软饮料及运动饮料会给肾脏带来负担，增加肾脏损伤的概率。

⑤酒后喝浓茶。有的人认为酒后喝浓茶能“解酒”，其实这非但无效，还会伤肾。茶叶中的茶碱可以较快地影响肾脏而发挥利尿作用，此时酒精尚未来得及再分解，便从肾脏排出，使肾脏受到大量乙醇的刺激，从而损伤肾功能。

⑥饮食太咸。饮食偏咸，尤其是某些零食盐分含量过高，如吃炸薯片、方便面、腌菜、腊肉等会让人不知不觉吸收了过量的盐分，可导致血压升高，肾脏血液不能维持正常流量，而诱发肾脏病。

（8）定期体检：定期做尿和血常规检查，可早发现各种疾病而能及早治疗。

防治伤害肾脏的疾病

（1）高血压：血压高了以后，肾脏血管就会承受更多的压力，就好像橡皮筋一样，它有一定的弹力，但如果长期高血压，橡皮筋就会被拉得过紧而失去弹性，血管就会硬化，由许许多多血管球组成的肾脏也就硬化了。

（2）高脂血症：肥胖引起的肾脏损害的形态学改变主要是肾脏脂肪含量的增加，重量增加，体积增大；组织学检查发现，肾小管、肾小球的基底膜常有明显的脂肪滴沉着，肾小球也变得肥大，从而导致局灶节段性肾小球硬化。此外，高脂血症患者全身的动脉都可以出现粥样斑块，就像在血管内膜涂上了厚厚一层奶油，肾动脉粥样硬化会造成肾脏循环不良，也可引起肾小球硬化。

（3）糖尿病：肥胖者易发糖尿病，有的患者表面上非常健壮，脸色红润，精力充沛，似为常人，往往以并发症为首诊症状，肾损害也是其最主要的并发症。早期出现微量白蛋白尿，后期大量蛋白尿甚至发生肾病综合征，最终引起肾功能不全、尿毒症。

（4）高尿酸血症：高尿酸血症是由于长期嘌呤代谢紊乱所致的疾病，约85%的患者在30岁以后开始发现肾脏病变，病情进展缓慢，10~20年后达慢性肾衰竭而威胁生命。尿酸沉积在肾脏，对肾组织造成炎症和破坏称为痛风性肾病。尿酸主要沉积在肾间质和肾小管，肾小管上皮萎缩、退变，并损害肾小管功能，病人常有夜尿增多、多尿、尿比重降低，肾功能减退。肾间质可出现水肿和炎症反应，甚至发生纤维化，临床上称之为间质性肾炎。

预防损害肾脏的药物

老年人的肾脏逐渐萎缩，功能逐渐减退，肾血流减少；儿童肾功能还未发育完全，因此药源性肾损害特别容易发生在老年和儿童患者。此外，已有肾功能障碍、过敏体质、处于脱水状态的患者，也容易发生药物性肾损害，尤其是同时应用两种或两种以上肾毒性药物的患者，发生肾损害的概率则更高。一旦发生药源性肾损害，将严重影响患者的身体健康，轻则损害肾功能，诱发肾炎；重则造成肾坏死、急性或慢性肾衰竭，严重时可能致人死亡，因此必须警惕。以下所列举的就是能引起肾损害的常用药物，应引起注意，尽量避免使用。

（1）氨基糖苷类抗生素：如庆大霉素、卡那霉素等。这类药物使用时间超过10天后，肾损害的发生率会明显上升。

（2）喹诺酮类药物：如诺氟沙星、环丙沙星、氧氟沙星等。一旦这类药物剂量偏大，便会引起血尿、间质性肾炎，严重者会导致急性肾衰竭。

（3）磺胺类药物：如复方新诺明，服药后易产生结晶而引起梗阻性肾病，出现血尿、肾绞痛，甚至急性肾衰竭，特别是脱水及老年患者更易发生。因此，在服用这类药物时应多饮水，并加服碳酸氢钠（小苏打）片碱化尿液，以减少对肾的损害。

（4）造影剂：是近年来应用比较广泛的药物，由它引起的急性肾功能损害也愈加常见。造影剂的高渗性可加重肾缺血，也可直接对肾脏产生毒性。由于造影剂是过敏原，可引起全身性变态反应而累及肾脏。

（5）利尿及抗结核药：氢氯噻嗪、呋塞米等利尿药均有潜在的肾毒性，而大剂量间歇疗法或停药后再次服用利福平，也有可能诱发急性间质性肾炎和急性肾小管坏死等肾脏病，应用时都得格外的小心。

通常来说，剂量过大、疗程过长是用药后出现肾脏损害最主要的原因。因此，在服用以上药物时，首要原则就是坚持合理用药、切忌滥用药物。同时，应尽量避免两种或两种以上肾毒性药物的联用，对高危人群要根据肾功能状态调整用药剂量和疗程。此外，患者用药时必须经常做肾功能检查，以便及时发现药源性肾病的早期表现。如果发现有腰酸无力、小便异常、四肢水肿、容易疲乏、血压增高等肾病征兆，须停药或及时调整用药剂量，以尽可能减少药源性肾病的发展与恶化。

早期肾脏病的征兆

（1）尿中泡沫：尿液中泡沫多，长久不消失，常表明尿液中排泄的蛋白质较多。

（2）尿变色：正常尿液为淡啤酒色且透明，如果尿呈浓茶色、洗肉水样、酱油色或浑浊淘米水时，应立即就诊。

（3）尿量过多或过少：正常人尿量平均为每日1500毫升左右，每日4~8次。如没有发热、大量出汗、大量饮水等，尿量出现骤减或陡然增多时，要及时到医院进行检查，看是否存在肾脏病变。排尿次数频繁而排尿量少，可能是尿道感染。

（4）夜尿：正常人在60岁内一般不应该有夜尿，如果年轻人夜尿增加，很可能是肾功能不良的早期表现。

（5）水肿：晨起出现眼睑或脸部水肿，午后多消退，劳累后加重，休息后减轻。严重水肿会出现在身体低垂部位，如双脚踝内侧、双下肢、腰骶部等。

（6）腰痛：无明确原因的腰背酸痛，应去医院检查肾脏、脊椎及腰背部肌肉等情况。

（7）糖尿病：20%~30%糖尿病患者会出现肾脏并发症，即糖尿病肾病。

当糖尿病患者出现明显蛋白尿或肾功能异常，已是糖尿病肾病较晚期，一定要及时治疗。

治疗和认识肾脏病的误区

（1）只有糖皮质激素才能治疗肾脏病：在西医，治疗肾小球肾炎多年来一直首选激素，这已成为众所周知的了。在临床工作中看到有许多肾炎患者都在用激素治疗，有的产生激素依赖，一停即复发，患者心情焦虑重重，渴望停用激素而不使肾炎复发；还有一些患者服用激素后毫无效果，但还不敢停掉激素，一直在长期服用，而出现了许多激素的不良反应，患者非常痛苦。为什么不采用中医中药治疗呢？中西医结合治疗肾炎前景广阔，“三联疗法”已是治疗肾病的根本途径。

（2）乱求医、乱投药：许多肾炎患者在多年的病程中寻医问药，可以说是只要知道哪里有治疗肾病的医院、诊所、医生，都去求治过，可就是没有见到明显的疗效。追问其原因是：对肾病诊断不明确；用药的量和疗程不足；没有找到一种有效的治疗方法；乱吃药增加肾脏负担；饮食、生活方面不注意。所以，要克服乱求医乱投药，一定要进行正规的治疗。

（3）健康意识淡薄：健康的生长、健康的生活，这是每一个人一生的理想和愿望，可现实生活中，人不可能不生病，一生不患病者世界上几乎没有。有病早治，无病预防已正在普及和开展。最关键的是人人要进行定期健康检查，通过体检可及早发现疾病，早治疗，早痊愈。有一部分肾炎患者到了尿毒症期才来医院就诊，追问其病史，一无所知，以前不知道有没有肾病，也没有到医院去检查过，最近感到全身无力，恶心呕吐，血压升高，到医院一检查，肾功能已到了尿毒症阶段。像这样的情况，发生在二十多岁的年轻人何止千百个！如能早检查、早发现、早治疗，肯定不会这么快的发展到尿毒症阶段的。希望人人要做好健康检查，也应该为自己的身体健康付出一些了。

（4）认为肾炎是治而不愈的疾病：肾小球肾炎是一种难治性疾病，难治不等于不能治。科学在发展，技术在更新，对治疗各种肾病疗效好的药物和方法应运而生，治愈肾病的希望之门正在敞开。可到目前为止，还有那么一些肾病患者认为“肾炎不好治，肾病治不好，反正就这个样儿了，过一天算一天吧，这种想法是不对的。在临床工作中，我们运用中西医结合和“三联疗法”系列药物治愈的肾病患者不计其数，有许多人康复后又重新走上了工作岗位。只要我们提高思想认识，树立战胜疾病的信心，坚持治疗，一定能够康复的。

肾脏病患者生活中应注意的事项

对于肾脏病患者而言，其病症虽有不同，但在生活中都应注意重视调养身体之道，以防止病情继续恶化和进展。

（1）忌饮酒：酒精中的杂醇油和亚硝胺可使肾脏组织变性和致癌，因此肾脏病患者应滴酒不沾，以免肝肾受损。

（2）忌吸烟：烟草含多种有害物质，能损害肝肾功能，抑制肾单位修复。

（3）忌恼怒：中医学认为，郁怒伤肝，肝气郁结，导致解毒、排毒功能转化到肾脏，从而加重肾脏的负担，影响肾脏病康复。因此，恼怒为肾脏病之大敌。

（4）忌过劳：肾为人体重要代谢器官，肾脏病患者肾功能失常，营养失调，故疲乏无力，需要多休息。

（5）忌焦虑：肾脏病（特别是尿毒症患者）久治不愈，常使人焦虑不安，可导致大脑皮质高度紧张，对肾脏病（尤其是女性患者）的康复极为不利。

（6）忌悲观：肾炎、尿毒症患者一旦对治疗失去信心，病情就越发难以控制。因此，肾脏病患者要乐观、豁达、增强信心。

（7）忌乱用补药：膳食平衡是保持身体健康的基本条件，如滋补不当，打破平衡，会影响健康，因此要慎用补药。

（8）忌生活不规律：肾脏病三分治七分养，因此充足的睡眠，合理的营养，规律的生活，对肾脏病患者至关重要。节制房事，树立保护肾精就是保护生命的意识。

（9）忌滥用激素类药物：是药三分毒。药物对肝肾多有损害，肾脏病患者一定要在专科医生指导下合理用药，并早期接受系统、正规、科学的治疗。

（10）忌乱投医：不可轻信无证游医，以免病未治好，钱未少花，耽误病情，追悔莫及。

（11）忌草率做肾脏穿刺：肾脏穿刺不是一种治病手段，如果草率的多次肾穿，反而加重了肾脏的损伤，不利于肾病的康复。

（12）忌草率选择透析：有些肾脏病（肾功能不全）患者的病情并非十分严重的情况下（肾功能不全代偿期、失代偿期），中西医结合是完全可以治疗的，如果草率地过早选择透析或换肾，没有必要。这时，应到专科医院去接受正规的治疗，可缓解病情，延缓肾衰竭终末期的到来。

肾脏病患者对激素依赖的解决方法

在临床上，见到许多肾脏病患者，如肾病综合征病人，对使用泼尼松治疗效果满意，可一直在服用小剂量（每日5~10毫克）维持病情，而多次试用全部撤掉激素时病情反复，出现反跳现象，又得从头来用激素治疗，给患者精神上造成了痛苦，这种表现就是激素依赖现象。对于这种情况，怎样来处置激素依赖就显得十分重要了，在多年的临床工作中，我们采取如下几种方法比较满意，供参考。

（1）肾复康系列药物或肾炎康复系列药物疗法：肾复康系列药物或肾炎康复系列药物服用15~20天时，不管是激素依赖型或是激素无效型患者，都可以缓慢减量至最后停用激素。2~3个疗程后也可停服系列药物，病情且无反弹，以后每年再服上1~2个疗程的肾复康系列药物或肾炎康复系列药物巩固治疗，效果非常满意。

（2）中药针剂疗法：在激素依赖型患者，可选用肾炎1号注射液，或肾炎2号注射液，或肾炎5号注射液，或肾炎6号注射液，静脉滴注，一般14~21日为1个疗程，或用更长时间。根据具体情况辨证论治。也可配服一些金匮肾气丸或六味地黄丸，滋补肝肾，可缓慢地撤停激素。

（3）细胞毒类药物疗法：对激素依赖型患者常应用盐酸氮芥进行巩固治疗，可减停激素，效果满意。每次每千克体重0.1毫克，静脉注射，每日1次，隔日应用，连用4次为1个疗程；然后1个月1个疗程，连用3个疗程；再每3个月1个疗程，直至病情稳定不复发即可达到撤停激素、巩固疗效之目的。

肾脏病预后的有关因素

（1）不同的肾脏病预后不同：急性肾炎、急性肾盂肾炎预后良好，而急进性肾炎、慢性肾炎则预后不良。

（2）肾功能的受损程度与肾脏病的预后有关：肾衰竭、尿毒症期预后极差。

（3）与病理类型有关：微小病变型经治疗预后较好；膜增生性肾炎、新月体性肾炎预后较差，易进入肾衰竭期。

（4）与临床类型有关：慢性肾炎高血压型预后不及普通型。慢性肾炎预后不良，急性肾炎预后较好。

（5）与血压有关：若肾脏病患者持续高血压或高血压严重者预后不良。

（6）与精神、饮食及治疗等情况密切相关：肾脏病患者积极治疗，加强饮食调养，注意休息，保持愉快的心情，坚定信心，加强自我保健，肾病可向好的方面转化。

女性易患的肾脏病有哪些

（1）尿道感染引发的慢性肾盂肾炎：尿道感染是女性的常见病，我国疾病普查显示，有30%以上的女性一生中均出现过尿道感染。这是因为女性尿道短而宽，距阴道和肛门较近，正常的性生活可把细菌带入尿道引起炎症。年轻的职业女性长时间过度紧张、过度疲劳，又缺乏运动，可导致免疫力下降，加之饮水过少，长时间憋尿，月经期使用护垫，都容易使细菌进入尿道，发生膀胱炎、输尿管炎或肾盂肾炎（也称上尿道感染）。新婚期女性因疲于迎来送往、性生活频繁而发生蜜月性膀胱炎，典型症状为尿频、尿急、尿痛，或有尿急又排尿不畅的感觉。在这部分人群中，大部分患者经过正规治疗后不再复发；部分体质较差、未经正规治疗的患者则易反复发作，1~2年后可能会发展为慢性肾盂肾炎。若不能完全治愈或反复发作的肾盂肾炎，10~15年后会发展成为肾衰竭。

对于年轻女性来说，千万不要忽视尿道感染这个“小病”，一旦发病，就要彻底治疗。所谓彻底，就是停用抗生素后，连续3周尿培养检查没有细菌。减少泌尿系统再次感染的方法是多饮水，每天喝1500毫升水；不要憋尿；同房后排尿1次。同时，还要适度锻炼，提高机体免疫力。注意外阴卫生，包括每天用温水清洗外阴部及勤换内裤等。

（2）狼疮性肾炎：系统性红斑狼疮多见于女性，其中90%会侵犯肾脏，即罹患狼疮性肾炎。狼疮性肾炎绝大多数发生在15~40岁的中青年女性，很少见于男性。

得了狼疮性肾炎后，会出现间断发热、关节痛、口腔溃疡、脱发等，患者面部有红斑，由于形状似蝴蝶，又称“蝶形红斑”，日晒后色泽加重。尿常规检查可发现单纯性血尿或尿蛋白，病久会出现肾功能减退。患者如果在病情不稳定时怀孕，很容易流产，加重病情。

未育者应在病情缓解1年后怀孕。生活上要注意防止感冒、腹泻，以及皮肤疖肿、扁桃体炎等感染，以免诱发或加重肾损害。尽可能少用药，包括一些补品。因为所有药物都要经过肾脏排泄，可加重负担。如果肾功能正常，每天吃60~80克蛋白质（约相当于1个鸡蛋，100克瘦肉，250毫升牛奶），以防止营养不良。得了肾脏病，需要摒弃的老观念是“吃啥补啥”。有人认为得了肾脏病就要吃“腰子”，包括羊肾、猪肾等。其实动物内脏里含有很高的嘌呤，过多摄入会诱发高尿酸血症，由此可能引起尿酸性肾病。

（3）非感染性尿频、排尿不适综合征诱发泌尿系统疾病：非感染性尿频、排尿不适综合征的人几乎都是工作紧张的知识女性，如教师、医生、护士等。病人经常出现尿频、尿急症状，感到小腹憋胀。但与泌尿系感染不同的是，该病没有尿痛症状，反复尿培养均为阴性。

这种病属于心因性疾病，发病原因与职业和工作环境、个人心理承受力有关。女性的心理敏感性比男性要高，承受各种压力的能力相对较弱，激烈的竞争和复杂的人际纠纷，很容易诱发此病。

对付心因性疾病，使用抗生素治疗无效。作为知识女性，可以通过读书、听音乐、郊游与朋友聚会等方式，学会放松自己。工作中合理分配时间，把每天要做的事一一地罗列出来，分主次去做。对待人际关系，相信“一笑泯千仇”，开心过好每一天。必要时可用尿道松弛药（山莨菪碱、盐酸黄酮哌酯等）治疗。

肾脏病患者要掌握盐的食用量

食盐是人们日常生活中不可缺少的必需物质，没有食盐不仅会感到饮食无味，而且会严重影响人体的生理功能。长期限盐可出现低钠血症，表现全身无力，精神不振等；过多食盐是导致高血压的重要因素。对于肾脏病患者来说，适当地掌握盐的摄入量显得更为重要。肾脏病患者限盐的主要指征为水肿和高血压，可分以下2种情况：

（1）无盐饮食：患者出现明显的水肿、高血压时应禁盐。就连含盐的食物（如碱发馒头、咸蛋糕、小苏打、酱油等）都在禁忌之列。无盐饮食可能会影响患者的食欲，可以用代用盐、无盐酱油或糖、醋、姜、蒜等调味品以增进食欲。禁盐的时间长短应根据具体情况而定，不能无限期的禁盐，若患者的水肿和高血压缓解或基本消失，则可改为低盐饮食。

（2）低盐饮食：适合于轻微水肿、高血压，以及水肿、高血压消退的患者。急性肾炎、慢性肾炎及肾病综合征恢复期，以及慢性肾功能不全无水肿、高血压者都可用低盐饮食。低盐饮食要求每日钠盐的摄入量在3~5克，期间不要吃咸鸭蛋、咸菜等。

肾脏病患者要掌握好用水量

水是生命之源，一切有生命的都离不开水。水肿是肾脏病患者的主要体征之一，必须严格控制水的摄入，维持体液平衡，正确掌握水的摄入量，是治疗肾脏病重要的一环。

（1）无水肿：一般无水肿的肾脏病患者不需限制入水量。

（2）中、重度水肿：应限制水的摄入，每日的入水量等于前1日的失水量（尿量、大便、呕吐量+皮肤、呼吸道散发的水分大约800毫升）及内生水500毫升。

（3）水肿伴少尿者：在限制水的摄入量的同时，也应限制钠盐的摄入量。

肾病患者的饮食注意要求

注意进食清淡易消化食物，忌违禁恣食。让患者了解正确饮食的重要性和必要性，忌食生硬冷物、暴饮暴食、过食肥甘之品。保护肾脏需要食用蛋白质和糖类，不宜吃含脂肪过高的饮食。膳食中脂肪过多，容易发生肾动脉硬化，使肾脏萎缩变性，引起动脉硬化性肾脏病。碱性食物对肾脏有利，可以防治泌尿系结石，还可以适当吃些冬瓜、白茅根、赤小豆、绿豆等，对利尿清热、保护肾脏都有益处。

肾病急性发作、水肿或高血压者应限制食盐摄入量，每日以2~4克为宜。高度水肿者应控制在每日2克以下，咸鱼、各种咸菜均应忌用，待水肿消退后钠盐量再逐步增加。除有显著水肿外饮水量不应受到限制。血浆蛋白低而无氮质血症者应进高蛋白饮食，每日70~90克，脂肪每日60~70克，碳水化合物每日300~400克。多吃含钠低的食物，如薏苡仁、大米、面粉、西葫芦、茄子、黄瓜等，同时多吃含钙丰富的食物，如小虾米、绿叶蔬菜及块根类如土豆、胡萝卜、莴苣等，避免吃含草酸多或影响钙吸收的菠菜、竹笋、芹菜、豆类，也应忌吃芥菜、辣椒、香料、胡椒、咖啡等。少吃含嘌呤类食物，以免尿酸生成多而加重肾脏损害。不主张多吃鸡蛋，每日1个即可。

认为肾病患者不能吃含蛋白质的食物的观点是错误的、片面的。即使对肾病发展到晚期——尿毒症期的患者，也应摄食高质量的低蛋白饮食。每天蛋白质摄入量应控制在0.8克/千克体重的范围内。尿毒症患者，在透析治疗期间，尤其是进行腹膜透析时，每日进食蛋白质的量应增加，约1.5克/千克体重。肾病综合征患者，尿中丢失大量蛋白质，如肾功能正常者，主张进食高蛋白质饮食，以纠正低蛋白血症，减轻水肿及改善或增强机体抵抗力。如果肾炎患者出现氮质血症或早期肾功能不全时，则应限制蛋白质的摄入量，否则，可加速肾功能的恶化。总之，不同的病情应采用不同的饮食食谱，每日进食蛋白质的多少，最好由医生决定。

肾衰竭透析患者的饮食注意事项

透析疗法是根据半透膜的“膜平衡”原理，使用一定浓度的电解质和葡萄糖组成的透析液与血液中积累的代谢产物、水及电解质进行渗透交换，从而达到治疗的目的。临床上对肾衰竭的病人多采用血液透析（又称人工肾）和腹膜透析两种方法。应用透析后的病人一般病情均可以得到改善，但要丢失一些营养素，其中氨基酸、无机盐、水溶性维生素丢失较多。曾有报道，进行12小时血透时体内氨基酸丢失相当于4.79克蛋白质，因此饮食应及时随治疗进行调配。多数病人透析后症状改善，食欲增加，血尿素氮下降，所以饮食供给应注意以下特点：

（1）蛋白质：凡定期血液透析的病人，每日膳食中至少要摄入50克（每千克体重0.75~1克）蛋白质，若每周进行30小时血液透析，膳食中蛋白质一般每日每千克体重供给1~1.2克，以维持氮平衡。腹透病人可达每千克体重1.2~1.5克，其中优质蛋白质要占50%~70%。可选择牛奶、鸡蛋、鱼肉等动物蛋白。

（2）少油低胆固醇饮食：透析者常有高血脂，为防止加重动脉硬化应控制饮食中脂肪胆固醇。

（3）钾、钠、钙、磷：应根据血的化验结果和尿量随时进行调节。钠一般每日限在1.5~2克，属低盐饮食，少尿时要严格控制。钾要看血钾和尿量，一般要少于每日1300毫克，血磷要维持在4.5~5.0毫克/分升水平，如血磷高也要控制含磷高的谷类、豆类食品等，并同时注意钙的补充，防止血钙下降。

（4）水溶性维生素：除通过饮食多摄入外，可口服药物补充，如维生素B_2、叶酸、维生素B_6、维生素C等。

（5）液体量：根据尿量和透析次数维持出入平衡，每日不得少1000毫升。

急性肾炎的饮食原则及注意事项

在急性肾炎的防治中，中西医药学界均有这样的共识，就是首先在于减轻肾脏负担，保护正常肾单位功能，修复病变肾细胞，纠正机体水电解质代谢紊乱，消除或减轻患者的临床症状，使其逐渐或尽可能快地康复，并提高生存质量。由于急性肾小球肾炎分型多，且临床表现交叉复杂，因而急性肾炎的饮食原则主要应根据患者的蛋白尿的程度及肾功能状况来确定，此外也要根据患者血尿的实际状况、浮肿的程度、高血压及全身症状等情况综合考虑。现就急性肾炎的饮食原则、急性肾炎患者饮食注意事项概述如下。

1. 急性肾炎的饮食原则

（1）轻型病例。在膳食中宜适当限制蛋白质和食盐的摄入量。以正常成年人计，每日蛋白质限制在0.8克/千克体重，即每日40~50克。食盐（即氯化钠）的限量则根据浮肿及高血压程度来定，一般食盐量每日应控制在4克以下。

（2）中度和重度病例。此类病情相对较重，考虑到部分患者有不同程度氮质血症，即使程度较轻，其膳食控制也应严格要求。

蛋白质：急性肾炎初期应严格限制，每日蛋白就小于0.5克/千克体重，平均每日20~40克。

钠盐：急性肾炎患者若出现水肿（如明显的浮肿）及高血压，膳食中须采用低盐（或低钠）膳食，低盐膳食一般规定每日摄取食盐2~3克（或酱油10~15毫升）。

钾盐：当急性肾炎患者出现少尿、尿闭或血钾升高等症状时，即应限食含钾丰富的蔬菜类及水果类。全日摄入的钾盐量应小于500毫克（即0.5克）。

入液量：应视急性肾炎患者每日尿量多少来实际控制入液量。一般方法为每日收集其排尿，并计总量，即除补充前一日排尿总量外，再多摄入500~1000毫升。尿量少且伴有浮肿的患者，其每日总入液量应少于1000毫升。

总热能：急性肾炎患者发病期间需卧床休息，能量供应不宜过高，每日105~125千焦/千克体重（0.1~0.13兆焦/千克体重），全日6694~8368千焦。能量的主要来源为糖类和脂肪，大约占总热量的90%。但脂肪含量不宜过多，且应食用含多不饱和脂肪酸丰富的油脂类，即以植物油类脂肪为主。米、面等主食仍以患者的生活习惯选用，一般可不加限制。

维生素：机体必需的各种维生素均应充足，尤需注意供给富含维生素C、维生素B_1、维生素B_2、维生素B_6、维生素B_{12}、维生素K、维生素E、叶酸等成分的食物。维生素C不仅可增强机体免疫功能，保护血管系统，而且对抗过敏反应极为有利，更应供给充足，医学专家建议每日至少500毫克以上。维生素B族中有多种与造血、生血功能密切相关，也应每日足量供给。

高糖饮食：糖类（尤其葡萄糖）在体内代谢产生二氧化碳和水，不增加肾脏负担。食用时，可选择葡萄糖、蜂蜜、糖蜜、果汁、白糖等。

必需微量元素：急性肾炎患者要重视必需微量元素的供给，如微量元素铬、铁、钴、锰等多与造血、生血功能相关，供给充分可改善肾炎后贫血状况；锌、硒、铜等多与提高机体免疫功能密切相关。

2. 急性肾炎患者的饮食注意事项

关于限水量问题，原则上急性肾炎患者水肿严重而少尿者，应根据排尿量决定摄水量，即"量出为入"。严格说来，还应考虑个体的实际情况而定，如发生腹泻、呕吐以及包括正常的排便因素，都应估算在内，作为前一日的总出量应该补足，再在当日加500毫升（包括饮料、流质、半流质等在内）的摄水量。

急性肾炎发病期间的限制食盐，主要指家庭膳食餐饮中所应用的氯化钠（食盐），尤其对于水肿明显和血压升高者，一定要严格限制；这种限制在利尿消肿后可适当放宽，但忌盐、少钠的防治原则仍需遵循。即使临床症状消失后，仍宜实施低盐膳食，以成年人合计，每日摄入的食盐量为2~3克，且需持续3个月左右，有利于患者的康复，并可预防肾炎复发。用通俗的话讲，做菜的时候少放些盐，尽可能吃得淡一点、再淡一点。在此期间，凡含盐多的食品如咸菜、泡菜、咸蛋、松花蛋、腌肉、海味、咸面包、挂面、咸金橘、话梅、松子、苏打饼干、鲜肉包子、菜包子等均应避免食用。

急性肾炎患者在病情较为严重时，必须采取无盐膳食，也就是说，在烹饪食物或食品时不加食盐、酱油以及含食盐的醋、味精和各类酱制品。可用糖、番茄酱以及肾炎患者专用的食醋、芝麻酱等调味。

当出现少尿、无尿或血钾升高时，急性肾炎患者应限制含钾丰富的蔬菜及水果、如韭菜、香椿、菜花、冬笋、春笋、紫菜，榨菜、川冬菜、杏、苦瓜等，食用蔬菜及水果以每100g鲜品食部计，其含钾量应少于120毫克，含钠量应小于5毫克，以使其K指数（即钾/钠之比值）大于250。有学者认为，人体正常功能状况下的K指数为3，凡K指数在5以上的食物均能起到较为温和的降压、利尿作用。如冬瓜、丝瓜、西瓜、葡萄等蔬菜、水果符合上述要求，可用于急性肾炎少尿、无尿或血钾升高时的膳食餐饮食物和果品。

由于限制含钾较多的食物，急性肾炎患者平时可选择的蔬菜和水果就会减少，其相应地维生素摄入也明显减少，容易造成维生素缺乏的状况，因而，需及时地补充各种维生素制剂。在病情得到控制，已有明显恢复起色时，就应该逐步从饮食中补充源于自然的维生素活性成分。

适当补充碱性饮料，急性肾小球肾炎时，由于代谢失调，患者尿液pH偏酸性，因而，宜饮用鲜橘汁、柠檬水、蔬菜汁等碱性饮料，使其调节酸碱平衡，以有利于机体康复。

急性肾炎患者宜进易于消化、性质平和且无刺激性的食物。避免加重胃肠道及肾脏负担，禁吃不易消化的油炸、熏制食品，忌吃核蛋白含量高、代谢后产生嘌呤类的食物，如肝、肾等，因其可引起血尿酸升高。可进温中、消食、利水的食物，如河鱼（鲤鱼、鲫鱼）、甲鱼可温补健脾利水；禽类瘦肉可补虚温中；冬瓜、西瓜（及其西瓜翠衣）既能清热除烦，又能利尿消肿；黄芪、党参、益母草等能增强免疫功能，提高抗病能力。

值得一提的是，处于生长期少年儿童急性肾炎患者，尤须注意补充足够的热量，在一般情况下（即有食欲需求时），巧克力、糖类以及含脂类食物可以食用。食用糖类时，以原糖（如红糖、糖蜜）为优，原糖中含有较高的铬、铜、锌、铁等微量元素，这些微量元素可促进并参与造血、生血过程。医学流行病学研究资料表明，目前我国城市少年儿童肥胖及超重者已达相当大的比重，其中，还有糖尿病患者，若兼患急性肾炎以及在患病期间，就不能以食用糖类来补充热量。

慢性肾炎的饮食原则

慢性肾炎患者，在用药物治疗、避免疲劳的前提下，应注意掌握以下的饮食原则。

（1）主食应合理：由于大米、面粉、杂粮、豆类及其制品含非必需氨基酸较高，因此应配以含优质蛋白质较高，能提供必需氨基酸的肉、蛋、鱼、禽类等食品，但氮质血症患者则应控制食用。慢性肾炎患者如肾功能正常而有低蛋白血症者，应提高蛋白质的摄入量，如肾功能受损，则应给予高质量的蛋白质，成人蛋白质供给量每日每千克体重为1克。如不加分析地控制蛋白质的摄入，易造成营养不良，对肾功能的恢复不利；但是，过多地摄入蛋白质，又会加速肾小球的硬化。因此必须重视，应给予足够的热量。轻体力劳动者，能量按体力劳动标准供给；脱产休息或家庭养护的患者，按每日每千克体重可供给126~147千焦。

（2）食盐要适量：慢性肾炎患者饮食的基本要求是低盐，一般以每日3克左右的量供给比较适宜。有明显水肿、高血压时应低盐，每日1~2克；若水肿明显，每日尿量1000毫升以内应暂用无盐饮食。此外，慢性肾炎患者在日排尿量正常的情况下，可以不限制水的摄入量。对于慢性肾炎来说，食盐（即氯化钠）的摄入一般以低盐饮食为宜。有水肿及高血压者，应限制钠盐摄入，以每日1~3克为好。过分限制食盐，患者会出现四肢无力、精神不振、厌食及电解质紊乱等症状，并会使肾血流量减少；当肾功能明显减退时，过分地限盐还会加重肾功能损害。

下列相关食物均以100克食部计所含钠量值，每100克常用食物含钠量在100毫克以下的有：大白菜、菜花、苋菜、韭菜、冬瓜、丝瓜、南瓜、番茄、大葱、韭黄、豆类、牛肉、猪肉、鸡肉、橘子、苹果、梨、荸荠等。每100克常用食物含钠量在200毫克以上的有：豆腐、蘑菇、紫菜、小茴香、芝麻酱、雪里蕻、虾米、酱、油……

在忌盐过程中，患者往往买无盐（即不含氯化钠的）酱油吃，这种酱油含钾而不含钠，对肾功能正常、尿量并不少、血钾不高的患者可以用。但若患者的肾功能较差，尿量较少时最好不用，因为钾是随尿液排出的，如果尿少，钾排出少，则可能出现高血钾，严重时会危及心脏，甚至抑制心脏跳动而发生意外。

有的患者在忌盐（即忌食盐）阶段加服中药秋石，但要区分淡秋石与咸秋石。淡秋石主要含尿酸钙不含钠，可以服用；咸秋石含氯化钠，故不应选用。

民间有一种说法，“得了肾炎要忌盐一百天”，其实这是不科学的。肾炎患者的食盐摄入量应当根据病情严格控制，一旦病情好转，如血压下降、水肿消退，虽然在一段时间内仍要以清淡为主，不要吃得太咸，感到有咸的滋味为宜；但随着病情的好转，可以逐渐恢复正常饮食，不宜长期忌盐。由于食盐也是维系生命活动不可或缺的重要物质，长期过分限制食盐摄入，必然会造成低钠综合征，临床出现食欲减退、神疲无力、精神不振等症状，而且，会使体内无机盐的平衡发生紊乱，肾脏的血流量减少，肾功能损害进一步加重，特别是在使用速尿、利尿酸、甘露醇等强效利尿剂时更不应忌盐。

（3）合理补充蛋白质：慢性肾炎患者的肾功能尚可时，其膳食中的蛋白质不必严格限制，一般每日每千克体重供给1克，以60千克体重计，则应以供给60克蛋白质为宜。如果尿蛋白增多，血浆蛋白低而无氮质血症，可进高蛋白饮食，每日每千克体重代给1.2~1.5克，以60千克体重计，则应供给蛋白质72~90克。这种补充蛋白质的饮食是有治疗意义的，因为慢性肾炎患者常出现蛋白尿，所以必须从餐饮食物中加以补充。当出现氮质血症时，则蛋白质的用量必须减少，每日每千克体重只能供给0.6~0.8克，以60千克体重合计，则每日供给蛋白质为36~48克。应限食或禁食豆类食品和豆制品，提高优质蛋白如牛奶、鸡蛋等在每日摄入蛋白质总量中的比例。当大量利尿后，水肿减轻，胃口好转，为了及时补充小便中大量失去的蛋白质，应该吃高蛋白饮食。如果慢性肾炎进一步发展为尿毒症时，要严格采用低蛋白饮食，每日饮食中成人摄入蛋白质在30克以下，糖类和脂肪可不加限制，以保证热量的需要。

（4）要给予充足的维生素和重视无机盐的摄取：慢性肾炎患者宜多吃含维生素丰富的蔬菜和水果，增加B族维生素和维生素C的摄入尤其是补充维生素C，因为长期慢性肾炎的患者多伴有轻、中度贫血，补充维生素C能增加铁的吸收，所以应选择食用番茄、绿叶蔬菜、西瓜、黄瓜、柑橘、猕猴桃、新鲜大枣和天然果汁等食品。食欲差者可补充维生素C制剂。同时应多补充B族维生素和叶酸丰富的食物，如动物的内脏和绿叶蔬菜等食品，有助于纠正贫血。当慢性肾炎急性发作时，应遵照急性肾炎的饮食原则，调整饮食结构，多食新鲜蔬菜和水果，如冬瓜、西瓜、番茄、萝卜、金针菜、鲜藕、橘子、梨等。高血钾，以及尿量在1000毫升以下时应选用低钾食物，慎食或忌食含钾高的食物，要慎重选用蔬菜和水果。每100克食物食部含钾量在100毫克以下的有：蛋类、猪血、猪皮、海参、面筋、藕粉、粉皮、南瓜、菜瓜等；每100克食物食部含钾量在100毫克以上的有：肉类、动物内脏、鸡、鱼、虾米、鳝鱼、油菜、菜花、香菜、豆类、甘薯、马铃薯、花生、蘑菇、榨菜、海带、红枣、柿饼等。

（5）饮食要有节制：慢性肾炎患者的饮食除了要讲究质量外，还必须注意饮食要有节制，切实做到定时定量，不可饥饱失度。饮食要冷热适宜，最好选用微温或微凉的食品，不可太过。由于患者本身体质较弱，尤其在冬春季节，宜食用温热制品和食物，寒凉太过，易伤阳气，招致新的感染。即使在盛夏暑日，饮食物仍以稍凉即可，勿过食冰激凌类食物和饮料等，这一点同样要引起充分的关注和重视。许多现代医学研究表明，慢性肾炎是免疫性疾病，而且是一种自身免疫疾病，因此，要考虑可能引发机体过敏的食物应少食、慎食，如虾蟹等水产海鲜虽营养丰富，但吃下去容易发生过敏症状，所以，对慢性肾炎患者来说，还是以少食为好。慢性肾炎患者还应忌辛辣刺激性食物及鹅、猪头肉等。要限制高胆固醇食物和刺激性食物，由于慢性肾脏疾病患者血胆固醇较高，为了预防高胆固醇血症，如动物脑及骨髓、蟹黄、蛋黄、动物肝、肾及胆固醇含量高的海产品最好不吃或少吃。慢性肾炎患者应戒烟，酒，忌食糖类饮料，如浓茶、咖啡、可可等。

肾病综合征的饮食原则

患有肾病综合征的患者应以卧床休息为主，卧床可增加肾脏血流量，有利于利尿，并且可以减少患者与外界环境的频繁接触，避免传染感冒等其他疾病。鼓励患者根据自己的体能状况，适当做一些床上及床边活动，以预防肢体血管血栓形成，但活动量不宜过大。

肾病综合征的临床表现是水肿，蛋白尿及其低蛋白血症与血脂过高为其主要特征，因而，在饮食原则上主要集中在对水和钠盐摄入的控制，给予必须的蛋白质量以及采取低脂肪饮食等多种举措上。现简述如下：

（1）供给充足的热能：饮食中热量要足以维持肾病综合征患者的实际需要，以保证蛋白质的充分利用。热能值每日不低于每千克体重146.4千焦。考虑到患者常食欲欠佳，或胃口不好，尽量在烹饪环节上下功夫，做到品种多样化、营养合理化，而且具备色香味形，以增进患病者的食欲，促使其增强与疾病抗争的能力。

（2）控制水、钠盐的摄入：肾病综合征患者均有明显水肿，因而对水、钠盐摄入的控制尤为重要，水肿明显时应控制水和钠盐的摄入量，除进食外，水的摄入量最好限制在每天500毫升左右，食盐的摄入量控制在每天2~3克。重度水肿时，每天只能吃0.5克的钠盐或吃无盐饮食，要禁食咸鱼、咸肉、咸鸭蛋、松花蛋、酱豆腐乳和各种咸菜。膳食烹饪时如不用盐时，每天可用酱油5~10毫升（5毫升酱油中约含有1克食盐）。高度水肿时，还应禁食含碱主食及含钠量高的蔬菜，如用发酵粉或碱制作的馒头、油饼及菠菜、油菜、小白菜和白萝卜等。

（3）给予必须的蛋白质量：肾病综合征患者因尿中丢失大量蛋白，长时间的低蛋白血症，造成机体的负氮平衡，处于营养不良状态。如患者肾功能良好，可适当给予高蛋白饮食。成人按每天每千克体重供给1.5~2.0克蛋白质，以60千克体重计算，合为90~120克蛋白质，以纠正和防止血浆蛋白降低、贫血及营养不良性水肿。应多选用鸡蛋、猪（或羊、牛）瘦肉、鸡肉、鱼肉等富含优质蛋白的食物。生物学价值高的蛋白质（优质蛋白）占蛋白总量的60%~70%。有报道，近年医学研究表明，高蛋白质饮食可引起肾小球高灌注、高滤过，导致肾小球硬化及肾间质炎症及纤维化，故不主张长期摄入过高蛋白饮食。现在不少学者提倡采用大豆蛋白为主的食疗方法。对于慢性、非严重期的肾病综合征患者，应摄入较少量的高质量蛋白，成人每天每千克体重为

0.7~1.0克，以60千克体重计，合全天蛋白质总量为42~60克。但在发生肾功能损害、出现氮潴留时（化验血尿素氮及血肌酐值高于正常），则要限制蛋白质的摄入量，且应进食低蛋白饮食，成人每天每千克体重0.65克，以60千克体重计，合全天供给蛋白质量39克，即每天供给蛋白质总量控制在40克以内。

（4）采取低脂肪饮食：血脂过高（或高脂血症）是肾病综合征的重要病症之一，因而，患者应采取低脂肪饮食，每天成人（以60千克体重计）供给脂肪总量为50~70克，占总热能20%以下。动物油脂（深海鱼油除外）含胆固醇及饱和脂肪酸较高，含不饱和脂肪酸较少，肾病综合征患者不宜多食；而植物油脂（椰子油除外）恰好相反，适合肾病综合征患者食用。为减轻高脂血症的困扰，肾病综合征患者宜多食豆油、玉米胚油、芝麻油、葵花子油，饮食物中吃一些富含可溶性纤维素（如燕麦、米糠等）食物或食品，也有利于降血脂。

（5）进食含钙丰富的食物：肾病综合征患者由于肾小壁基膜通透性增加，尿中除丢失白蛋白以外，还同时丢失与蛋白结合的某些元素及激素，钙、磷缺乏，导致骨质疏松，发生低钙血症，因此，应进食奶类及奶制品、各种豆类及豆制品，以补充机体所需的钙、磷、镁，锌等矿物质成分。

（6）补充足量的维生素：肾病综合征患者应重视从食物来源中补充足量的维生素，以增强抵抗能力。

糖尿病肾病的饮食原则

对于糖尿病肾病患者说来，往往需要终生服药，除此之外饮食控制也是重要的治疗手段，糖尿病肾病饮食上总的原则为低蛋白低盐低脂低糖饮食，此外依据是否水肿及水肿的程度来决定每日水的摄入量。糖尿病肾病患者平时可多吃银耳、白果、山药、莲子、核桃等食品，多吃粗粮、蔬菜及含钙高食品。忌食辛辣炙炸、火气过重的食品，忌食含糖高的水果和食品。此外糖尿病肾病患者在吃完饭后还应注意以下几点：戒生气；戒吸烟；戒吃水果；戒放松裤带，戒立即喝茶；戒饭后百步（正确的做法是应在吃完饭休息半小时后进行）；戒马上洗澡；戒立即睡觉。

肾性高血压的饮食原则

肾性高血压一般病程较长，治疗较一般的原发性高血压要复杂。平素应注意饮食调养，可巩固疗效和减少并发症，有利于患者康复。

肾性高血压患者在饮食上应注意以下几点：①饮食上应控制精盐量，每日摄入精盐为3~5克，不用利尿剂者应严格一些。②控制食用动物脂肪，动物脂肪含饱和脂肪酸多，能加重血管硬化，植物油含不饱和脂肪酸多，能降低胆固醇，因此应食用植物油，如菜籽油等。③热量的摄入以不使体重超重为度，如肥胖者，应减少主食和脂肪摄入，以素为主，以减肥达到体重标准；如有慢性肾脏疾患、肾功能正常同时有消瘦或尿中大量丢失蛋白质的患者，应给足热卡与营养丰富的食物。④蛋白质摄入量应根据病情调整，如肾功能正常、尿中大量丢失蛋白质，应给予营养丰富的含有优质蛋白质的食物；如肾功能不全者，则应限制蛋白质摄入量，以减轻氮质血症与延缓肾衰进程，蛋白质按每日每千克体重0.5~0.8克供给。⑤摄入具有利尿、降压、降脂作用的食物。⑥戒烟，避免过度饮酒。

肾脏病久治不愈的原因

在临床工作中发现，有一部分肾脏病患者久治不愈，表现在化验指标居高不下，病情反复发作，逐渐加重等。通过对患者的咨询了解，认为久治不愈的原因如下：

（1）单纯地根据症状和化验指标对症治疗：肾脏病之所以被称为疑难病症，疑就疑在它的病因千奇百怪，不易寻找；难就难在肾脏处于代谢系统的最后环节，受上游代谢器官的影响较大。

症状和化验指标只是病情的一种表象，内因不消除，无论表象处理得多么得体，都不能从根本上解决问题。因此，在肾脏病的治疗上，寻找病因和协调肾脏的内环境非常重要。

很多医生在治疗过程中重点强调对体内毒素的排出，并且提出所谓“毒排清、病自愈”的说法。这种思路虽然有一定的道理，但这只是治标，不治本，就像治理污染一样，排清污水难道就消除污染了吗？

（2）社会、群体对肾脏病治疗关注不够：肾脏病虽然具有很大的危害性，但因其是慢性病，人们认为对生命威胁远不如艾滋病、癌症等严重。但是，肾脏病对人类健康的危害性正日益加剧，据国际肾脏病学会的统计，全球有10%的人口，约五亿人患有不同程度的肾脏病。因此，在2006年，国际肾脏病学会将每年3月份的第二个星期四定为“世界肾病日”，以此提醒社会关注肾脏病、关心肾脏病患者。

（3）医务人员及患者对肾脏病的认识太片面，认为“不可修复、无法逆转、无特殊药物治疗”等。有的医生确诊一个肾脏病患者时，无论病情的轻重，首先想到的是肾脏病不好治。

其实，一个人的肾脏只要还有50%的功能，就足以保证他的正常生活了，很多肾脏病患者的肾功能损害其实远没有达到50%的损害程度，即便是不可逆转、不可修复，如果能保证剩余的肾功能完好，照样可以使患者过上正常生活。再加上及时地进行治疗，也可使那些尚未完全坏死的肾单位得到修复。

（4）致肾毒性的药物越来越多：根据统计显示，因药物中毒和环境污染而导致的肾脏病复发和反复发作的病例呈明显上升趋势。对于广大肾脏病患者来说，在他康复的过程中，很容易接触到一些导致肾损伤的药物，这样就会使得本已病变的肾脏进一步雪上加霜。所以，在选用药物方面要慎之又慎！

（5）肾脏病患者在就医时选择疗法不当：肾脏病最容易治疗的阶段就是初期，而初期的肾脏病患者因病情较轻，选择医院不是很慎重，不去详细考察医院在肾脏病治疗上的技术实力，因此肾脏病患者在早期延误治疗的现象非常严重。早期治疗没有打下良好基础，等到了中后期病情加重时，治疗难度就非常大了。总之，只要选择疗法合适、选择医院得当，久治不愈的肾脏病会得到康复的。

影响慢性肾炎预后的因素

慢性肾炎的预后差异很大，一般说来高血压性肾炎的预后较差，因为这种疾病很复杂，但是普通型及急性发作型肾炎的预后较好，如后两型也伴有高血压和肾功能损害，则预后也较差。慢性肾炎的预后受很多因素影响，常见的因素有以下几点：

1. 病理因素

（1）病理类型。轻度系膜增生性肾炎预后良好，重症系膜增生性肾炎及膜增生性肾炎、局灶节段性肾小球硬化的预后较差；膜性肾病则预后较好，进展缓慢。

（2）慢性化指标。纤维性新月体的数量、肾小球硬化的数目、间质纤维化的程度，以及肾小管萎缩的多少与预后相关。上述指标越多，则预后越差。

（3）肾内血管疾病病变严重者预后较差。

2. 临床表现

（1）持续存在大量蛋白尿和持续出现血尿者，肾功能恶化较快者预后差。

（2）血压高而且无法控制及肾功能减退者预后差。

（3）肾小管间质损害的征象，如肾性贫血、夜尿增多、肾性失钠、范可尼综合征、肾小管酸中毒等明显者预后较差。

3. 饮食因素

高蛋白饮食可加速慢性肾炎病情的发展。

肾病对心理健康的危害

肾病因为心情郁闷，精神紧张或情绪激动，皆可直接影响到血压，从而加重肾脏负担，引起肾病病情加重。因此，患者应学会进行自我心理调理，使自己情绪放松，常常保持心情舒畅和情绪稳定。不良的情绪，会伤肝损肾。这就要求人们乐观开朗，情绪稳定，心平气和，遇事不慌、不惊、不乱，可以避免肾脏精气受损。

肾脏病患者的精神状态对疾病的治疗及预后有很大的影响。在临床工作中，以下几种情况值得注意：

（1）有的患者得了肾病，情绪波动很大，特别是患了肾病、慢性肾功能不全后，精神不振，思想负担很大，整天愁眉苦脸，不能积极配合治疗。这对治疗效果颇有影响。从中医学理论分析，当一个人的情志失调时，容易伤肝，肝的特性是喜条达而恶抑郁，若忧郁过度，则肝气郁结，疏泄不利，甚者横逆犯胃，致气机阻滞；或肝气久郁化火，损及肾阴，肝火郁于下焦，影响膀胱气化功能，使病症缠绵难愈，增加了治疗的难度。

（2）有的患者得了肾病后，毫不在乎，思想麻痹大意，没有按照医生的嘱咐按时服药，不认真复查，不注意休息，这对疾病的康复也很有影响。

（3）还有的肾病患者得病后，思想上能正确对待，情绪稳定，积极主动配合治疗，遇到病情波动，能很快求得心理平衡，使机体内环境迅速得到调整，增强了抗病能力，起到“正气存内，邪不可干”的生理作用。可见心情开朗和意志消沉两种心态，在疗效和预后方面有明显的差别。因此，肾脏病患者应该胸怀开阔，思想放松，遇到难题，充满信心，避免消极悲观，要学会调养情志，使病体早日康复。

肾病患者的消极心理类型

肾病患者临床常见的消极心理、性格异常，可以归纳为悲观型、急躁型、忧思型、抑郁型、盲目乐观型、轻信型六个方面，患者可进行有针对性的心理调整。

1. 悲观型

患者的性格内向，性情孤僻，悲观哀伤。看到疾病久治不愈，或遇到病情加重，则易悲观失望，不愿与医生合作，对治疗缺乏信心，有的甚至产生轻生的念头。临床可表现为心悸失眠、多梦易惊、呆滞无神、食欲减退、悲伤易哭等。针对性心理调理措施，当加强与医生的联系，振奋精神，树立起战胜疾病的信心。要多与疗效好的病友交谈，学习肾病自我调治的知识，使自己真正认识到系统治疗、科学调养的意义，努力减轻心理负担，走出悲观绝望的误区。

2. 急躁型

患者的性情急躁，自制力差，遇事不冷静，容易激动，治疗上缺乏耐心，常常不能很好地配合医护人员治疗。临床可表现为急躁易怒、失眠多梦、头晕头胀、胸闷胁痛、咽干口苦、血压升高。针对性心理调理措施，是加强自我修养，了解郁怒可使血压升高，增加肾脏负担，加速肾衰进程的道理。并真正认识到肾病是病因复杂、治疗不易、不断进展的疾病，治疗是一个长期艰苦的过程，应努力克服急躁情绪，坚持科学治疗。

3. 忧思型

患者平时谨小慎微，多愁善感，经不起不良情绪的刺激。一旦疗效较好，则高兴万分；一旦病情反复，则忧心忡忡。有的患者每天都在盯着化验单上尿蛋白是几个“+”号，红细胞是3~5个还是5~8个。临床特征为忧愁焦虑，愁容满面，叹息频频，失眠多梦，纳食不香。这类患者，应多参加一些有益身心的活动，与友人多谈心。多与家人一起做一些户外活动。放松心情，分散和转移疾病痛苦的注意力，并且能够理性对待化验结果。

4. 抑郁型

患者胆小多疑，遇事不愿向别人诉说，心情郁闷，不能排解。临床特征为：情绪不宁，胸脯满闷，胸胁胀痛，嗳气不舒，纳食不香。具有与悲观型、忧思型相类似的症状。患者应培养多种兴趣，扩大交际面，焦虑而情绪不宁者，可通过体育锻炼，调节心情，使情绪安定。家属则应多关心患者的健康和生活，务使患者感受到社会和家庭的温暖，敞开关闭的心扉。

5. 盲目乐观型

这种类型的患者多见年龄偏小、知识层次低的患者。他们对尿蛋白、镜下血尿等认识不足，更不知肾病如果失治，病情进展可造成肾衰尿毒症的残酷现实，对病情满不在乎，对治疗麻痹大意，不遵医嘱，用药时断时续，药量时增时减，饮食不遵禁忌，生活随意安排，这些都非常不利于肾病康复。这种类型的肾病患者要多学习，加深对肾病严重危害的认识，从肾衰尿毒症的病友身上，吸取教训，努力接受系统治疗。

6. 轻信型

这类患者习惯按广告宣传上的要求去行动，不听专科医生的话，不进行系统地治疗，却迷信谎言，渴望肾病忽然而愈。这种类型的肾病患者要加强学习，加深认识，充分了解肾病治疗的艰巨性，主动积极地配合医生，进行有规律的治疗。

对肾病患者的心理治疗方法

肾病特别是肾病等顽固性病例，由于治疗效果较差，病情常反复加重，患者难免产生一些不良情绪，对肾病康复十分不利。因此，应该进行科学的心理调理，努力克服各种有害健康的不良情绪。

中医学认为情志因素是主要致病因素之一，历来受到高度重视。事实证明，此项理论具有科学性和实用性，已发展成为独立的学科，中医认为，人的情志活动与内脏功能活动有密切关系。良好的情绪有利于人体气机调畅，各脏腑功能活动的正常进行；反之，不良的情绪可使气机升降失调，气血运行紊乱，易使脏腑机能失常，加重病情。因此，应充分重视情志护理。

首先，医护人员要加强对肾病患者的心理呵护。肾病患者因经常出入医院，接触医生较多，对各种化验检查结果和药物疗效比较熟悉，容易产生揣测心理。这些患者对周围环境特别敏感，常常根据医护人员的细微表情变化来猜测自己的病情，因此，护士在接待患者时，态度要真诚，回答问题语气要肯定。在日常护理过程中，要处处关心体贴患者，经常和患者谈心，及时了解患者的思想动态变化，并向患者介绍肾病的医护常识，以及一些治疗效果较好的病例，帮助患者正确对待疾病，使患者能够认识到肾病虽无特效药，但只要在日常生活中注意锻炼身体，避免受凉感冒，避免过度劳累，定时足量服用降压药物，保持血压稳定，同时服用一些保护肾功能的药物，有很多患者虽然没有彻底治愈，但仍能维持一定的健康水平。帮助患者树立信心，努力调动患者的积极性，使其能自觉地服从医嘱，坚持治疗。另外，护士还应做好患者家属的思想工作，使其不要冷落患者，共同为患者营造一个温暖、和谐的休养环境，使患者充分体会到家庭和社会的温暖，树立战胜疾病的信心。

其次，医护人员要加强对肾病患者的心理呵护。肾病患者长期受疾病折磨，病情时好时坏，对治疗常缺乏信心，特别是看到同病室病友病情恶化时，容易产生悲观失望和沮丧心理。同时，由于反复多次住院，住院时间长，难以胜任本职工作，或由于经济或其他原因与家人关系紧张，容易产生焦虑烦躁心理。因此，家人要对患者表示同情、热情，相互理解，尽量宽慰，不可产生厌烦情绪。肾病病程较长，且无特效疗法，中医药治疗亦需长期不间断。因此患者在物力、财力、精力等方面承受的压力很大，思想负担重，往往表现出情绪低落，不善言语，脾气暴躁，容易产生急躁情绪和孤独感。同时，患者病后对自己的疾病转归及预后非常关心，而且在整个治疗过程中心理紧张，加之部分患者的家庭责任感，更容易产生悲观失望和对家庭的内疚感。家庭成员要充分理解，树立同情心，以爱心来感化、鼓励患者，使其思想放松，情绪乐观，以增强战胜疾病的信心。同时还应学习有关知识，提高对疾病的认识。要注意与患者倾心交谈，引导他们倾诉和抒发心中的情感，从而保持良好的精神状态，避免增加患者的思想压力。在做好其他护理的同时，消除不良因素对患者的影响。

第三，培养患者的兴趣，创立良好的治疗环境。家庭成员应时常关心患者，主动了解患者的病情和需求，积极帮助患者解决困难的同时，要注意培养患者的兴趣，提高修养，如可根据患者的不同性格特征，选择养花、养鸟、书法等情调高雅而又不甚劳累的活动作为爱好，且根据患者的不同年龄和文化层次，购买音乐设备，如歌曲、古典音乐、戏曲等音带，以供患者欣赏等，从而创造良好的治疗环境，借以消除患者紧张、焦虑、悲观、抑郁的情绪，调动其主观能动性，使患者树立战胜疾病的信心。

第四，患者亦应积极配合，主动学习肾病的有关知识，可在养病的同时，选择较为适合自己的某种锻炼方法配合治疗，并从思想上认识到该病是完全可以治愈的，从而消除紧张心情，并积极与医生联系，配合医生的治疗，保证各种治疗措施顺利实施。

肾病患者的日常起居

肾病患者的卫生，当然要注意，如勤洗澡、勤换衣服等，有利于预防感染。避免穿着潮湿衣物。

生活起居宜根据病情减少活动或卧床休息，并做到护理有计划、有秩序，减少不必要的干扰。

病室宜清洁、通风、向阳，冷暖适宜。避免居住潮湿环境。

口腔护理对慢性肾衰患者尤其重要，每日可以用10%银花水或板蓝根水漱口。有口腔溃疡者应及时对症处理。昏迷者要呼吸湿润空气，有抽搐者用牙垫。皮肤要用温清水洗澡或擦浴，预防褥疮发生。夏季常以爽身粉擦涂，预防疮疖发生。

小便通畅，说明肾脏的排泄功能正常。如果发生尿道阻塞，小便不通畅，就会增加肾盂和肾实质发炎的机会，加重肾脏负担，甚至发生尿中毒。常见的小便不畅的原因有泌尿系结石、前列腺肥大、肿瘤、结核等，

肾病患者应做到不饮酒、不吸烟。因为烟酒易于化燥伤阴，耗损正气，影响疾病的康复。

尽量少长途旅行，以免过劳。

加强体育锻炼，增加机体的抵抗力。注意劳逸结合，如脑力劳动者注意户外活动，体力劳动者注意适时休息。对于肾病水肿、高血压症状突出的患者，应适当休息，甚至卧床休息；而对于肾病稳定期症状不明显者，则不必过于强调卧床休息。反而应鼓励其适当活动，加强锻炼。每天可坚持散步，以自我不感觉疲劳为度，也可进行体育锻炼，如打太极拳，做健身操，以增强体质，提高机体抵抗力，预防感冒，防止因呼吸道感染等诱因使病情加重。当然，干什么都有一个度的问题。劳累过度，常是诱发肾病病情反复的因素。所以，患者亦不可运动过度。锻炼关键应把握好“适度”两个字。气候剧变时尽量减少剧烈活动，如发现异常感觉要及时卧床休息，必要时赴医院进行检查治疗。

肾脏病患者的护理

（1）精神护理：由于肾脏病病程绵长，且易复发，患者思想负担重，因

而要进行思想开导，鼓励其树立战胜疾病的信心。

（2）及时正确地收集尿液标本：尿化验检查是方便、灵敏、准确的诊断与病情及疗效判断的指标，必须重视。

（3）记录出入量：对水肿及慢性肾衰竭患者，要准确地记录每日24小时水的出入量。水肿者应每周测体重1次，对腹水患者应增加每周测腹围1次。

（4）勤测血压：对有高血压的患者应定时测量血压。

（5）输液的护理：补液时应精确计算每小时及每分钟输入量，严格控制滴速，防止心力衰竭和肺水肿。

（6）观察病情：使用利尿药的患者，应密切注意用药后的反应，警惕电解质紊乱的发生。

（7）肌内注射宜深：为水肿患者做肌内注射时宜深刺，拔针后用棉球压迫针孔2~3分钟，以防药液溢出。

（8）个人卫生：注意口腔及皮肤的护理。

（9）做好饮食护理：根据各类肾脏病的情况，对患者进行具体的饮食指导，拟订食疗方案。

（10）重症护理：重症的肾脏病合并有严重的胸腔积液、腹水、尿毒症性心包炎及心力衰竭的患者，均会出现胸闷憋气，不能平卧的症状，应及时调整患者的体位。

肾病患者的休闲娱乐和工作

尽量少参加社交活动，患者一旦确诊为肾病，在开始阶段，应以休养为主，积极治疗，观察病情变化。如果病情好转，水肿消退，血压恢复正常或接近正常，尿蛋白、红细胞及各种管型微量，肾功能稳定，则3个月后可开始从事较为轻微的工作，但避免较强体力劳动，预防呼吸道及泌尿系感染的发生。活动量应缓慢地逐渐增加，以促进体力的恢复。凡存在血尿、大量蛋白尿、明显水肿或高血压者，或有进行性肾功能减退患者，均应卧床休息和积极治疗。肾病急性发作期应住院治疗。除日常必须的生活需自理外，以卧床休息为主，停止工作和学习，一段时间禁止看电视、电影，不参加娱乐活动，直到缓解期即浮肿消退、尿红细胞及尿蛋白（++~+++）、血尿素氮正常或略偏高，则允许每天散步10~15分钟，仍禁止一切娱乐活动。到基本缓解期可每天散步20~30分钟，做一套广播体操，每周在家中看电视1~2次。当尿蛋白（+）~（-）、红细胞（+）~（±）时则可以上学或做半天轻微工作。总的休养时间为3~6个月。肾病除大量蛋白尿外，不主张过多卧床，可做一些力所能及的轻松工作，但以不觉疲倦为度。

肾病患者的性生活与生育

对于慢性肾炎患者的性生活问题，中医历来主张节欲。性欲是人类正常的生理现象和生理要求，正常的性生活不仅能协调夫妻感情，而且对健康也是有益的。但性生活不能过度，过度则有害健康。中医认为“藏精”是肾的重要生理功能之一。先天生殖之精与后天水谷精微化生之精均内藏于肾，主持着人体的生长发育和生殖功能。中医把过度的性生活叫“房劳”，认为“房劳耗精伤肾”，就是说对于健康人，房劳不利于长寿，故应适度。从临床角度来看，许多患者亦有思想顾虑，认为患该病之后，不可过性生活，否则容易损伤“肾气”。更有部分青年患者，怕由此而引起不育或不孕，更是战战兢兢。诸多的因素，常常人为地导致阳痿或性欲淡漠，从而影响整个家庭的气氛和谐。事实上，对于慢性肾炎患者的性生活要视具体情况而定，原则上不主张禁止。适当地恢复性生活，有助于扭转患者神经系统不全和精神抑郁的情绪，尤其是慢性肾炎患者，因病程较长，适当地性生活有助于疾病的治疗。当然，因性生活消耗一定体力，慢性肾炎患者毕竟还不同于正常人，在病情未完全恢复之前，一定要以不引起疾病加重为度，不可过度，否则，得不偿失。如果临床表现比较严重，患者有大量蛋白尿、水肿、高血压，甚至肾功能也受到影响的情况下，则应当尽量节制；若临床表现轻微，病情处于稳定或恢复期，尿检和其他有关化验指标均正常，则掌握在比正常人性生活次数适度减少的情况下即可。此外，慢性肾炎患者在过性生活时应特别注意清洁卫生，以防发生感染，加重肾脏损害。

肾炎患者能不能结婚？人患病后，经适当治疗就会痊愈，所谓痊愈有两种概念：一种是临床治愈；另一种叫完全治愈。内科不少病只能临床治愈而不能完全治愈，患者要终身带病，比如器质性心脏病、糖尿病、高血压病等都要终身治疗（器质性心脏病、肾动脉狭窄如能经手术治疗痊愈者例外）。肾炎和其他很多肾脏病也是这种情况。所谓临床治愈就是指患者的症状、体征全部消失，以肾炎来讲，还包括尿常规检查尿蛋白、红细胞、白细胞、管型也全部消失，肾功能完全正常，而且要在停药后两年内没有复发的现象。肾炎患者只有在达到临床治愈后才能结婚，没有达到临床治愈前不应该结婚。因为如果是在病情刚刚稳定或尚未稳定时就结婚，容易导致旧病复燃，症状反复发作，从而使病情恶化，而且如果是女性患者，怀孕后一旦发生妊娠中毒症，会使病情更加复杂，使肾功能减退，同时也会影响到胎儿的健康。

一般认为，妊娠能使已有的慢性肾炎加重，而且容易并发妊娠高血压综合征，如果原已有较严重的慢性肾炎，则孕期往往病情恶化。慢性肾炎病情较轻者对胎儿影响不大，但病情重或病程长者，流产、早产、胎儿宫内生长迟缓、死胎及新生儿并发症等机会增加。慢性肾炎患者是否能妊娠，要根据病情决定。患者病情稳定、血压正常、肾功能正常，另外肾脏病理类型属于微小病变，早期膜性慢性肾炎或轻度系膜增殖，没有明显的小管间质病变，妊娠一般经过良好，对原病无不良影响。如患者渴望要孩子，并能理解妊娠后可能发生的问题，且能主动配合医生监护病情，可以妊娠。患有高血压的慢性肾炎患者在妊娠过程中易发生合并症，肾功能中度受损者预后较差，肾功能严重受损者病情随时可能恶化，这些患者要想正常妊娠和分娩几乎是不可能的。

慢性肾炎患者终止妊娠的指征是：①妊娠前或妊娠期尿蛋白（++），伴有浮肿，血压在20.0/13.3千帕以上者。②肾小球滤过率在50毫升/分钟以下者。③酚红排泄试验15分钟排出小于15%者。④血清尿素氮大于7.14毫摩尔/升或肌酐大于176.8微摩尔/升者。⑤狼疮活动未控制者。

慢性肾炎患者允许妊娠的指征是：①急性肾炎痊愈后1年以上无复发者。②隐匿性肾炎病情稳定，至少观察2年无复发者。③肾小球滤过率在70毫升/分钟以上者。④肾功能检查均在正常范围内者。⑤狼疮性肾炎临床与病理均无活动病变达1年以上，强的松维持量在每日10~15毫克及以下者。

也有人认为：慢性肾小球肾炎患者允许妊娠的条件应为：①血压正常。②肾功能正常。③病情稳定。④肾活检病理类型属于微小病变、早期膜性慢性肾炎或轻度系膜增生性肾炎，没有明显的小管间质病变和血管病变。患者具备以上各条件的条目越多，妊娠后母亲和胎儿的安全性、成功妊娠的可能性也就越大。

应该强调的是，即使上述条件都具备，妊娠后慢性肾小球肾炎仍可加重。故妊娠后应每隔2周诊病1次，32周后每周1次，监护内容包括：尿常规（蛋白及沉渣镜检）、血压、肾功能和胎儿情况，如有蛋白尿的出现或增加、血压升高，都应卧床休息。单纯蛋白尿增加伴或不伴有血压升高和肾功能损害，不是终止妊娠的指征。如发现有肾功能下降，首先要注意有无可逆因素，如泌尿系感染、隐蔽的脱水和电解质紊乱（可能由于不适当的利尿）、不可逆的肾功能下降才是终止妊娠的指征。

慢性肾炎合并妊娠的自我保健措施主要有：①孕前应先专科咨询是否宜于生育。一般而言，有蛋白尿而无高血压、肾功能（肌酐、尿素氮）无显著不全的，可以妊娠；慢性肾炎已有高血压和肾功能显著不全者不宜妊娠，特别是肌酐>3毫克/100毫升或尿素氮>30毫克/100毫升者，若已妊娠宜在孕3个月内及时做人工流产术终止妊娠。②慢性肾炎患者妊娠期，应力争病情稳定、避免发生妊高征，并严密监测血压和肾功能变化。若肾功能不断恶化，应终止妊娠。对胎儿的预后，高血压的水平是关键，血压越高，胎儿死亡率越大。③慢性肾炎合并妊娠者，须注意加强营养，以高蛋白低脂肪食谱为宜；但若肾功能（尿素氮、肌酐）相当差，则应控制蛋白摄入量；若有水肿应限制钠盐和水的摄入。④慢性肾炎孕妇在妊娠后半期应住院治疗（病情严重者随时住院），以便密切观察肾功能的改变和胎儿生长发育情况，及时处理，力争能保障胎儿和母亲的安全。⑤如果孕期内发展到尿毒症或肾功能衰竭，则以挽救母亲生命为主，患者要配合医生的治疗，注意限制每天食盐和水的摄入量，食谱不要配有高蛋白、高脂肪，注意纠正贫血、预防感染以及及时终止妊娠。⑥慢性肾炎妊娠在产后要加强随访（血压、肾功能指标等），认真治疗疾病。⑦产后哺乳问题。一般可以喂哺。病情严重（如肾功能中度以上损害者，血压>21.3/14.6千帕）的母亲不宜自己哺乳。

肾病患者应适度运动

许多慢性肾病患者不了解得了肾病还能不能运动？并常常会从医生、家人或亲朋好友那里得到这样的忠告：“一定要注意休息！”“千万不要累着！”于是，肾病患者理所当然地休息起来，不敢做一点运动，其实得了肾病仍需要运动。那么肾病与运动的关系是怎样的呢？对此，医学专家认为，过分依赖休息的生活方式对于慢性肾病患者的康复弊多利少。

坚持运动可以增强机体抵抗外界致病因素的侵袭的能力，增强机体自身的生命力。没病的人通过运动能够增进健康，有病的人通过运动能够促进康复。对于肾病患者来说，积极地参加运动和锻炼，有助于肾病的康复和治疗。从病理角度来看，无论哪种肾病，都存在着程度不等的血液循环障碍，表现为血液黏稠度增大、血流缓慢、肾脏血流量减少等，这些都可能加重肾脏损伤。而适度的运动可以改善机体的血液循环，有利于病变肾脏的修复。

针对有些人担心运动锻炼会加重肾病患者的症状、体征和化验指标的情况，专家说，这种担心不是没有道理的。尤其是运动性蛋白尿患者，往往在运动后出现蛋白尿，而在卧床休息时完全正常。可是，我们不可能想象一个人为了保持尿蛋白化验结果阴性而一辈子卧床不起，正确的做法是以积极的态度进行治疗，以适度的运动锻炼配合治疗，这样才有利于病体的康复。

那么，得了肾病，采取什么样的运动方式比较合适呢？中医认为，联系人体五脏的足六经脉都起源于脚底。坚持走路锻炼无异于进行持久的足底按摩，这种方法能够激发五脏六腑的内在活力，使呼吸系统、消化系统、循环系统以及内分泌系统的功能得到加强，从而增强人体体质。当然，慢性肾病患者的走路锻炼强度要量力而行。体质差的可缓行，时间短些；体质强的可疾走，时间可长些。或漫步于公园，或疾行于林间等。持之以恒，定能获益。

生命在于运动。肾病患者适当地进行运动锻炼，对于疾病的治疗和恢复大有裨益。常常见有的患者因怕劳累过度而疏于锻炼或不会锻炼，长期卧床休息，精神压抑。这样不利于疾病的痊愈，也不利于治疗的效果。相反，应当正视疾病，做一些适宜的运动，如打太极拳、散散步等自己喜欢而又不给患病机体造成损害的运动。

肾病患者大多都被限制摄入高蛋白食物，对于饮食方面的营养补充也存在一些问题，如精神压力及本身经济条件的限制，食欲不振等因素，使得机体各方面比较虚弱，容易引起感冒、胃肠道感染等。如果进行适当的运动锻炼，不仅可以增强机体的抗病能力. 保持一种愉快的心情，而且在一定程度上增加进食量，对于营养不良，缺乏蛋白质引起的肌肉萎缩，也有一定的改善。

肾病有不同程度的心衰，对患者的危害很大，如伴发高血压、贫血那就更严重了。控制血压的一种方法是进行长期适当的运动锻炼，促使患者的体重下降，以便更好地控制血压，同时也锻炼了心脏的功能；贫血也可以通过运动得到一定的改善，运动可以起到提升血红素的作用。目前，在临床上，重组人红细胞生成素已广泛用于治疗肾性贫血。

对于进行长期透析者来说，由于活性维生素D的缺乏，会引起肾性骨病。食物补充维生素D，由于转化成活性维生素D的酶被抑制，不能被机体利用；补充活性维生素药剂，有并发高血钙症的不利因素。可以多在户外运动，进行日光浴，经光化学合成作用形成具有天然活性的维生素D，来改善肾性骨病的发病率。

皮肤瘙痒对于肾衰患者是比较常见的，特别是老年人，皮肤老化、皮脂腺、汗腺功能下降，使皮肤干燥、瘙痒更是常见。防止皮肤瘙痒一是充分透析，适当洗澡，忌食对皮肤有刺激性的食物；二是做适当的运动锻炼，运动时以皮肤稍稍出汗为宜，再加皮肤按摩，促进血液循环，对防治皮肤瘙痒有一定的积极作用。

但是，运动过度可使人疲劳，反降低人体抵抗力，诱发感冒发生，或加重肾病病情。因此，对于肾病患者来说，掌握好运动的度非常重要。肾病患者在病情稳定期可参加一些轻松的体育锻炼，要选择适合自己的锻炼方式。时间的长短应根据自己的情况而定，一般以不觉疲劳为准。但在病变活动期，如血尿、蛋白尿明显，血沉增快，浮肿明显，血压增高，因感冒而有发烧，肾功能有损害时，应暂停锻炼，待病变消除、身体恢复后再开始锻炼。

肾病患者的散步运动方法

散步这种运动非常适合于肾病体力较弱或年龄较大的患者。散步宜缓不宜急，缓步而行，全身放松，手臂自然摆动，手脚合拍，呼吸和谐，心怡神悦。散步不拘形式，宜以个人体力而定速度快慢，时间之长短。随其自然，不宜强为。应以劳而不倦，见微汗为度。散步应选择无污染、无毒的场地，不要到阴冷偏僻之地去散步，那里可能常有腐秽不洁之物释放出有毒气体，吸入体内，会引起中毒，损害健康。选择空气清新之地散步，对人体才有好处。

散步时背要直，肩要平，精神饱满，抬头挺胸，目视前方，步履轻松，犹如闲庭信步，精神从容和缓，在不知不觉中，起到舒筋活络，行气活血，安神宁心，增强体质，延年益寿之效。散步速度一般分为缓步、快步、逍遥步三种。老年人以缓步为好，它步履缓慢，行步稳健，每分钟行60~70步，可使人稳定情绪，消除疲劳，亦有健胃助消化之功效。快步每分钟约行走120步，这种散步轻松愉快，久久行之，可振奋精神，兴奋大脑，使下肢矫健有力，适合于中老年体质较好者。散步时且走且停，时快时慢，行走一段，稍事休息，继而再走，或快走一程，再缓步一段。这种走走停停，快慢相间的逍遥步，则适合于恢复期内的患者及体弱者。

总之，散步需要循序渐进，坚持下去。一般宜选择空气清新、环境安静的场所进行步行锻炼，每日早晚各1次，每次1小时左右。冬春季节则不要在风口和高层楼房下步行，以免受感风寒，发生上呼吸道感染，诱发肾病加重。边散步边做弯腰舒展操，每次30分钟，7次为1个疗程，本法可用作辅助疗法。

肾病患者的八段锦运动方法

八段锦是我国传统的健身运动项目，起源于宋代，距今有八百多年历史。八段锦以上肢运动为主，同时有少量躯干运动和头颈运动，特点是能加强四肢力量，使胸部肌肉发达，有助于防治脊柱后凸和圆背等，很适合老年人。

八段锦的优点能加强臂力和下肢肌力，增强胸部肌肉，调理内脏，并有助于矫正两肩内收、圆背和脊柱后突等不良姿态。八段锦是一套全身运动锻炼方法，和其他运动锻炼一样，有增进血液循环，提高抗病能力，调节内脏器官功能等良好作用。八段锦用力的练法，运动量比简化太极拳稍大；不用力的练法则比简化太极拳运动量稍小，适宜于体力中等和体弱的中老年人练习，也适合于肾炎等慢性病患者练习。八段锦的每一个动作，都有一定的针对性，练习时可以根据练习者自己的情况各取所需。

练八段锦取坐位或站位两种姿势，可根据自己的体力条件来选择，但尽量采用站式为好。八段动作近似现代的徒手体操，易学、易练，但需掌握要领。八段锦也是从导引发展而来的，所以不是简单的肢体活动，也必须结合意念和呼吸活动来锻炼。八段锦的意念活动除做动作时要集中思想，排除杂念外，还要想着动作的要领。例如，左右开弓似射雕，就要似支弓一样暗暗用力，射雕时眼必须跟着所射的方向，左右转动而全神贯注。又如攒拳怒目增气力，两手握拳用力向前方或侧方打出，同时两眼要怒视两拳打出的方向。其他各节也都类似，都必须贯穿一个意字。呼吸也要求做到气沉丹田，一般伸展、用力时吸气；收回、放松时呼气。总之，配合动作，一呼一吸。八段锦共有8节动作，动作简单，易学，坚持每天练习，既可强身健体，延年益寿，又可防治慢性疾病。八段锦近似徒手体操，所以一般以完成每节动作的次数多少来调节。八段锦每天可练1~2次，一般练到出汗为度。以下为八段锦的锻炼方法：

1. 两手托天理三焦

（1）预备。直立，两足自然分开与肩同宽，双臂自然下垂，双目平视。全身放松，手指伸直。呼吸调匀，舌尖轻舔上腭，用鼻呼吸。同时足趾抓地，足心上提。

（2）两手掌心向上，两臂自左右两侧徐徐上举，至头顶上方时，两手十指交叉，翻掌，掌心向上做托举动作，头后仰，眼看手背；同时，两足跟尽量上提，并吸气，站立片刻。

（3）两手十指分开，两臂从两侧徐徐放下，两足跟也随之落地，并呼气，还原至预备姿势。

（4）如上反复多遍。

2. 左右开弓似射雕

（1）预备。双腿分开成马步，两手半握拳，平放胸前，拳眼向上，左手在内，右手在外。

（2）左手食指与拇指撑开，成八字形，目视左手食指，左手缓缓拉向左外方并伸直，吸气，头随手转至左侧；同时，右手向右平拉至右胸如拉弓状。还原成预备式，呼气。

（3）动作同（2），方向相反。

（4）如上反复多遍。

3. 调理脾胃需单举

（1）预备。自然直立，双臂在胸前平屈，十指自然并拢，两掌心向上，指尖相对。

（2）翻掌，左掌心向上托，右掌心向下按，并吸气。

（3）复原。再右臂上托，左臂下按。

（4）如上反复数遍。

4. 五劳七伤向后瞧

（1）预备。直立势同第一段，两手叉腰。

（2）慢慢向右转头，眼看后方。复原。

（3）慢慢向左转头，眼看后方。复原。

（4）如上反复数遍。

5. 摇头摆尾去心火

（1）预备。马步，双手自然放于两膝上，虎口对着身体，上体正直。

（2）头及上体前俯、深屈，随即向左侧做弧形摆动，同时臀向右摆。复原成预备姿势。

（3）头及上体前俯、深屈，随即向右侧做弧形摆动，同时臀向左摆。复原成预备姿势。

（4）如上转换数次。

6. 两手攀足健肾腰

（1）预备。两足并立，双臂平屈于上腹部，掌心向上。

（2）身体缓缓前屈，两臂垂下，膝部挺直，双手触摸脚尖，头稍抬。复原成直立状。

（3）两手放于背后，以手掌抵住腰骶部，身体缓缓后仰。复原。

（4）如上反复多遍。

7. 攒拳怒目增力气

（1）预备。马步，双手握拳放腰间，拳心向上，两目圆睁。

（2）右拳缓缓向前击出，臂伸直，拳心向下。两手用力握拳，两眼睁大，向前虎视。右拳收回，复原成预备式。

（3）左拳缓缓向前出击，动作同（2）。复原。

（4）如上重复数次。

8. 背后七颠百病消

（1）预备。直立，成立正姿势。

（2）两足跟渐离地，前脚掌支撑身体，依然保持直立姿势，头用力上顶。

（3）足跟落地，复原为立正姿势。

（4）如此反复颠7次。

肾病患者的五禽戏运动方法

五禽戏是汉代名医华佗模仿虎、鹿、熊、猿、鸟五种禽兽的动作，组编而成的一套锻炼身体的方法，经常练习可增强体质，防治疾病。华佗不但是个专长做手术的外科专家，而且是个善于应用运动来防治疾病的名医。他曾对弟子吴普说："人体欲得劳动，但不当使其极耳。动摇则谷气得消，血脉流通，百病不生，譬如户枢，终不朽也。为导引之事午熊经鸥顾，引挽腰体，动诸关节，以求难老。我有一术，名五禽之戏，一曰虎、二曰鹿、三曰熊、四曰猿、五曰鸟，亦以除疾，兼利蹄足，以当导引。体有不快，起作一禽之戏，怡而汗出，因以着粉，身体轻便而欲食。"这一段话说明了五禽戏的内容和防病治病的作用原理。

五禽戏是一套很适合老年人强身治病的保健运动。华佗认为，人体必须经常运动，使食物容易消化，血脉流畅，才能健康无病。他创编五禽戏后，不但身体力行，坚持练习，而且广为传授。因行之有效，故备受后世养生家推崇。随着时间推移，辗转传授，形成了各种流派的五禽戏，流传至今。五禽戏中的虎形可益肺气，有补肾健腰、增长体力的功效；熊形能舒肝气，有健脾胃、助消化、活关节等功效；鹿形健胃气，有疏通气血、健壮腰肾的功效；猿形固肾气，可增长臂力、健壮脾胃；鸟形调心气，有助于增强心肺功能、健壮肾腰。可见，五禽戏对五脏均有良好的作用，四季均可锻炼。高血压、冠心病、肺气肿等慢性疾病患者，练习五禽戏，可收到一定的强身健体效果。如果为了提高某一种运动素质或针对某种疾病，可选练一禽之戏，如肌肉无力可多练熊戏，动作迟钝可多练猿戏，平衡失调可多练鸟戏等。

五禽戏是从古代导引术发展而来的，所以练五禽戏也必须掌握导引术的基本要领。就是要有意念活动锻炼，配合呼吸和肢体活动。锻炼时，首先，三者要密切结合，融为一体；其次，练五禽戏必须象形取义，就是说练虎戏要像虎，而且要取虎的活动对健身有意义的方面。

（1）熊形：此势有健脾养胃、帮助消化、活动关节等功效。

①预备。两脚平行自然站立，距离与肩等宽，两臂自然下垂，做3~5次深呼吸。

②屈左膝，右肩向前下晃动，手臂亦随之下沉，左肩则稍向后外舒展，左臂稍抬高。

③屈右膝，左肩向前下晃动，手臂亦随之下沉，右肩则稍向后外舒展，右臂稍抬高。

④如此反复晃动，次数不拘。

（2）虎形：练虎戏时，手足动作与呼吸要协调一致。两手翻掌向外按出时，两脚同时向前进步，此时宜稍用力，速度稍快，以显示虎扑时的敏捷、勇猛。动作左右交替，次数不限。

①预备。两臂自然下垂，颈自然竖直，面部自然，眼向前平视，口要合闭，舌尖轻抵上腭，不要挺胸或拱背，脚跟靠拢成立正姿势，全身放松，任何部位都不可紧张，如此站立片刻，然后做动作。

②左式。两腿屈膝半蹲，重心移至右腿，左脚虚步，脚尖点地，靠在右脚踝关节旁，同时两手握拳提至腰两侧，掌心向上，眼看左前方。缓缓吸气，两拳沿胸上举，拳心向里。举至口前面时，呼气，拳外翻变掌向前推出，高于胸齐，掌心向前；同时，左脚向左前方斜跨一步，右脚随之跟进半步，两脚跟前后相对，相距约一米，身体重心坐于右腿，左脚尖点地，眼看左手食指尖。

③右式。动作与左式相同，唯左右方向相反。

（3）猿形

①预备。两臂自然下垂，颈自然竖直，面部自然，眼向前平视，口要合闭，舌尖轻抵上腭，不要挺胸或拱背，脚跟靠拢成立正姿势，全身放松，任何部位都不可紧张，如此站立片刻，然后做动作。

②两腿慢慢向下弯屈，左脚向前轻灵迈出，同时左手沿胸前至口平时，向前如取物样探出，将达终点时掌变爪形手，手腕随之自然下屈。

③右脚向前轻灵迈出，左脚随之稍跟，脚跟抬起，脚掌虚点地，同时右手沿胸前至口平时，变掌向前如取物样探出，将达终点时掌变爪形手，随之自然下屈，同时左手亦收回左肋下。

④左脚往后稍退踏实，身体后坐，右脚随之亦收退，脚尖点地，同时左

手沿胸前至口平时向前如取物样探出，将达终点时掌变爪形手，腕随之自然下屈，同时右手亦收回至右肋下。

⑤右脚向前轻轻迈出，同时右手沿胸前至口平时向前如取物样探出，将达终点时掌变爪形手，腕随之自然下屈。

⑥左脚向前轻轻迈出，右脚随之稍跟，脚跟抬起，脚掌虚点地，同时左手沿胸前至口平时向前如取物样探出，将达终点时掌变爪形手，腕随之自然下屈，同时左手亦收回右肋下。

⑦右脚往后稍退踏实，身体后坐，左脚随之亦稍退，脚尖点地，同时右手沿胸前至口平时向前如取物样探出，将达终点时掌变爪形手，腕随之自然下垂，同时左手亦收回左肋下。

（4）鹿形

①预备。两脚相并站立，两臂自然下垂，眼向前平视，平心静气，站立片刻，然后做动作。

②右腿屈曲，上体后坐，左腿前伸，膝稍弯，左脚虚踏，成左虚步势。

③左手前伸，肘微屈，右手置于左肘内侧，两掌心前后遥遥相对。

④两臂在身前逆时针方向同时旋转，左手绕环较右手大些，关键在于两臂绕环不是以肩关节为主的活动，而是在腰胯旋转带动下完成。手臂绕大环，尾闾绕小环，这也就是所谓“鹿运尾闾”，主要是活动腰胯，借以强腰肾，活跃骨盆腔内的血液循环，并锻炼腿力。

⑤如此运转若干次，右腿前迈，上体坐于左腿上，右手前伸，左手护右肘，顺时针方向绕环若干次，如此左右互换。

（5）鹤形：此势有助于增强心肺功能，健壮肾腰。长久坚持练习，也可治疗腰痛疾病。

①预备。两脚相并站立，两臂自然下垂，眼向前平视，平心静气，站立片刻，然后做动作。

②右脚向前迈出一步，右脚随即跟进半步，脚尖虚点地，同时两臂自身前抬起向左右侧方举起，并随之深吸气。

③右脚前进与左脚相并，两臂自侧方下落，在膝下相抱，同时深呼气。

④右脚向前迈进一步，左脚随跟进半步，脚尖虚点地，同时两臂自身前抬起向左右侧方举起，并随之深呼气。

⑤左脚前进与右脚相并，两臂自侧方下落，在膝下拥抱，同时深呼气。

练虎戏时，要表现出威猛的神态，要目光炯炯，摇头摆尾，扑按转斗等。但用劲要刚中有柔，不可用僵劲。练虎戏时动作刚猛，有助于增强体力。练鹿戏时，要仿效鹿那样的心静体松，姿势舒展，要把鹿的探身、仰脖、缩脖、奔跑、回首等神态表现出来。鹿戏有助于舒展筋骨。练猿戏时，要仿效猿那样敏捷好动，要表现出纵山跳涧、攀树登枝、摘桃献果的神态。猿戏有助于发展灵活性。练熊戏时，要像熊那样浑厚沉稳表现撼动、坚实的步行神态。熊貌似笨重，走路软塌塌，实际上在沉稳之中又寓有轻灵。熊戏有助于做到上虚下实，克服头重脚轻，并能增强内脏器官功能。练鹤戏时，要仿效鹤那样昂然挺拔，悠然自得，要表现出亮翅、轻翔、落雁、独立等动作的神态。鹤戏有助于增强肺呼吸功能，调动气血，疏通经络。

运动的注意事项

休息和运动是一对矛盾的统一体，适当的身体锻炼，可以增强体质，使机体的功能加强，疲劳得以消除。有时要求卧床休息，有时要求一般休息，如出现以下情况则需要卧床休息，不宜再进行运动。

（1）水肿的严重程度：水肿仅局限于眼睑或踝部为轻度；水肿扩展到下肢为中度；水肿蔓延到全身甚至出现胸、腹水，则为重度。中度以上水肿就应当卧床休息。

（2）有无头痛、头晕、呕吐症状：如出现这些症状可能有高血压，应及时测量血压。如血压确实高，则应卧床休息；如血压急骤升高，可能出现脑水肿，使头痛、呕吐进一步加剧，还会出现抽搐或惊厥，此时应住院治疗。

（3）有无尿量减少或肉眼血尿：若尿量明显减少，每日尿量在500克左右，或出现肉眼血尿如洗肉水样，往往表示病情加重，应卧床休息。

（4）有无心慌、气短、咳嗽症状：出现这些症状，表示肺部有瘀血、感染或心力衰竭等严重情况存在，这时不但应卧床休急，而且要及时住院治疗。

（5）有无其他检验异常：如尿蛋白（++）以上，血沉增快，血尿素氮，肌酸、肌酐明显升高，肌酐清除率明显降低，表明肾功能不良，也应卧床休息。

当以上症状体征减退或消失，可以适当活动。当水肿减退，高血压下降，肉眼血尿消失，血沉正常，可适当增加活动量。慢性肾衰的早期患者，也可进行一些轻松的活动。但是，慢性肾功能衰竭中晚期则不宜进行运动。

肾脏病患者应防止皮肤感染

皮肤是机体的重要保护屏障，具有保护机体、调节体温、吸收、分泌、排泄及感觉等功能。合理的皮肤护理可以促进血液循环，增加病人的舒适感，预防皮肤感染和其他并发症的发生。肾炎病人出现水肿症状及蛋白质的排泄增多和摄取受限，造成皮肤的弹性和抵抗力降低，加上卧床休息时皮肤长期受压，影响血液循环，使皮肤感染和压疮发生的可能性增加。皮肤感染和压疮的发生又会使病情加重而影响疾病的痊愈，甚至危及病人的生命。所以，提醒肾炎病人做好皮肤护理，防止皮肤感染和压疮发生尤为重要。

（1）保持皮肤清洁干燥。经常给病人擦洗，尤其是出汗多的病人要随时擦洗。女病人每天做会阴冲洗，以防止分泌物对局部皮肤的刺激。同时要注意保持床铺和病人衣物的清洁、干燥和平整。病人在使用便盆时，便盆上应垫布类织物以防止皮肤被擦伤。

（2）避免皮肤长期受压。对于需卧床休息的肾炎病人，要让病人勤更换卧位，必要时协助其翻身，防止骨突出部位或局部皮肤长时间受压。协助翻身时注意不能拖、拉病人，以免擦伤病人皮肤。同时，应根据病情和水肿情况，注意观察局部皮肤的受压情况。

（3）增进局部血液循环。可对病人易受压和骨突部位皮肤进行按摩，以增进其血液循环。按摩时用50%酒精或红花酒精倒在手心处，以掌大、小鱼际（手掌的大拇指根部和小指根部以下的手掌）紧贴病人局部皮肤做环形按摩，力量由轻到重，再由重到轻，每个部位按摩2~3分钟。第七颈椎等骨突出处也可用拇指指腹做环形按摩，切不可垫纱布等物按摩，以免损伤病人皮肤。

（4）合理治疗及护理皮肤感染和压疮。病人的皮肤一旦发生了感染和压疮，要给予及时的全身抗感染治疗和护理，以免加重病情。对感染和压疮的局部处理主要是清洁创面，局部换药，保持伤口湿润和周围皮肤的干燥，较深的压疮也可采用局部高压氧治疗。在选择抗生素时要注意到药物对肾脏的毒性作用，以免对病情产生影响。

防治肾病常用的食物

1. 芹菜

芹菜，为伞形科草本植物。芹菜的茎、叶及全株为寻常百姓家庭常食的蔬菜品种之一。芹菜性凉，味甘、苦，有平肝清热，祛风利湿等功效。芹菜的叶、根、花、苗均可供药用。现代医学研究表明，芹菜营养丰富，蛋白质、钙和铁的含量较高，还含有芹菜苷、佛手苷丙酯、有机酸、挥发油等。旱芹含有的芹菜乙素有降压作用，现代药理研究证实，芹菜的粗提物，对兔、犬静脉注射有明显降压作用。适于肾炎伴血压升高等症的患者服食，有通血脉，降血压，祛风明目，醒脑利水和保护毛细血管的作用。由于芹菜性凉，凡脾胃虚弱、大便溏薄的患者，其用量宜减半。

2. 莴苣

莴苣，又名莴笋，为菊科草本植物莴苣的茎、叶。莴苣性凉、味甘苦，具有清热，凉血，利尿等功效。常用于湿热所致的小便赤热短少及尿血等。莴苣含蛋白质、脂肪、糖类、矿物质、胡萝卜素以及维生素B_1、维生素B_2、维生素C及烟酸等活性物质，这些物质在人体代谢过程中起重要作用。有资料报道，每100克莴苣含钾212毫克，含钠36.5毫克，其K指数（即钾钠比值）为5.76，在凉拌、不加食盐的状况下，有利于体内水和电解质的平衡，有利于排尿作用，宜于肾炎患者尤其少尿期间服食。有学者认为，因其性凉，偏苦寒，凡体寒和脾虚者，不宜多食。

3. 荠菜

荠菜为十字花科草本植物荠菜的带根全草。荠菜，性凉，味甘、淡，具有补心脾，止血明目，降压等功效。现代医学研究表明，荠菜的营养很丰富，所含蛋白质、粗纤维都相当高，其脂肪含量却很少。尤为突出的是，荠菜含有维生素B_1、维生素B_2、维生素C、维生素E以及尼克酸、胡萝卜素等多种活性成分，而且含量十分高。在所含矿物质元素中，所含钾、钙、镁、铁、锰、锌等都很高，而所含钠、磷则相对要低，其中，K指数（即钾钠比值）为8.86，大于人体正常功能所需的3，具有很好的降压物质基础，且有利尿、祛湿的作用。荠菜适宜于肾炎伴尿少、血压升高者服食，荠菜的食法很多，可清炒、煮汤；也可凉拌、做羹；还可以作馅料包馄饨、水饺、春卷等，食之不仅柔嫩清香，味纯鲜美，而且爽口开胃，利尿降压。

4. 韭菜

韭菜，又名起阳草，为百合科草本植物韭菜的茎叶。现代营养学资料表明，韭菜含有蛋白质、糖类、脂肪、胡萝卜素以及含维生素B_1、维生素B_2、维生素C、维生素E和钙、磷、铁、钾、钠等营养素，以100克韭菜食部计，含钾247毫克，含钠8.1毫克，是典型的高钾低钠食物，其K指数为30.49，表明其有较好的降压、利尿作用。现代医学研究表明，韭菜中所含的挥发油和含硫化合物等，具有促进血液循环作用。动物实验研究中还发现，韭菜所含较丰富的硫化物、苷类等物质，具有兴奋性器官的作用，有温补肾阳之功效，可治疗肾阳虚弱型慢性肾炎。

5. 茄子

茄子，为茄科草本植物茄的果实。现代医学研究资料表明，茄子含有丰富的营养物质，含有蛋白质、脂肪、糖类、胡萝卜素和维生素B、维生素B_2、维生素C、维生素P、维生素E，并含钾、钠、钙、铁、锰、锌、铜、磷、硒等人体必需的矿物质元素。现代营养学分析表明，每100克鲜品茄子含钾142毫克，含钠5.4毫克，其K指数为26.39。对慢性肾炎患者说来，经常食用茄子，可补充机体必需的钾，并促使钠的排泄，有降压、利尿作用。尤其值得一提的是，茄子（特别是紫茄）含有丰富的维生素P（即芦丁），每100克食部所含维生素P可高达700毫克，因而，具有特殊的功能，可以降低人体毛细血管的脆性和通透性，增强毛细血管和体细胞间的黏合力，并增强修补（修复）能力，使毛细血管能保持正常功能状态，并可使其弹性和生理功能得到加强，有防止血管破裂出血的作用。所以，茄子是强化血管功能的食物。因而，茄子无论对慢性肾炎（或其急性发作），还是对急性肾炎患者，均是食疗妙品。由于茄子性凉而滑利，一些脾虚泄泻、中焦虚寒者食之应慎，或不宜多食。

6. 山药

山药为薯蓣科藤本植物薯蓣的肉质块茎。中医认为，山药性平，味甘，无毒，有固肾益精健脾补肺、补中益气、滋润血脉等功效。适用于身体虚弱、肾气亏损、盗汗脾虚、慢性肾炎、慢性肠炎等病症。历代医家都积极推崇山药的保健养生价值，认为久服可“轻身，不饥，延年”。现代医学研究发现，山药所含脂肪量极低，而含有大量的黏液蛋白，能有效地预防心、脑、肾等血管系统的脂质沉积，可防止动脉粥样硬化过早发生，保持血管壁的弹性，对防治高血压病、肾脏病、糖尿病等均有重要意义。现代药理研究还发现，山药所含的多巴胺等活性成分有改善血液循环作用，并能扩张血管，降低血压。近代营养学研还发现，山药每100克鲜品食部，含钾量为213毫克，而含钠18.6毫克，其K指数为11.45，提示其有较好的温和降压、利尿作用。医学专家推崇，在伴发或继发高血压病、高脂血症、肥胖症、糖尿病等的慢性肾炎患者，运用山药配伍的食疗方法是适宜的，坚持长期服食，可获得保持健康、达到康复的好结果。在防治慢性肾炎的食疗运用中，可用山药大量水煎代茶饮，能滋补阴补肾，生津止渴，利尿降压。日用量在60~250克。若研末吞服，每次可用至10克。由于大量栽培，人们在菜市场即可采购到新鲜的山药，或烹饪菜肴，或调羹煮粥，随餐服食。

7. 萝卜

萝卜，即莱菔，为十字花科草本植物莱菔的新鲜根茎。现代营养学研究表明，萝卜含有多种营养成分，如蛋白质、葡萄糖、果糖、脂肪、多种氨基酸以及丰富的维生素，尤其是维生素C，含量比梨和苹果高8~10倍，其K指数为8.54，表明其具有利尿、降压作用。现代医学研究还提示，萝卜醇提取物有抗菌作用，还能使血压下降，适宜急性肾炎患者食用。萝卜性凉，脾胃虚寒而积食不化者不宜食用。

8. 胡萝卜

胡萝卜为伞形科草本植物胡萝卜的根、茎。胡萝卜性平，味甘，具有降压，强心，抗炎，抗过敏的功效。现代医学研究表明，胡萝卜中还含有琥珀酸钾盐，有降低血压作用，对急性肾炎患者高血压症状有较好的辅助治疗作用，且胡萝卜所含的维生素能维护机体上皮细胞的完整性和正常的新陈代谢功能，并能使机体免遭细菌、病毒感染的作用。有报道说，胡萝卜还含有一种免疫能力很强的物质——木质素，它可提高人体巨噬细胞的能力，减少感冒及咽、扁桃体感染等诱发急性肾炎的机会。据有关资料报道，胡萝卜缨适宜急性肾炎水肿者，应用洗净后的胡萝卜缨，蒸熟服食，一般食后第1日，尿量显著增加，连食1周，水肿明显消退。

9. 莲藕

莲藕，又称藕，为睡莲科草本植物莲的肥大根茎。现代科学研究结果充分证实，藕粉更专益血止血，从《食物成分表》（全国代表值）中所列浙江杭州藕粉检测值看出，每100克藕粉含铁量可高达41.8毫克，远比每100克藕（即鲜藕）所含铁1.4毫克要高得多，简单比算要高29倍。现代医学研究证实，微量元素铁是红细胞合成血红素必不可少的物质，补充铁剂或含铁丰富的藕粉可有效地防治缺铁性贫血。临床慢性肾炎（以及伴急性发作）和急性肾炎患者，时有尿血及红细胞的丢失，并继发贫血等病症，运用藕及藕粉于食疗之中，有较好的辅助治疗作用。食用藕粉一般无特别禁忌，对慢性肾炎伴糖尿病患者说来，每日用量应控制在30克以内，且不用糖调味。另外要注意的是无论生食嫩藕或煮食老藕都不应过量，尤其是以糯米等塞进藕孔后蒸食制品，其日服食量应控制在100~150克范围内。

10. 黑豆

黑豆，为豆科草本植物大豆的黑色种子。黑豆性温，味甘，无毒，具有滋阴补肾，补血明目，除湿利水等功效，适用于肾虚腰酸、腰痛、血虚目暗、腹胀水肿等。现代营养学研究表明，黑豆与黄豆一样，均为高钾、低钠食品，每100克黑豆（干品）食部含钾137毫克，含钠仅3.0毫克，其K指数为459，提示有降血压、降血糖、降血脂、利尿等作用。且其所含钙、镁、锰、锌、铜、磷、硒等矿物质元素，均优于黄豆，另外，黑豆含有的维生素E很丰富，并主含亚油酸等成分，人体摄入后可提供足够的“原料”，能有效地增强和保护血管的活力，这对肾脏肾小球血管壁的正常功能的。恢复，而且保持其健康状态，具有特别重要的意义。在食用黑豆（包括黄豆等）时，要注意的是，黑豆所含蛋白质量相当高，占干品食部的36.1%，因而，食用时，要注意适量有度。李时珍《本草纲目》说，大豆“多食壅气，生痰，咳嗽，令人身重”等。另有报道说，慢性肾炎患者，当血清非蛋白氮处于相对高限时，应少食毛豆（可作蔬菜入馔的带荚嫩毛豆），以防血清中非蛋白氮成分增加。

11. 绿豆

绿豆，又称青小豆，为豆科草本植物绿豆的成熟种子。绿豆性凉，味甘，无毒，具有利水消肿、解毒降压、滋阴益肾等功效，可以治疗各类水肿。现代营养学研究表明，绿豆含有蛋白质、糖类、脂肪、胡萝卜素、多种维生素成分，绿豆还含有钾、钠、磷、钙、铁等多种矿物质，且含钾量高，而含钠量低，其K指数达245.94，国内外医学专家都一致认定，绿豆具有改善急性肾炎血压升高症状的作用。所含微量元素锰、锌、铜、硒都相当高，不仅可增强血细胞的活力，而且可改善血液黏滞度，使血液循环的阻力减少，也能起到降低血压的作用。运用绿豆的粥、羹、糊、饼、糕等食疗方法有助于急性肾炎康复。

12. 赤豆

赤豆为豆科草本植物赤豆的种子。赤豆性平，味甘微酸，能利水除湿，可治水肿等病症。现代营养学研究表明，赤豆含热量偏低，含膳食纤维较高，且富含维生素E以及钾、镁、磷、锌、硒等活性成分，其K指数>390，具有降血压、降血脂、降血糖作用，对急性肾炎伴高血压、高血脂、高血糖等症尤为适宜。现代研究还表明，赤豆有利尿、抗菌消炎、解除毒素等作用，且其利水解毒等药用功能尤胜于其他豆类。

13. 蚕豆

蚕豆为豆科草本植物蚕豆的种子。蚕豆性平，味甘，具有益气健脾，利湿消肿等功效，可治疗多种肾脏病水肿。中医学认为，蚕豆能“健脾、止血、利尿”。《现代实用中药》说蚕豆能“治水肿、脚气、小便不通”。现代营养学研究表明，蚕豆中含有多种营养物质，其蛋白质含量为28.2%，仅次于黑豆、黄豆，远高于其他豆类，此外，还含有磷脂、葫芦巴碱、胆碱、烟酸、维生素B_1与维生素B_2，并含有钙、磷、铁、钾、钠、镁等多种矿物质，尤其是磷和钾的含量较高。这些营养成分均为肾炎患者所必需，多食蚕豆可避免许多营养成分缺乏的不良病症。食用蚕豆时，应注意以下几点：其一，要避免蚕豆黄病的发生，对有家族发病史及既往病史中有此类病症者，应忌食；其二，蚕豆多滞，食之过多，令人腹胀。

14. 豇豆

豇豆为豆科草本植物豇豆的嫩荚壳及种子。豇豆性平，味甘，有健脾益气、补肾益精等功效。中医认为，豇豆可“渗水、利小便”，能升清降浊，适用于肾炎患者食用。现代营养学研究表明，豇豆含有的营养素成分较均衡，能有效地帮助消化、增加食欲。值得注意的是，豇豆的K指数为50.91，具有良好的利尿作用，适用于急性肾炎患者服食。李时珍称豇豆“可菜、可果、可谷”，备用最多，乃豆中之上品。

15. 四季豆

四季豆为豆科草本植物四季豆的嫩荚壳及种子。四季豆性平，味甘，有滋阴补肾、利尿消肿作用，可治水肿、脚气病等。现代营养学研究表明，新鲜四季豆荚所含营养素均衡，也比较广泛，其中K指数为28，且每100克四季豆荚中钠含量为4毫克，完全符合急性肾炎患者低钠饮食的特殊需要，在患病期间适量服食，还有明显的清热、利尿、消肿作用。需要强调的是，四季豆这类“菜豆”，多含有植物性血液凝集因子（即植物血细胞凝集素PHA），其特性不耐高温，因此，食用四季豆荚时，均应中火煨煮透熟，以消解PHA的不良反应。

16. 薏苡仁

薏苡仁，又称苡仁，有薏米、苡仁米等异名，为禾本科草本植物薏苡的种仁。现代营养学研究表明，薏苡仁营养素成分中主含糖类、蛋白质、脂肪、膳食纤维等，还含有钾、钠、钙、镁、铁、锰、锌、铜、磷等矿物质成分，其中，每100克薏苡仁含钾238毫克，钠3.6毫克，其K指数为66.11。由此可见，薏苡仁具有较好的利尿、降压作用，适宜于急性肾炎患者病期调理服食。现代中医临床，对肾炎患者水湿泛滥、浮肿尿少者，宜煮粥食。

17. 芡实

芡实，俗称鸡头米，为睡莲科草本植物芡实的成熟种仁。现代营养学资料表明，芡实营养丰富，主含糖类，占干品的78.7%，并含有蛋白质、膳食纤维以及多种维生素和矿物质成分，脂肪含量很低。现代医学研究表明，芡实有良好降低蛋白尿的作用。

18. 冬瓜

冬瓜为葫芦科草本植物冬瓜的成熟果实。冬瓜性凉、微寒，味甘淡。具有清热、解毒、利尿等功效，可治各类水肿。据现代研究分析，每100克鲜冬瓜含钾为78毫克，含钠1.8毫克，这种高钾低钠的佳蔬，对需要低钠盐食物的肾脏病患者，如急性肾炎、慢性肾炎伴高血压病、浮肿患者是大有裨益的。值得一提的是，冬瓜皮和冬瓜一样，是一种温和的利尿剂，且为中医传统的利尿去湿消肿的常用药食兼用之品，适用于急性肾炎患者服食。有学者认为久病、阴虚者不宜食用。这一点，在应用中值得注意。

19. 西瓜

西瓜为葫芦科草本植物西瓜的成熟果实；西瓜皮为西瓜成熟果实的果皮，多呈翠绿色，俗称西瓜翠衣。经研究发现，西瓜的K指数为27.19，且含钠量低，每100克西瓜中含钠仅3.2毫克，是急性肾炎患者降压利尿的上佳食品。现代医学研究证实，西瓜子仁含有尿素酶等成分，有利尿作用，还含有一种名为Cucurbocitin的皂苷样成分，有降压作用，并能缓解急性泌尿道感染症状。现代医学研究表明，西瓜皮具有促进人体代谢、消炎、降压、减少胆固醇沉积、软化和扩张血管等作用。现代中医临床已较广泛地运用西瓜翠衣与其他药物或药食兼用品伍用治疗肾炎、尿浊兼高血压、糖尿病等并发症，且有较好的疗效。服食时，与西瓜一样，应适量，不宜过食而伤身。

20. 丝瓜

丝瓜为葫芦科草本植物丝瓜或粤丝瓜的鲜嫩果实。现代营养学研究表明，丝瓜是低热能、低脂肪、低含糖量且含钾较高（K指数>44）的食物。丝瓜的果实含皂苷、多量黏液及钙、镁、磷等矿物质。丝瓜的汁液含皂苷、黏液、木聚糖以及蛋白质、脂肪、维生素B_1、维生素B_2、维生素C、维生素E和类胡萝卜素等成分。丝瓜适宜于急性肾炎患者、伴血压升高、浮肿的病人食用。丝瓜不仅有清热解毒、利尿降压、消除浮肿等作用，并且对兼有糖尿病、皮肤病患者也有较好的辅助治疗作用。由于丝瓜性凉、寒滑，过食能滑肠致泻，故脾胃阳虚、大肠不固者慎用。这是重要的中医临证经验，应该引起重视。

21. 葡萄

葡萄为葡萄科木质藤本植物葡萄的果实。现代营养学研究表明，葡萄含有大量的维生素C和丰富的葡萄糖、果糖，并含有少量蔗糖、木糖，以及钙、磷、铁和蛋白质、脂肪、多种维生素、柠檬酸、草酸、苹果酸、胡萝卜素等成分。值得一提的是，每100克葡萄所含钾为119毫克，其钠含量仅为1.5毫克，K指数>79.33，充分证实了其所具有的利尿、降压作用，适量服食葡萄，不仅适宜于急性肾炎病患者的实际需要，而且可补充人体能量，减少并消除患者的疲劳感。有报道资料提示，在冬春季节新鲜葡萄缺少的情况下，每日服食一定量的葡萄干（其K指数>52.09），同样具有利尿、降压作用。

22. 香蕉

香蕉为芭蕉科草本植物甘蕉的果实。现代营养学研究表明，香蕉所含营养十分丰富，含糖类、蛋白质、粗纤维及钙、磷、镁、锰、锌、铜、铁等矿物质元素，而脂肪含量很低，是一种营养价值很高的食物。现代研究资料证实，香蕉中所含降血压的钾离子，有抵制钠盐过多所致的升压和损伤血管的作用；同时，可改善并调整钾、钠比关系，即适当服食高钾食物可有效地降低肾炎患者对钠盐的吸收。由于香蕉性寒，中医认为，脾胃虚寒、胃酸过多者少食。对急性肾炎伴尿少、血压升高者可适量服食香蕉，或以用香蕉皮或柄作代用品，煎汤服食，以利于清热利尿、降压。

23. 乌梅

乌梅，俗称酸梅，为蔷薇科乔木植物梅的果实。现代医学研究表明，乌梅的营养丰富，含柠檬酸、苹果酸、琥珀酸、糖类、谷甾醇、蜡样物质及齐墩果酸样物质。在成熟时期，其果实含有氢氰酸。乌梅还含有多糖、钙、磷、铁、锌等人体必需的营养素。现代研究表明，乌梅有良好的降低蛋白尿作用，并有显著的抗菌作用；乌梅食品及其食疗方法对慢性肾炎的防治和康复有明显的辅助作用。

24. 木耳

木耳，即黑木耳，为木耳科菌类植物木耳的子实体。现代营养医学研究表明，黑木耳所含营养成分十分丰富，除含蛋白质、粗纤维、糖类、脂肪等营养素外，还含有丰富的胶质。而且，黑木耳含有的维生素也很多。值得一提的是，每100克黑木耳（干品）含钾757毫克，钠48.5毫克，含铁97.4毫克，其K指数为15.61，表明黑木耳有降压利水作用，适用于急性肾炎患者，伴血尿、尿少、血压升高者服食。黑木耳性平偏凉且多胶质，凡肾炎伴大便泄泻、风寒感冒、咳嗽痰多者勿食。

25. 银耳

银耳，又名白木耳，为银耳科菌类植物银耳的子实体。现代医药学研究表明，银耳是一种营养丰富的滋补品。银耳含有蛋白质、氨基酸：酶、多糖、无机盐及多种维生素，还含有钙、磷、镁、钾、钠等矿物质和铁、锌、锰等多种微量元素，值得重视的是银耳的K指数>19.34，提示经常适量服食银耳食品具有降压、利尿功效。现代药理研究还提示，银耳内服后，可促进T细胞和B细胞增多，能提高淋巴细胞的战斗力，从而增强肾炎患者的免疫功能。银耳的药理实验还表明，银耳能兴奋肾炎患者的造血功能。银耳适宜于急性肾炎患者，伴贫血、免疫功能降低者补养调理。

26. 百合

百合，为百合科草本植物百合、细叶百合、麝香百合及其同属多种植物鳞茎的鳞叶。现代营养学研究表明，百合甘美爽口，是营养丰富的滋补上品。值得一提的是，百合是含钾量较高的食品，每100克干品百合的K指数为9.22，脱水百合的K指数为7.05，表明百合有较好的利尿、降压作用。适宜用于急性肾炎患者煨羹、煮粥食用，以提高抗病能力。

27. 桑椹

桑椹，俗称桑果，为桑科乔木桑树的成熟果穗：现代医学研究资料表明，桑椹所含黏液质、亚油酸、芸香苷、矢车菊苷以及钙、磷、铁、锌等无机盐元素，对高血压病有较好的防治功效，尤其适用于慢性肾炎伴有血压升高者。现代研究结果提示，桑椹能提高T细胞的数量及增强T细胞功能。桑椹的含铁量较高，而且含有较多的维生素C等活性成分，不仅是产后血虚体弱妇女的补血佳品，对慢性肾炎所致缺铁性贫血，伴面色憔悴、皮肤失荣等症有较好的辅助治疗作用。桑椹性偏寒凉，中医认为，须注意凡腹部有寒、大便溏薄不成形者忌用。

28. 鲫鱼

鲫鱼，为鲤科动物鲫鱼的肉或全体。鲫鱼性平，味甘。有健脾利湿、消肿等功效。治脾胃虚弱、食少无力、水肿等病症。鲫鱼与鲤鱼一样，是人们十分喜食的鱼种，不只是取之方便，市场随时均可购得，更主要的是鲫鱼味美可口，即使白煨煲汤都能健脾开胃，是急性肾炎患者调补的上佳食品。现代中医及营养学家都认同，推荐应用鲫鱼食疗方法来辅助治疗全身水肿。

29. 鲤鱼

鲤鱼，为鲤科动物鲤鱼的肉或全体。鲤鱼性平，味甘，有利水、消肿等功效，利于治水肿胀满等病症。我国历代医家十分重视鲤鱼的药用价值，李时珍在《本草纲目》中记载说，鲤鱼“煮食，下水气，利小便……消肿”。鲤鱼是营养丰富、味美可口的优质鱼种，且为百姓家庭所喜爱，其利水、消肿作用温和，无论煨煮、煲汤，或是清蒸、作羹，均可健脾开胃，增进食欲，适宜于急性肾炎伴尿少、血压升高者适量服食。在烹饪制作中须注意以少盐淡食为宜。

30. 黑鱼

黑鱼，也称乌鱼，为鳢科动物乌鳢的肉或全体。黑鱼性寒，味甘。有补脾利水、去瘀生新、清热、祛风等功效，适用于慢性肾炎水肿、脚气、小便不利、月经不调、崩漏带下、腰酸腿软、痔疮等。现代营养学研究表明，黑鱼的营养素十分丰富，含有蛋白质、脂肪及人体不可缺少的钙、磷、镁、铁、锰、锌、铜、硒等矿物质成分。值得一提的是，每100克黑鱼食部含钾313毫克，含钠48.8毫克，其K指数为6.41，具有温和的利尿、降压作用。并由此佐证了民间运用“黑鱼冬瓜汤”治疗急、慢性肾炎引起的水肿是有道理的。需注意的是，治疗急、慢性肾炎中，凡运用黑鱼食品时，均不加盐，以淡食为主。

肾病患者的食疗方

1. 三仁西瓜盅

［配方］莲子30克，核桃仁30克，薏苡仁30克，西瓜1只（约3000克），火腿肉10克，鸡肉20克，冰糖15克。

［做法］西瓜洗净外表皮，从上端1/3处切下，作西瓜盖；下端用匙挖出瓜瓤，形成盅状的囊腔。莲子、核桃仁、薏苡仁拣去杂质，洗净，火腿肉、鸡肉均洗净、切片，冰糖敲碎成冰糖屑，将上述原料顺次放入西瓜盅内，加盖，用牙签斜插固定好，放进蒸盘，入笼屉，上笼，大火蒸1小时即成。

［用法］分3次食用，当日吃完。

［功效］清热解毒，利尿消肿。适于急性肾炎恢复期。

2. 翠衣粥

［配方］西瓜翠衣（西瓜皮）100克，大米60克，冰糖10克。

［做法］西瓜皮洗净，切碎，剁成细蓉状，用洁净纱布绞出汁液，盛入碗中备用。大米淘净，放入砂锅，加水适量，大火煮沸后，改用小火煨煮30分钟，待大米熟烂，调入西瓜翠衣汁液，加入冰糖，继续用小火煨煮至沸，即成。

［用法］早晚分食。

［功效］清热解毒，利尿消肿。适于急性肾炎、慢性肾炎急性发作及泌尿系感染等病症。

3. 百合绿豆粥

［配方］鲜百合25克，绿豆50克，大米60克。

［做法］百合拣去杂质，掰开后洗净。绿豆淘洗干净，放入砂锅，加水适量，大火煮沸后，改用小火煨煮20分钟，放入淘净的大米及百合，煮沸，继续用小火煨煮至绿豆、百合酥烂，粥稠即成。

［用法］早晚分食。

［功效］滋阴清热，利尿消肿。适于急性肾炎，对伴有口干、咳嗽者尤为适宜。

4. 三鲜冬瓜汤

［配方］冬瓜500克，水发香菇100克，罐头冬笋50克，植物油、鲜汤、精盐各适量。

［做法］冬瓜去瓤、籽，洗净，刨下外皮后，切成0.5厘米厚的冬瓜片；冬笋切成薄片；香菇去蒂，洗净，剖切成片，备用。锅置火上，加油后，大火烧至七成热时，放入冬瓜片煸炒，加入鲜汤，改用中火烧5分钟，加入冬笋片、香菇片，拌和均匀，小火烧煮至沸，加少许精盐，滑匀即可装入汤碗。

［用法］当菜佐餐，随意食用。

［功效］解暑清热，利尿消肿。适于急性肾炎初期。

5. 山药银耳红枣汤

［配方］山药100克，银耳15克，红枣10枚，冰糖15克。

［做法］市售山药洗净，刨去外表皮，快刀切成薄片，盛入碗中，备用。银耳用冷水泡发，掰开，拣去杂质后撕成小朵状，与洗净的红枣同入砂锅，加水适量，大火煮沸后，改用小火煨煮30分钟，加入山药片及敲碎的冰糖，拌和均匀，继续用小火煨煮至汤稠即成。

［用法］早晚分服。

［功效］健脾益气，滋肺补肾。适于急性肾炎恢复期。

6. 薏苡仁鲫汤

［配方］薏苡仁30克，冬瓜皮（鲜品）50克，活鲫鱼1条（约150克）。

［做法］鲫鱼剖杀去鳃、鳞及内脏，洗净，腹中填入淘洗净的薏苡仁，用细线扎一下，备用。冬瓜皮洗净，切成碎小块，放入纱布袋，扎紧袋口，放入砂锅，加水适量，大火煮沸，放入鲫鱼，煮沸后改用小火煨煮1小时，待鲫鱼酥烂，取出冬瓜皮袋即威。

［用法］当菜佐餐，当日吃完。

［功效］健脾益肾，利尿消肿。适于各种急、慢性肾炎水肿，对急性肾小球肾炎所致的水肿尤为适宜。

7. 淡豆豉葱白炖豆腐

［配方］淡豆豉10克，葱白5克，嫩豆腐2块。

［做法］葱白洗净，细切成葱白末，备用。嫩豆腐用清水略冲一下，放入锅中，加水适量，略煮，再放入淡豆豉、葱白末，用小火煨煮5分钟，即成。

［用法］趁热饮汤，吃豆腐，盖被而卧，使出微汗。

［功效］发汗解表，祛风利尿。适于风水相搏型急性肾炎，见有眼睑水肿、发热恶寒、无汗、周身不适等。

8. 绿豆冬瓜汤

［配方］冬瓜500克，绿豆60克。

［做法］冬瓜洗净，刨下外皮（勿弃），冬瓜肉切成薄片；冬瓜皮切成碎小块，放入纱布袋中，扎口，与淘净的绿豆同放入砂锅，加水适量，大火煮沸，改用小火煨煮至绿豆酥烂，取出冬瓜皮纱布袋，滤尽汁液，放入冬瓜片，继续用小火煨煮10分钟即成。

［用法］早晚分服。

［功效］清热利水，解毒消肿。适于湿热蕴结型急性肾炎，见有血尿、眼睑水肿较明显，伴蛋白尿、高血压等。

9. 鲤鱼冬瓜汤

［配方］鲤鱼1条（约250克），赤豆30克，冬瓜1000克，葱白2根。

［做法］鲤鱼宰杀，去鳃及内脏，洗净，备用。冬瓜（切去外皮）、葱白分别洗净，冬瓜切厚片、葱白切成小段，备用。赤豆淘净，放入砂锅，加水适量，先用大火煮沸，改用小火煨煮至熟，放入煸过的鲤鱼，用中火煨煮，

加入冬瓜、葱白，共煮至熟烂即成。

［用法］当菜佐餐，随意食用。

［功效］清热解毒，利水消肿。适于湿热蕴结型急性肾炎，见有恶寒发热、头晕、咽喉肿痛、小便不利、色黄或赤等。

10. 山药水晶脯

［配方］山药粉30克，冬瓜300克，虾仁100克，生粉20克，鲜汤100克，葱花、生姜末、黄酒、精盐各适量。

［做法］冬瓜洗净，切去外皮，切成双飞片，备用。虾仁洗净，剁成虾茸，放入碗中，加葱花、生姜末、山药粉、生粉、黄酒，顺时针方向拌和均匀而有弹性，制成虾仁馅，分成若干份，逐份夹入冬瓜双飞片内，并呈花瓣状码放在蒸盘内，加少许精盐调入鲜汤，拌匀后倒入蒸盘，入笼屉，上笼，大火蒸20分钟，取下即成。

［用法］当菜佐餐，随意食用。

［功效］健脾开胃，利尿消肿，补益肝肾。适于脾肾阳虚型急性肾炎，见有水肿、小便不利、胸闷不饥、胃纳欠佳等。

11. 百合丝瓜汤

［配方］百合25克，丝瓜50克，葱白15克，白糖10克。

［做法］丝瓜洗净，去外皮，切成斜滚刀块；百合拣去杂质，掰开后洗净；葱白洗净，切成小段。砂锅内加水适量，大火煮沸，投入百合，改用小火煨煮15分钟，待百合呈开花状时，投入丝瓜、葱白，继续煨煮至沸，调入白糖，拌和均匀即成。

［用法］当汤佐餐，随意食用。

［功效］滋阴清热，利水渗湿。适于肝肾阴虚型急性肾炎水肿，见有小便不利、心烦不宁、口渴、舌红、苔黄、脉数等。

12. 薏苡仁蒸甲鱼

［配方］薏苡仁20克，甲鱼1只（约200克），红枣6枚，葱段、生姜片、黄酒、精盐各适量。

［做法］甲鱼宰杀，去头、尾、爪及内脏，洗净。薏苡仁洗净后纳入甲鱼腹中，并将甲鱼背向下放置在大蒸盘中。红枣洗净，去核，与葱段、生姜片匀放在甲鱼腹面上，洒上黄酒及清水，再加少许精盐，蒸盘入笼屉，用大火蒸1小时即成。

［用法］些菜佐餐，随意食用，当日吃完。

［功效］滋阴补血，祛湿消肿。适于肝肾阴虚型急性肾炎。

13. 芡实大米粥

［配方］芡实30克，大米30克，白果仁10克。

［做法］芡实、白果仁分别拣去杂质，洗净，芡实敲碎，白果仁去心，与淘净的大米同入砂锅，加水适量，大火煮沸后，改用小火煨煮至熟烂如酥，粥黏稠即成。

［用法］早餐时服食。

［功效］补益脾肾，固精止遗。适于慢性肾炎及肾病综合征出现尿蛋白不易消除等。

14. 赤豆鹅肉冬瓜汤

［配方］净鹅肉200克，冬瓜500克，赤豆60克，味精适量。

［做法］净鹅肉用清水冲洗，剖片后切成鹅肉丝，待用。冬瓜洗净，刨下外表皮（勿弃）后，冬瓜肉切成薄块，备用。冬瓜皮切碎，放入纱布袋，扎紧袋口，与淘净的赤豆同入砂锅，加适量水，大火煮沸后，改用小火煨煮30分钟，取出冬瓜皮袋，滤尽汁液，放入鹅肉丝及冬瓜块，继续用小火煨煮至赤豆熟烂如酥，鹅肉丝熟嫩而香，加少许味精，拌匀即成。

［用法］当菜佐餐，随意食用。

［功效］祛湿利尿，补肾消肿。适于慢性肾炎出现腹胀水肿、少尿等。

15. 海参山药香菇汤

［配方］海参100克，香菇25克，山药100克，黑木耳10克。

［做法］海参用40℃温水泡软，剪开参体，除去内脏排泄物，洗净泥沙，转入沸水中焯煮5分钟，离火，并在煮沸水中浸泡，待用。香菇、黑木耳分别用水泡发，香菇洗净，去蒂头，切成片；黑木耳去蒂，撕成小朵状，洗净，备用。山药洗净，削去外表皮，凉水中过一下，切成片。砂锅上火，加清水适量，大火煮沸，倒入海参（切成段）、香菇、黑木耳，改用中火煨煮30分钟，倒入山药片，用小火继续煨煮30分钟即成。

［用法］当菜佐餐，随意食用。

［功效］益气滋阴，降压，降脂。适于慢性肾炎及肾病综合征，见有身体虚弱、消瘦乏力、水肿、高血压、高胆固醇血症等。

16. 蘑菇葱姜豆腐汤

［配方］鲜蘑菇150克，嫩豆腐200克，葱花、生姜末、蒜茸、麻油、味

精、湿淀粉、胡椒粉、精盐各适量。

［做法］鲜蘑菇拣去杂质，洗净，切成小丁；嫩豆腐入沸水锅中烫一下，取出后，切成小薄片，待用。烧锅置火上，加清水适量，大火煮沸，逐次加入蘑菇丁、嫩豆腐小薄片、葱花、生姜末，待其煮沸时，调入蒜茸、味精、精盐、胡椒粉，用湿淀粉勾稀薄的透明芡，淋入麻油即成。

［用法］当汤佐餐，随意食用。

［功效］清热开胃，益气宽中，消胀利水。适于肺肾气虚型慢性肾炎，见有四肢、头面水肿、食欲不振、脘腹胀满等。

17. 鹌鹑赤豆汤

［配方］鹌鹑1只，赤小豆50克，大米50克，葱花、生姜末、黄酒、精盐各适量。

［做法］鹌鹑宰杀，去毛、爪及内脏，洗净，入沸水锅中焯透，捞出，冷水中过凉，剔骨，取肉，切成小丁块，备用。赤豆、大米分别淘净，赤豆先放入砂锅，加适量水，大火煮沸后，改用中火煨煮30分钟，调入大米，煮沸后，加鹌鹑肉、黄酒、葱花、生姜末，拌匀，改用小火煨煮成黏稠粥，粥将成时，加少许精盐，拌匀即成。

［用法］早晚分食。

［功效］健脾利水。适于脾肾阳虚型慢性肾炎及肾病综合征，见有四肢浮肿、小便量少、神疲乏力、食少便溏等。

18. 山药红枣蒸甲鱼

［配方］甲鱼1只（约250克），山药30克，红枣15枚，冰糖20克。

［做法］山药、红枣分别拣去杂质，洗净，山药切成片，红枣去核，备用。冰糖敲碎成冰糖屑，待用。甲鱼宰杀，去头、爪及内脏，洗净，入沸水锅焯透，捞出，冷水中过凉，切成6大块，放入蒸盆内，加入红枣肉、山药片，撒上冰糖屑，并加适量清水，合上盖，入笼屉，用大火蒸1小时即成。

［用法］当菜佐餐，随意食用。

［功效］滋阴补肾，健脾和胃。适于肝肾阴虚型慢性肾炎，见有全身浮肿、小便不利、腰膝酸软、神疲乏力、口干烦躁、食欲不振等。

19. 陈皮醋煮花生

［配方］连壳花生1000克，陈皮30克，食醋150克，茴香、生姜片、精盐各适量。

［做法］连壳花生洗净，沥干，与拣去杂质、洗净的陈皮同放入砂锅，加水足量（以淹没连壳花生为度），浸泡片刻后，大火煮沸，加入茴香、生姜片，改用小火煨煮30分钟，倒入食醋，拌和均匀，合上盖，继续用小火煨煮30分钟，加少许精盐，拌匀即成。

［用法］当点心，上下午各1次，每次吃连壳花生100克。

［功效］健脾和胃，利尿降压，降胆固醇。适于肾病综合征、慢性肾炎，见有水肿、按之凹陷难起、高血压、高胆固醇血症、食欲不振、腹胀等。

20. 山药扁豆莲子汤

［配方］鲜山药250克，白扁豆15克，芡实30克，莲子15克，冰糖屑20克。

［做法］山药洗净，刨去薄层外皮，切成片，放入碗中，备用。白扁豆、芡实、莲子分别拣去杂质，洗净后，同放入砂锅，加足量水浸泡30分钟，大火煮沸，改用小火煨煮30分钟，加入山药片，煮沸后，继续用小火煨煮至白扁豆、芡实、莲子熟烂香酥即成。

［用法］上、下午分服。

［功效］健脾补肾，祛湿消肿。适于脾肾阳虚型肾病综合征，见有两足水肿、腰部酸痛、蛋白尿、面色苍白、四肢不温、精神不振、食欲不佳等。

21. 狗肉黑豆红枣汤

［配方］狗肉（经检疫合格）250克，黑豆60克，红枣15枚，葱花、生姜末、花椒各适量。

［做法］狗肉洗净，放入清水中浸泡1小时，冲洗后，切成2厘米见方的小丁块，备用。黑豆、红枣分别拣去杂质，洗净后放入清水中浸泡片刻，红枣去核，共与狗肉小块同放入砂锅，加适量水，大火煮沸，撇去浮沫，加葱花、生姜末，改用小火煨煮1.5小时，待狗肉熟烂、黑豆呈裂开状，加入花椒少许，再煨煮至沸即成。

［用法］当菜佐餐，随意食用。

［功效］补肾壮阳。适于脾肾阳虚型肾病综合征及慢性肾炎而无肾衰者，见有肢体水肿、腰部酸痛、腹部冷痛、五更泄泻、高血压等。

22. 绿豆南瓜粥

［配方］绿豆60克，老南瓜500克，精盐适量。

［做法］绿豆拣去杂质，淘洗干净，趁水未干时加入少许精盐拌和，稍腌片刻，即用清水冲洗干净。老南瓜切去表皮，去籽，用清水冲洗干净，切成2

厘米见方的小丁块，待用。烧锅置火上，加绿豆及清水足量，大火煮沸，改用小火煨煮30分钟，加入南瓜块及适量清水，煮沸后，改用小火继续煨煮至绿豆酥香、南瓜熟烂即成。

[用法]早晚趁热分食。

[功效]清热解毒，健脾利湿。适于泌尿系感染及肾炎糖尿病等病症。

23. 苋菜红枣豆豉羹

[配方]苋菜250克，淡豆豉30克，薏苡仁50克，葱白适量。

[做法]苋菜拣去杂质洗净，改刀切成段，备用。薏苡仁择洗干净，放入砂锅，加水浸泡片刻，大火煮沸后，改用小火煨煮40分钟，待薏苡仁酥烂，加入淡豆豉、苋菜段，继续用小火煨煮成羹，撒入葱白细末即成。

[用法]当点心，上下午趁热分食。

[功效]清热利尿，解毒除烦。适于急性湿热蕴结型泌尿系感染，见有发热、心烦、尿频、尿急、尿痛等。

24. 柿饼藕荠菜花汤

[配方]柿饼30克，藕节30克，荠菜花15克，蜂蜜20克，红枣10枚。

[做法]柿饼、红枣分别洗干净，柿饼切成小丁，红枣去核，待用。藕节、荠菜花分别拣去杂质，洗净，切碎或切成碎小段，同放入砂锅，加水适量，大火煮沸，改用中火煎煮30分钟，用洁净纱布过滤，去渣，取汁盛入容器，待用。砂锅中加水，倒入柿饼丁、红枣肉，煮沸后，改用小火煨煮30分钟，调拌入藕节、荠菜花煎汁，拌匀，停火，兑入蜂蜜，混合均匀即成。

[用法]早晚趁热分服。

[功效]清热凉血，养血止血。适于湿热蕴结型泌尿系感染，见有血尿、血淋等。

25. 冬瓜蚌肉陈皮汤

[配方]冬瓜500克，河蚌肉250克，陈皮15克，黄酒、葱花、生姜末各适量。

[做法]冬瓜洗净，刨下外皮（勿弃）后，切成0.5厘米厚的冬瓜块。冬瓜皮切碎，放入砂锅，加足量水，用中火煨煮30分钟，纱布过滤，去渣，取汁回入砂锅，待用。河蚌肉洗净，除去鳃，切成块，与陈皮（洗净后切碎）同放入砂锅，大火煮沸，烹入黄酒，放入冬瓜块，大火煮至蚌肉熟烂，加葱花、生姜末，拌匀即成。

［用法］当菜佐餐，随意食用。

［功效］清热祛湿，利尿止带。适于阴虚湿热型泌尿系感染，见有小便短赤、湿热白带、口苦咽干等。

26. 双耳黄花菜肉片

［配方］黑木耳15克，银耳15克，金针菜30克，猪瘦肉150克，植物油、黄酒、葱花、生姜末、湿淀粉、麻油、精盐各适量。

［做法］黑木耳、金针菜分别用温水泡发，黑木耳去蒂头，撕成小朵状，金针菜去花托，挤去黄水，备用。银耳用冷水泡发，去蒂头，撕成朵状，放入小碗，待用。猪肉洗净，切成片，放入碗中，加葱花、生姜末、黄酒及少许湿淀粉，拌匀上浆。炒锅上火，加油烧至七成热时，下入上浆的肉片，急火熘炒，加入黑木耳、金针菜，不断翻炒中，加清水适量，并加入银耳，煮沸后，用湿淀粉勾薄芡，加少许精盐，淋入麻油即成。

［用法］当菜佐餐，随意食用。

［功效］清热解毒，利尿止血。适于阴虚湿热型泌尿系感染，见有尿频涩滞、淋漓不尽、尿热尿急、少腹满痛，伴胁痛口苦等。

27. 田鸡煲冬瓜

［配方］田鸡（人工养殖）500克，冬瓜50克，葱花、生姜末各少许。

［做法］冬瓜去瓤，洗净，刨下外皮（勿弃）后，冬瓜肉切成块，冬瓜皮切碎，放入纱布袋，扎紧袋口，备用。田鸡洗净，剥去皮，斩头、去爪，入沸水锅焯一下，捞出，过凉后放入砂锅，加足量清水（以淹没田鸡肉为度），并放冬瓜皮纱布袋，大火煮沸，改用小火煨煮30分钟，取出纱布袋，滤尽汁液，放入冬瓜块，煮沸后，加葱花、生姜末，继续煨煮至冬瓜、田鸡肉熟烂即成。

［用法］当菜佐餐，随意食用。

［功效］清热解毒，利尿消肿。适于急性阴虚湿热型泌尿系感染及急性肾炎，见有身热烦渴、小便不利等。

28. 山药红枣蒸鳗鱼

［配方］新鲜山药250克，红枣10枚，鳗鱼1条（约500克），豆豉30克，麻油、黄酒、葱段、生姜片、青菜心、精盐各适量。

［做法］鳗鱼宰杀，去内脏，洗净，切成段，备用。山药洗净，刨去薄层外皮，切成片。青菜心洗净，纵剖为二，入沸水锅中焯透，待用。红枣洗

净，去核。鳗鱼段码放入蒸盆，放入红枣肉，匀盖上山药片，加入豆豉、黄酒、葱段、生姜片及清水适量，合上盖，上笼，用大火蒸30分钟，待鳗鱼肉熟烂，取下蒸盆，放上青菜心，加少许精盐，淋入麻油即成。

［用法］当菜佐餐，随意食用。

［功效］健脾益肾，滋补气血。适于脾肾亏虚型泌尿系结石。

29. 玉珠鲜蘑

［配方］冬瓜400克，鲜蘑菇200克，水发海米50克，鲜汤100克，植物油300克（实耗约25克），精盐、味精、黄酒、葱姜汁、湿淀粉、麻油各适量。

［做法］将冬瓜去皮洗净，先切成3厘米见方的块，再修削成球状。大蘑菇去蒂洗净，用手撕成长条。小蘑菇保持整形。炒锅上大火，放油烧至六成热，放入冬瓜炸至断生，捞出控油。炒锅内留少许油，烧至五成热，烹入黄酒，加入葱姜汁、鲜汤、精盐、味精、鲜蘑菇、冬瓜球、海米烧沸，撇去浮沫，烧至原料入味，用湿淀粉勾稀芡，然后淋上麻油，搅匀即成。

［用法］佐餐食用。

［功效］滋阴润燥。适于糖尿病肾病等。

肾病患者的药茶方

1. 翠衣香蕉皮茶

［配方］西瓜皮（鲜品）100克，香蕉皮（连柄）100克，冰糖10克。

［做法］西瓜皮洗净，切成1厘米见方的小块；连柄香蕉皮洗净，切碎后，与西瓜皮小块同放入砂锅，加适量水，大火煮沸，改用小火煎煮20分钟，用洁净纱布过滤，去渣，收取滤汁回入砂锅，继续用小火煨煮，加入冰糖，待其融化，拌匀即成。

［用法］当茶，或当饮料，早晚分服。

［功效］清热除烦，利尿降压。适于急、慢性肾炎伴水肿、小便不利、高血压等。

2. 茅根荸荠茶

［配方］鲜白茅根50克，荸荠100克，白糖10克。

［做法］白茅根、荸荠分别择洗干净，白茅根切成碎小段，荸荠连皮切

成片，同放入砂锅，加适量水，大火煮沸，改用小火煎煮20分钟，用洁净纱布过滤，去渣，取汁盛入容器，调入白糖，拌匀即成。

[用法]当茶，频频饮用，当日饮完。

[功效]清热利尿，解暑止渴。适于急性肾炎、慢性肾炎急性发作及泌尿系感染等。

3. 紫苏葱白茶

[配方]紫苏叶10克，葱白1段，玉米须60克。

[做法]紫苏叶、玉米须分别择洗干净，切碎，与洗净、切段的葱白，同放入砂锅，加水适量，大火煮沸后，改用小火继续煨煮20分钟，用洁净纱布过滤，去渣，取汁即成。

[用法]当茶，频频饮用，当日饮完。

[功效]利水消肿，解表散寒。适于风水相搏型急性肾小球肾炎，见有眼睑浮肿，伴恶寒、腰痛、肢节酸痛、小便不利、舌苔薄白、脉浮紧等风寒表证。

4. 薄荷芦根茶

[配方]薄荷3克（鲜品6克），鲜芦根30厘米长。

[做法]薄荷、鲜芦根分别择洗干净，薄荷切碎，鲜芦根切成碎小段，同放入砂锅，加适量水，用中火煎煮15分钟，用洁净纱布过滤，去渣，取汁即成。

[用法]当茶，或当饮料，早晚分服。

[功效]疏风清热，利水消肿。适于风热犯肺型急性肾炎。

5. 西瓜汁清热茶

[配方]西瓜1个（约1000克）。

[做法]西瓜外皮洗净后，一剖为二，挖出西瓜瓤，剔除瓜子，放入果汁机中，快速捣绞取汁，用洁净纱布过滤即成。

[用法]分3次饮用，当日吃完。

[功效]清热除烦，利水消肿。适于湿热蕴结型急性肾炎。

6. 西瓜翠赤豆茅根茶

[配方]西瓜皮50克，赤豆50克，鲜茅根50克。

[做法]西瓜皮洗净（保留外表皮绿色翠衣），切成细丝状，与洗净、切段的鲜茅根同入砂锅，加适量水，大火煮沸后，改用小火煨煮20分钟，用洁净纱布过滤，去渣，取汁备用。赤豆淘净，入锅，加水后用中火煨煮至赤豆

酥烂呈花状，调入西瓜翠、鲜茅根煎液，拌和均匀，再煮至沸即成。

[用法] 早晚趁热分服。

[功效] 清热除烦，利尿祛湿，降压下气。适于湿热蕴结型急性肾炎，见有浮肿不甚明显、腰痛较重者。

7. 鲜白茅根茶

[配方] 鲜白茅根50克，鲜玉米须50克。

[做法] 白茅根、玉米须分别择洗干净，切碎或切成碎小段，同放入砂锅，加水适量，大火煮沸后，改用小火煎煮15分钟，用洁净纱布过滤，去渣，取汁即成。

[用法] 当饮料，分3次饮用，当日吃完。

[功效] 清热利尿，平肝降压，凉血止血。适于湿热蕴结型急性肾炎，见有颜面浮肿、恶寒发热、小便不利等。

8. 茅根甘蔗茶

[配方] 白茅根60克(鲜品120克)，甘蔗150克。

[做法] 白茅根择洗干净，切成小段，放入砂锅，加水适量，大火煮沸后，改用小火煎煮30分钟，用洁净纱布过滤，去渣，取汁盛入容器，备用。甘蔗洗净外表皮，切成2厘米长的小段，放入果汁压榨机内，绞榨取汁，将甘蔗汁调入茅根煎汁中，拌和均匀即成。

[用法] 当饮料，早中晚分服，当日饮完。

[功效] 清热生津，利尿消肿。适于湿热蕴结型急性肾炎以及热重寒轻、咽喉肿痛、头面浮肿、尿少赤涩等。

9. 茅芦竹叶茶

[配方] 茅根30克，芦根30克，竹叶30克。

[做法] 茅根、芦根、竹叶分别择洗干净，切成片或切碎，同放入砂锅，加适量水浸泡10分钟，大火煮沸后，改用小火继续煨煮20分钟，用洁净纱布过滤，去渣，取汁即成。

[用法] 当茶，频频饮用，当日饮完。

[功效] 清热解表，利水消肿。适于湿热蕴结型急性肾小球肾炎，见有眼睑浮肿，伴发热咽痛、腰痛乏力、小便黄少、舌苔薄黄、脉浮数等。

10. 三仙茶

[配方] 鲜生地250克，鲜藕250克，梨2个，蜂蜜250克。

[做法] 鲜生地、鲜藕、梨分别洗净其外皮，切碎，并剁成茸糊状，用双层洁净纱布包裹，绞压取汁，盛入大蒸碗内，调入蜂蜜，拌和均匀，入笼屉，上笼，大火蒸5分钟即成。待凉，贮存备用。

[用法] 冷服，每日3次，每次50毫升。

[功效] 清热润肺，凉血止血。适于肝肾阴虚型急性肾炎，见有少尿、血尿、蛋白尿、咳嗽咯血等。

11. 枸杞洋参茶

[配方] 西洋参6克，枸杞子30克，白糖10克。

[做法] 西洋参洗净，切成片；枸杞子拣去杂质，洗净后，同放入砂锅，加足量水，大火煮沸，改用小火煨煮20分钟，调入白糖，拌和均匀即成。

[用法] 当茶，频频饮用，当日饮完，洋参片、枸杞子一并嚼食咽下

[功效] 益气补肾。适于肝肾阴虚型慢性肾炎，日久而见腰膝酸软、体倦乏力等。

12. 麻黄连翘赤豆蜜茶

[配方] 生麻黄6克，连翘10克，赤豆50克，蜂蜜15克。

[做法] 将赤豆洗净后，放入沸水锅中煮至赤豆将熟时，放入洗净的麻黄、连翘，再煮15分钟，停火，去渣取汁，待药汁转温后，调入蜂蜜即成。

[用法] 上下午分服。

[功效] 疏风解表，利水消肿。适于风水相搏型肾病综合征，对面目浮肿明显者尤为适宜。

13. 四皮茶

[配方] 茯苓皮30克，生姜皮15克，桑白皮20克，冬瓜皮60克。

[做法] 将以上4味分别洗净，同入锅中，加适量水，煎煮40分钟，去渣取汁即成。

[用法] 上下午分服。

[功效] 健脾化湿，利水消肿。适于水湿浸渍型肾病综合征。

14. 二豆车前玉米须茶

[配方] 赤豆50克，绿豆50克，车前草叶30克，玉米须30克，生甘草3克，红枣10枚。

[做法] 车前草叶、玉米须、生甘草分别择洗干净，生甘草切成片，同

放入砂锅，加足量水，浸泡片刻后，用中火煎煮40分钟，纱布过滤去渣，取汁回入砂锅，加入淘洗净的赤豆、绿豆、红枣，大火煮沸后，改用小火煨煮1小时，待赤豆、绿豆熟烂酥香即成。

[用法]当点心，上下午分服。

[功效]清热解毒，利尿消肿。适于急性尿道炎及膀胱炎等。

15. 苦瓜绿茶茶

[配方]鲜苦瓜500克，绿茶150克。

[做法]苦瓜洗净后，从中间剖开，挖出瓜子后，将绿茶纳入苦瓜中，用细线扎好剖口处，将其挂在通风处阴干。苦瓜干燥后，除去细线，切碎，混合均匀，装瓶防潮。

[用法]当茶，每日2次，每次取15克，放入大杯中，用沸水冲泡，焖10分钟即可频频饮用。

[功效]清热解毒，渗湿利尿。适于急性湿热蕴结型泌尿系感染，见有小便不利、烦热口渴等。

16. 四草利尿茶

[配方]鱼腥草30克，车前草30克，金钱草30克，鸭跖草30克，冰糖屑30克。

[做法]鱼腥草、车前草、金钱草、鸭跖草分别拣去杂质，洗净，切碎，同放入砂锅，加足量水，浸泡片刻，大火煮沸后，改用小火煎煮40分钟，用洁净纱布过滤，去渣，取汁回入砂锅，调入冰糖屑，用小火煨煮至沸，冰糖完全溶化即成。

[用法]当饮料，上下午分饮，或频频饮用，当日吃完。

[功效]清热解毒，利尿消肿。适于急性湿热蕴结型泌尿系感染，见有发热、尿频、尿急、尿痛等。

17. 赤豆桑白皮茶

[配方]赤豆60克，红枣15枚，桑白皮15克。

[做法]桑白皮拣去杂质，洗净，切碎，放入纱布袋，扎紧袋口，备用。赤豆、红枣择洗干净，红枣去核，与桑白皮纱布袋同放入砂锅，加足量水浸泡片刻，大火煮沸，改用小火煨煮40分钟，取出纱布袋，滤尽汁液，继续煨煮至赤豆熟烂酥香即成。

[用法]早晚趁热分服。

[功效] 健脾养血，利湿消肿。适于脾肾两虚型肾盂肾炎，见有肚腹胀满、胃纳食少、时而腹泻及脾虚水肿、小便不利等病症。

18. 五鲜茶

[配方] 鲜西瓜皮250克，鲜嫩藕250克，鲜葡萄2500克，鲜生地250克，鲜梨250克。

[做法] 鲜西瓜皮洗净，切成细丝；鲜嫩藕洗净，剖片后切成细丝；鲜葡萄去柄，洗净；鲜生地洗净，切成丝；鲜梨去核，洗净，切成丝。同放入果汁绞汁机中，分批按同样绞速绞压，取得鲜浆汁，用洁净纱布过滤，取汁即成。

[用法] 当饮料，每日2次，每次100毫升，上下午各饮1次。

[功效] 滋补气血，凉血利尿。适于泌尿系结石，尤以排尿困难、尿血明显者为宜。

19. 白茅根通草茶

[配方] 鲜白茅根60克（干品30克），通草5克，绿茶叶5克。

[做法] 白茅根、通草分别拣去杂质，洗净，切成碎小段，与绿茶叶同放入砂锅，加足量清水，浸泡片刻后，大火煮沸，改用中火煎煮30分钟，用洁净纱布过滤，去渣，取汁盛入容器即成。

[用法] 当茶，频频饮用。

[功效] 清热利尿，通淋排石。适于湿热蕴结型肾结石，见有肾区绞痛、脓尿、血尿、少尿，甚至无尿、烦热口渴等。

20. 三金三子蜜茶

[配方] 金钱草30克，海金砂20克，鸡内金10克，冬葵子20克，车前子15克，王不留行15克，蜂蜜30克。

[做法] 将以上6味药物分别洗净，同入锅中，加适量水，大火煮沸，改小火煎煮40分钟，去渣取汁，待药汁转温后，调入蜂蜜即成。

[用法] 上下午分服。

[功效] 清热利湿，通淋排石。适于湿热蕴结型泌尿系结石，也可通治各型泌尿系结石。

21. 王不留行蜜茶

[配方] 王不留行30克，冬葵子20克，车前子20克，蜂蜜20克。

[做法] 将王不留行、冬葵子、车前子分别洗净，同入砂锅，加适量水，用小火煎煮40分钟，去渣取汁，待药汁转温后调入蜂蜜即成。

［用法］上下午分服。

［功效］行气活血，清利排石。适于气滞血瘀型泌尿系结石。

22. 芪地茱萸山药茶

［配方］生黄芪15克，生地黄30克，生山药30克，山茱萸15克，生猪胰脏10克。

［做法］将黄芪、生地黄、生山药、山茱萸放入砂锅中，加水适量，用大火煮沸，再小火慢煎1小时，将药液滤出，用碗盛第一煎液；将剩下的药渣，再加水煎，去渣取汁，将2次煎液混合，加入切碎的生猪胰，煮熟即成。

［用法］每日1次，吃肉喝汤。

［功效］益气养阴摄精。适于糖尿病肾病神疲乏力、气短自汗、手中心热，口燥咽干、口渴喜饮，大便干结之气阴两虚证。

23. 菊花乌龙茶

［配方］杭白菊10克，乌龙茶3克。

［做法］杭白菊、乌龙茶用沸水冲泡饮用。

［用法］频服。

［功效］平肝明目，生津止渴，降压降脂。适于肾性高血压，阴虚阳亢所致的头晕头痛、心烦失眠、口苦口干等。

肾病患者的药膳方

1. 白茯苓大米粥

［配方］白茯苓粉30克，大米60克。

［做法］大米淘洗干净，放入砂锅，加适量水，大火煮沸后，改用小火煨煮至大米酥烂呈稀稠状，调入白茯苓粉，边调边拌，搅匀后，煨煮至沸即成。

［用法］早晚分食。

［功效］健脾益胃，利湿消肿。适于急性肾炎浮肿者。

2. 车产叶葱白粥

［配方］新鲜车前叶50克，葱白5克，大米60克。

［做法］车前叶、葱白分别洗净，切碎或切成碎小段，同放入砂锅，加

适量水，大火煮沸，改用中火煎煮15分钟，用洁净纱布过滤，去渣，取汁待用。大米淘洗干净，放入砂锅，加适量水，大火煮沸后，改用中火煨煮成稠粥，粥将成时，调入车前叶葱白煎汁，拌和均匀即成。

[用法] 早晚趁热分食。

[功效] 清热解毒，利水通淋。适于急性肾炎水肿、少尿或泌尿系感染，小便不利等。

3. 利水消肿汤

[配方] 鲜冬瓜皮150克，鲜白茅根150克，鲜西瓜皮100克，鲜玉米须100克，赤豆100克。

[做法] 赤豆拣去杂质，淘净后，放入砂锅，加水足量浸泡2小时。冬瓜皮、西瓜皮、白茅根、玉米须分别洗净，切碎或切成碎小段，同放入砂锅，大火煮沸，改用小火煨煮1小时，用洁净纱布过滤，去渣，取汁盛入容器即成。

[用法] 当饮料，分3次趁热饮用。

[功效] 清热凉血，利水消肿。适于急性肾炎初期以及泌尿系感染等病症。

4. 茯苓鲤鱼汤

[配方] 鲤鱼1条（约250克），茯苓片10克，葱段、生姜片各适量。

[做法] 鲤鱼宰杀，去鳞、鳃及内脏，并将茯苓片纳入鱼腹中，用细线扎一下，放入砂锅，加适量水，再放入葱段、生姜片，大火煮沸后，改用小火煨煮至鲤鱼熟烂如酥，拣去葱段、生姜片即成。

[用法] 当菜佐餐，随意食用。

[功效] 补气健脾，利水消肿。适于急、慢性肾炎及肾病综合征，对伴有水肿、少尿、低蛋白血症尤为适宜。

5. 玉米须煲蚌肉

[配方] 玉米须50克（鲜品100克），蚌肉150克，葱花、生姜末各适量。

[做法] 玉米须拣去杂质，洗净，切成小段或碎小段，放入纱布袋，扎紧袋口，备用。蚌肉洗净，弃去鳃，切成片状，与玉米须袋同放入砂锅，加水适量，大火煮沸，放入葱花、生姜末，拌匀，改用小火继续煨煲1小时，取出玉米须袋，滤尽汁液即成。

[用法] 当汤佐餐，随意食用，当日吃完。

[功效] 清热滋阴，利尿降压。适于急性肾炎恢复期。

6. 桑白皮赤豆鲫鱼汤

[配方]桑白皮30克，赤豆60克，鲫鱼1条(约150克)，陈皮5克，生姜适量。

[做法]鲫鱼宰杀，去鳞、鳃及内脏，洗净。桑白皮、陈皮分别洗净，切碎，同放入纱布袋，扎口。生姜洗净，切片。赤豆淘洗干净，与桑白皮、陈皮药袋同放入砂锅，加水适量，大火煮沸，改用小火煨煮15分钟，放入鲫鱼、生姜片，改用中火煨煮10分钟，取出药袋，滤尽汁液即成。

[用法]当菜佐餐，随意食用，当日吃完。

[功效]清热利湿，疏风消肿。适于风热犯肺型急性肾炎，见有眼睑水肿、继则四肢及全身皆肿，肢体沉重，伴恶风发热、咳嗽喘息、小便短少、舌质红、苔薄白、脉浮数等。

7. 清暑利尿汤

[配方]百合20克，山楂15克，鲜荷叶30克，绿豆50克，白糖15克。

[做法]百合、山楂分别洗净，百合掰开，山楂切片，备用。鲜荷叶洗净，切成小片状，装入纱布袋，扎紧袋口，与淘净的绿豆同放入砂锅，加水足量，大火煮沸，改用小火煨煮30分钟，取出荷叶药袋，滤尽汁液，放入百合、山楂，继续用小火煨煮30分钟，调入白糖，拌匀即成。

[用法]分3次饮用，当日吃完。

[功效]滋阴补肾，益颜补气。适于肝肾阴虚型急性肾炎。

8. 参枣米饭

[配方]党参10克，红枣10枚，糯米150克，白糖20克。

[做法]党参、红枣分别拣去杂质，洗净，党参切成片，红枣去核，与淘洗干净的糯米同放入锅中，加水适量，大火煮沸后，按常法煨煮成米饭，服食时，可视需要加白糖适量。

[用法]当主食，中晚餐食用。党参片可嚼食咽下。

[功效]健脾益气。适于肺肾气虚型慢性肾炎，见有体虚气弱、倦怠乏力、心悸失眠、食欲不振、肢体浮肿等。

9. 芡实党参腰汤

[配方]芡实30克，党参20克，猪肾1个。

[做法]芡实、党参分别择洗干净，芡实敲碎，党参切成片，备用。猪肾洗净，除去白色臊腺，用斜纹刀交叉剖切成腰花条，与芡实、党参同放入

砂锅，加水适量，大火煮沸，改用小火煨煮40分钟，待猪腰花熟烂，汤汁呈稀黏状即成。

［用法］当菜佐餐，随意食用，芡实、党参片可一并嚼食咽下。

［功效］益气养阴。适于脾肾阳虚型慢性肾炎，见有头晕耳鸣、腰膝酸软、口渴喜热饮、食少乏力、手足心热等。

10. 地黄甜鸡

［配方］生地黄30克，母鸡1只（约1000克），红枣15枚，白糖15克。

［做法］生地黄洗净，晾干，切成0.5厘米见方的小粒，放入碗中，加入白糖拌匀，备用。红枣洗净，放温开水中泡软，去核，待用。母鸡宰杀后，去毛、爪及内脏，洗净后由背部颈骨剖至尾部，冲去血水，入沸水锅内焯透，捞出，放入冷水中过凉，将拌糖的地黄粒纳入鸡腹，将鸡腹朝下，置入蒸罐内，放入红枣肉，加清水适量（以淹没母鸡为度），合上盖，封口，入笼屉，用大火蒸2小时即成。

［用法］当菜佐餐，随意食用。地黄、红枣也一并嚼食咽下。

［功效］滋补肝肾，凉血止血。适于肝肾阴虚型慢性肾炎，以血尿、蛋白尿为主，伴腰膝酸软、头晕耳鸣、心烦失眠等。

11. 党参玉竹母鸡汤

［配方］党参30克，玉竹15克，母鸡1只（约1000克），葱段、生姜片、黄酒各适量。

［做法］党参、玉竹分别拣去杂质，洗净，切成片，同放入砂锅，加水浸泡片刻。母鸡宰杀，去毛及内脏，入沸水锅焯透，捞出，转入砂锅，按需要加水淹没母鸡为度，大火煮沸，烹入黄酒，加葱段、生姜片，改用小火煨煮1小时，待鸡肉熟烂，汤汁浓香即成。

［用法］当菜佐餐，随意食用，党参、玉竹片亦可嚼食咽下。

［功效］益气养阴，健脾利尿。适于气阴两虚型慢性肾炎，见有水肿反复发作，而伴面色无华、体倦乏力、少气懒言、食少、便溏等。

12. 茯苓排骨汤

［配方］猪（或羊、牛）肋排500克，茯苓粉30克，熟火腿15克，葱段、生姜片、黄酒、精盐各适量。

［做法］熟火腿切片，备用。肋排洗净，斩成3厘米长的小段，入沸水锅中焯透，捞出，冷水冲洗后，放入砂锅，加水适量，大火煮沸，烹入黄酒，加葱段、生姜片及火腿片，改用小火煨煮40分钟，待排骨熟烂，调入茯苓粉，

加少许精盐，拌匀，再用小火煨煮至沸即成。

［用法］当菜佐餐，随意食用。

［功效］健脾开胃，生精补钙，祛湿利尿。适于肾病综合征，见有水肿、食欲不振等。

13. 芪红炖鲈鱼

［配方］北芪30克，红枣15枚，鲈鱼1条（约250克），黄酒、葱花、生姜末、食醋各适量。

［做法］北芪、红枣分别拣去杂质，洗干净，北芪切成片，红枣去核，备用。鲈鱼宰杀，去鳞、鳃及内脏，洗净. 将北芪片、红枣纳入鱼腹，用细线扎一下，放入砂锅，加适量水，大火煮沸，烹入黄酒，加葱花、生姜末及少许食醋，改用小火煨炖1小时，待鲈鱼肉熟烂酥香，即成。

［用法］当汤佐餐，随意食用。北芪片、红枣可嚼食。

［功效］滋补脾肾，温中利水。适于水湿浸渍型肾病综合征及慢性肾炎，证属脾肾两虚者、面色苍白、精神倦怠、纳差腹胀、腰酸腰痛、全身浮肿且腰以下为甚、按之没指、大便溏薄、小便短少等。

14. 黄芪蒸鹌鹑

［配方］鹌鹑2只，黄芪30克，葱段、生姜片、黄酒、精盐各适量。

［做法］黄芪拣去杂质，洗净，切成片，备用。鹌鹑宰杀，去毛、爪及肠杂，洗净，将黄芪片纳入腹中，用线扎一下，放入蒸碗内，加葱段、生姜片、黄酒及少许精盐和适量清水，入笼屉，用大火蒸30分钟即成。

［用法］当菜佐餐，随意食用。黄芪片亦可嚼食。

［功效］补肺健脾，利水消肿。适于肺脾气虚型肾病综合征及慢性肾炎，见有水肿、泄泻、小便不利、蛋白尿等。

15. 菟丝子木耳腰花汤

［配方］猪肾1对，水发黑木耳30克，菟丝子15克，葱花、生姜末、黄酒、鲜汤、精盐各适量。

［做法］菟丝子拣去杂质，洗净，放入碗中，加清水浸泡；水发黑木耳撕成小朵状，洗净，备用。将猪肾的包膜剥去，剖开后，去臊腺，洗净后，用快刀按菱形纹切成腰花状，入沸水锅焯一下，呈卷曲的腰花，捞出，冷水中过凉。将猪腰花、黑木耳、菟丝子同放入砂锅，加水适量，大火煮沸，烹入黄酒，加葱花、生姜末，改用小火煨煮30分钟，待腰花熟烂，加精盐少许，拌匀即成。

［用法］当汤佐餐，随意食用。

［功效］健脾益气，益肾强筋。适于脾肾阳虚型肾病综合征，见有腰痛酸软、耳聋耳鸣、盗汗遗精等。

16. 车前豆芽蘑菇汤

［配方］黄豆芽250克，鲜蘑菇50克，鲜车前草100克（干品50克），麻油、青蒜末、精盐各适量。

［做法］黄豆芽、鲜蘑菇分别拣洗干净，黄豆芽去根，鲜蘑菇切片，用清水冲洗，待用。鲜车前草拣去杂质，连根洗净，切段后放入砂锅，加适量水，煮沸后，改用小火煨煮30分钟，用洁净纱布过滤，去渣，取汁回入砂锅，加入黄豆芽、蘑菇片，用中火煨煮15分钟，撒入青蒜末，加少许精盐，淋入麻油，拌匀即成。

［用法］当菜佐餐，随意食用。

［功效］清热解毒，利湿消肿。适于急性泌尿系感染伴水肿等。

17. 茅根赤豆花生汤

［配方］连衣花生仁30克，鲜白茅根100克，赤豆60克，红枣10枚，白糖20克。

［做法］白茅根拣去杂质，洗净，切成碎小段，放入纱布袋，扎紧袋口，待用。连衣花生仁、赤豆、红枣分别洗净，红枣去核，同放入砂锅，加水浸泡片刻，大火煮沸，改用小火煨煮30分钟，放入白茅根碎小段袋，继续用小火煨煮至赤豆酥烂，取出纱布袋，滤尽汁液，调拌入白糖，混合均匀即成。

［用法］早晚趁温分服。

［功效］清热消肿，凉血止血。适于慢性肾盂肾炎，伴血尿、贫血等。

18. 茅根银花蒲公英粥

［配方］白茅根100克（干品50克），蒲公英60克（干品30克），金银花30克，大米60克。

［做法］白茅根、蒲公英、金银花分别拣去杂质，洗净，切碎或切成碎小段，同放入砂锅，加水浸泡片刻，用大火煮沸后，改用小火煎煮30分钟，用洁净纱布过滤，去渣，取汁回入砂锅，浓缩至200毫升，倒入碗中，待用。大米淘洗干净，放入砂锅，加水适量，按常法用中火熬煮成稠粥，调入白茅根、蒲公英、金银花煎汁，边调拌，边煨煮，混合均匀即成。

［用法］早晚趁热分食。

［功效］清热解毒，凉血止血。适于急性湿热蕴结型肾盂肾炎，见有水肿、腰痛、尿频、尿急、尿痛等。

19. 鱼腥草拌莴苣

［配方］鲜鱼腥草150克，莴苣500克，葱花、生姜末、酱油、食醋、味精、麻油、精盐各适量。

［做法］鱼腥草拣去杂质，洗净，码齐后入沸水锅焯一下，捞出，冷开水中过凉，切成3厘米长的小段，放入碗中，加少许精盐拌揉，腌渍一下。莴苣刨去外皮，弃叶，洗净后，切成莴苣丝，用少许精盐拌腌一下，沥去汁液，码入盘中，上面铺上鱼腥草段，加葱花、生姜末、酱油、食醋、味精，稍拌，淋入麻油即成。

［用法］当菜佐餐，随意食用。

［功效］清热解毒，利湿通淋。适于湿热蕴结型泌尿系感染，见有膀胱湿热刺痛、小便热痛、色黄而少等。

20. 冬虫夏草炖仔鸡

［配方］红枣10枚，冬虫夏草3克，仔鸡1只（约500克），冰糖屑10克。

［做法］红枣、冬虫夏草分别拣去杂质，洗净，红枣去核，虫草放入酒中浸泡片刻。仔鸡宰杀，去毛、爪及内脏，洗净，入沸水锅中焯透，捞出，冷水中过凉，将红枣、虫草（切成段）纳入鸡腹，用细线扎一下，并将仔鸡放入蒸盆，鸡腹向上，加水适量，并撒上冰糖屑，上笼，用大火蒸1小时即成。

［用法］当菜佐餐，随意食用。虫草段可一并嚼食咽下。

［功效］补气养血，固肾健脾。适于慢性脾肾两虚型肾盂肾炎，见有腰部酸软疼痛、神疲乏力等。

21. 核桃薏苡仁蒸仔鸡

［配方］仔鸡1只（约500克），核桃仁60克，鸡内金15克，薏苡仁30克，红枣10枚，黄酒、葱花、姜末、麻油各适量。

［做法］鸡内金拣去杂质，烘干后研成细末；核桃仁择洗干净，切成片；薏苡仁择洗干净，备用。仔鸡宰杀，去毛、爪及内脏，洗净，入沸水锅焯透，捞出，冷水中过凉，将薏苡仁、核桃仁片纳入鸡腹中，用细线扎一下，放入蒸盆内，腹面向上，放上洗净去核的红枣肉，加黄酒、葱花、生姜末，撒上鸡内金细末，淋入麻油，并加适量清水，合上盖，入笼屉，用大火蒸1小时即成。

［用法］当菜佐餐，随意食用。

［功效］滋补肝肾，溶石排石。适于脾肾亏虚型泌尿系结石，见有腰腹绞痛，伴血尿、尿频、尿急或发热、恶寒、排尿困难或尿流中断等。

22. 三金堡乌龟

［配方］乌龟1只（约200克），金钱草30克，海金砂20克，鸡内金10克。

［做法］将乌龟宰杀，去内脏，洗净，入沸水锅中焯片刻，捞出，切成6块。金钱草、海金砂、鸡内金分别洗净后，放入纱布袋，扎紧袋口，与乌龟块同入砂锅，加水足量（以淹没龟肉为度），用小火煲煮至龟肉熟烂，取出药袋，滤尽汁液即成。

［用法］当菜佐餐，随意食用。

［功效］滋阴补肾，清利排石。适于肝肾阴虚型泌尿系结石。

23. 黄芪猴头汤

［配方］猴头菇150克，黄芪30克，嫩鸡肉250克，葱白20克，精盐2克，胡椒粉3克，黄酒10克，小白菜心100克，鲜汤750克，植物油15克。

［做法］猴头菇冲洗后用温水发胀，约30分钟后捞出，修去木质部分，切成薄片。鸡肉洗净，切成寸长细条。黄芪切薄片。锅热下植物油，投入黄芪、葱、生姜、鸡块煸炒，再加入精盐、黄酒和少量鲜汤，再煨约半小时，撒入胡椒粉调匀，捞出鸡块和猴头，装入盘中，用汤烫一下小白菜心，略煮片刻，连汤浇在盘上即成。

［用法］佐餐食用。

［功效］温中益气，补精添髓。适于糖尿病肾病等。